1 H 수소 hydrogen 1.00794	원자 번호 원소 기호 원소 이름 원자량

색	구분
파랑	금속 원소
초록	비금속 원소
분홍	준금속 원소

주기 \ 족	1	2	3	4	5	6	7	8	9
1	1 H 수소 hydrogen 1.00794								
2	3 Li 리튬 lithium 6.941	4 Be 베릴륨 beryllium 9.01218							
3	11 Na 나트륨 sodium 22.989770	12 Mg 마그네슘 magnesium 24.3050							
4	19 K 칼륨 potassium 39.0983	20 Ca 칼슘 calcium 40.078	21 Sc 스칸듐 scandium 44.9559	22 Ti 타이타늄 titanium 47.867	23 V 바나듐 vanadium 50.9415	24 Cr 크로뮴 chromium 51.9961	25 Mn 망가니즈 manganese 54.9380	26 Fe 철 iron 55.845	27 Co 코발트 cobalt 58.9332
5	37 Rb 루비듐 rubidium 85.4678	38 Sr 스트론튬 strontium 87.62	39 Y 이트륨 yttrium 88.9059	40 Zr 지르코늄 zirconium 91.224	41 Nb 나이오븀 niobium 92.9064	42 Mo 몰리브데넘 molybdenum 95.94	43 Tc 테크네튬 technetium (98)	44 Ru 루테늄 ruthenium 101.07	45 Rh 로듐 rhodium 102.906
6	55 Cs 세슘 caesium 132.905	56 Ba 바륨 barium 137.327	57 La* 란타넘 lanthanum 138.906	72 Hf 하프늄 hafnium 178.49	73 Ta 탄탈럼 tantalum 180.948	74 W 텅스텐 tungsten 183.84	75 Re 레늄 rhenium 186.207	76 Os 오스뮴 osmium 190.23	77 Ir 이리듐 iridium 192.22
7	87 Fr 프랑슘 francium (223)	88 Ra 라듐 radium (226)	89 Ac** 악티늄 actinium (227)	104 Rf 러더퍼듐 rutherfordium (261)	105 Db 더브늄 dubnium (262)	106 Sg 시보귬 seaborgium (266)	107 Bh 보륨 bohrium (264)	108 Hs 하슘 hassium (277)	109 Mt 마이트너륨 meitnerium (268)

란타넘족* lanthanoids	58 Ce 세륨 cerium 140.116	59 Pr 프라세오디뮴 praseodymium 140.908	60 Nd 네오디뮴 neodymium 144.24	61 Pm 프로메튬 promethium (145)	62 Sm 사마륨 samarium 150.36	63 Eu 유로퓸 europium 151.964
악티늄족** actinoids	90 Th 토륨 thorium 232.038	91 Pa 프로트악티늄 protactinium 231.036	92 U 우라늄 uranium 238.029	93 Np 넵투늄 neptunium (237)	94 Pu 플루토늄 plutonium (244)	95 Am 아메리슘 americium (243)

10	11	12	13	14	15	16	17	18	족 / 주기
								2 He 헬륨 helium 4.00260	1
			5 B 붕소 boron 10.811	6 C 탄소 carbon 12.011	7 N 질소 nitrogen 14.0067	8 O 산소 oxygen 15.9994	9 F 플루오린 fluorine 18.9984	10 Ne 네온 neon 20.1797	2
			13 Al 알루미늄 aluminium 26.9815	14 Si 규소 silicon 28.0855	15 P 인 phosphorus 30.9738	16 S 황 sulfur 32.066	17 Cl 염소 chlorine 35.453	18 Ar 아르곤 argon 39.948	3
28 Ni 니켈 nickel 58.6934	29 Cu 구리 copper 63.546	30 Zn 아연 zinc 65.409	31 Ga 갈륨 gallium 69.723	32 Ge 저마늄 germanium 72.64	33 As 비소 arsenic 74.9216	34 Se 셀레늄 selenium 78.96	35 Br 브로민 bromine 79.904	36 Kr 크립톤 krypton 83.798	4
46 Pd 팔라듐 palladium 106.42	47 Ag 은 silver 107.868	48 Cd 카드뮴 cadmium 112.411	49 In 인듐 indium 114.818	50 Sn 주석 tin 118.710	51 Sb 안티모니 antimony 121.760	52 Te 텔루륨 tellurium 127.60	53 I 아이오딘 iodine 126.904	54 Xe 제논 xenon 131.293	5
78 Pt 백금 platinum 195.078	79 Au 금 gold 196.967	80 Hg 수은 mercury 200.59	81 Tl 탈륨 thallium 204.383	82 Pb 납 lead 207.2	83 Bi 비스무트 bismuth 208.980	84 Po 폴로늄 polonium (209)	85 At 아스타틴 astatine (210)	86 Rn 라돈 radon (222)	6
110 Ds 다름슈타튬 darmstadtium (281)	111 Rg 뢴트게늄 roentgenium (272)								
64 Gd 가돌리늄 gadolinium 157.25	65 Tb 터븀 terbium 158.925	66 Dy 디스프로슘 dysprosium 162.50	67 Ho 홀뮴 holmium 164.930	68 Er 어븀 erbium 167.26	69 Tm 툴륨 thulium 168.934	70 Yb 이터븀 ytterbium 173.04	71 Lu 루테튬 lutetium 174.967		
96 Cm 퀴륨 curium (247)	97 Bk 버클륨 berkelium (247)	98 Cf 캘리포늄 californium (251)	99 Es 아인슈타이늄 einsteinium (252)	100 Fm 페르뮴 fermium (257)	101 Md 멘델레븀 mendelevium (258)	102 No 노벨륨 nobelium (259)	103 Lr 로렌슘 lawrencium (262)		

CLINICAL CHEMISTRY

1st edition

임상화학 II

박철인 지음

청구문화사

머리말
preface

진단검사의학에 대한 검사들을 돌이켜 보면 그 동안 많은 발전을 확인 할 수 있었고 첨단적인 검사기법으로 인체의 질병을 찾아내는데 쉽고 빠르게 그리고 합리적인 비용으로 가능케 하는 현실이 되었다.

특히, 임상화학 부분에서는 거의 대부분 (자동)분석기기를 통하여 모든 검사가 대부분 이루어지기 때문에 자칫 학문 자체가 단순해지고 그저 버튼만 누르면 결과가 나오는 현실에 우리 학생들이 간과하기 쉬운 중요한 검사(임상에서 시행하는 검사)들의 배경과 원리 그리고 전반적인 검사를 실시하는 목적과 결과, 결과에 대한 분석, 즉, 결과에 대한 임상적 의의를 쉽게 지나칠 수 있는 안타까운 현실로 되어가고 있다.

그래서 임상병리(학)과 학생들이 임상병리사의 국시면허를 취득하게 위한 가장 기본적이고 진단검사의학과에서 실시하고 있는 임상화학적인 방법에 대한 원리와 그 결과에 대한 분석 그리고 그 결과가 의미하는 임상적인 의의가 무엇인지를 절대적으로 기억해야 하는 내용을 중심으로 교재를 집필하였다. 또한, 이 교재의 특징은 중요한 용어 뒤에 영어를 그대로 작성을 해두어 용어를 보다 쉽게 이해할 수 있게 하였고 현장에서는 주로 영어용어를 사용하기 때문에 많은 도움이 될 것으로 사료된다.

혼자서 교재를 집필하는 것이 정말 힘들고 시간이 많이 소요됨을 다시한번 깨닫게 되어 교수로서의 마지막 교재이라는 생각에 지난 2년간 조금씩 준비하면서 오늘의 결실을 보여주었기에 너무나도 소중한 교재라 생각한다. 이 부족한 교재가 임상화학을 공부하고 임상병리사 면허증을 취득하기 위해 준비하는 학생들에게 많은 도움이 되길 기대한다. 이 귀한 교재가 나오기까지 청구문화사 안상희 과장님과 이상태 대표님께 이 공간을 통하여 진심이 담긴 감사의 말을 드리고 싶다.

2020년 여름

대구보건대학교 임상병리과

연마관 402호 연구실에서

목차
contents

// CHAPTER 01 // 단백질

// CHAPTER 02 // 지질과 지단백질

// CHAPTER 03 // 탄수화물

// CHAPTER 04 // 비단백질 질소화합물

// CHAPTER 05 // 효소

// CHAPTER 06 // 전해질

// CHAPTER 07 // 산-염기 평형 및 혈액가스

// CHAPTER 08 // 간기능검사

// CHAPTER 09 // 신장기능검사

// CHAPTER 10 // 호르몬

// CHAPTER 11 // Therapeutic Drug Monitoring 및 독성학

// CHAPTER 12// 비타민 및 표지자

CHAPTER

01

단백질

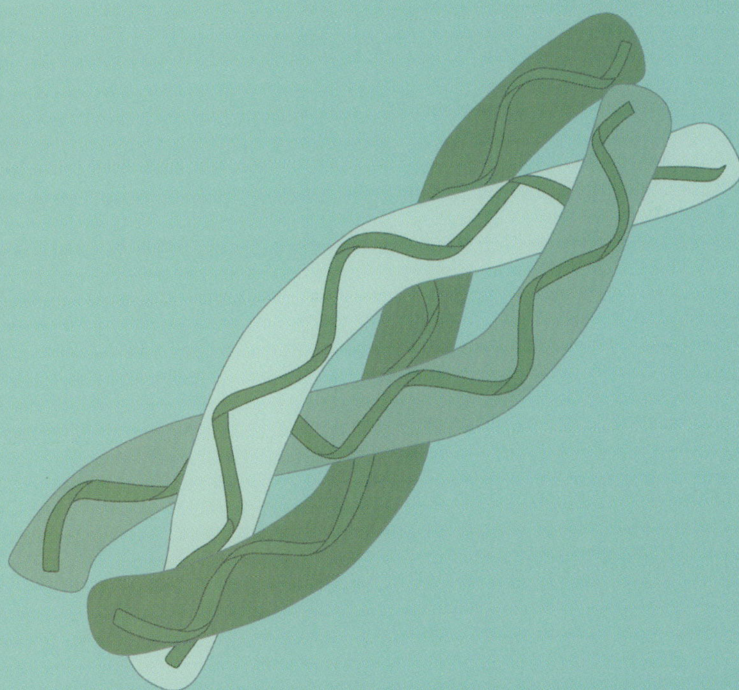

Chapter 1

단백질(Protein)

학습목표

1. 단백질의 종류 및 특성
2. 혈청 단백질의 종류 및 특성
3. 단백질을 분리하는 방법 및 그 원리

A. 단백질의 특징

단백질은 아미노산(amino acids)으로 구성된 거대분자로서 각 아미노산은 peptide bond를 통하여 서로 연결되어 있다.

Peptide bond는 한 아미노산의 carboxyl group(-COOH)이 다른 아미노산의 amino group(NH_2)과 서로 결합되면서 물분자가 빠져나갈 때 형성이 된다(그림 1-1).

N-terminal은 free amino group을 가지는 단백질의 구조의 끝부분이고 C-terminal은 free carboxyl group을 가지는 단백질 구조의 끝부분을 의미한다. 또한, 단백질은 16%의 정도의 질소(nitrogen)로 구성되어 있는데, 이것은 단백질이 탄수화물(carbohydrate)와 지질(lipid)과 구별되는 점이다.

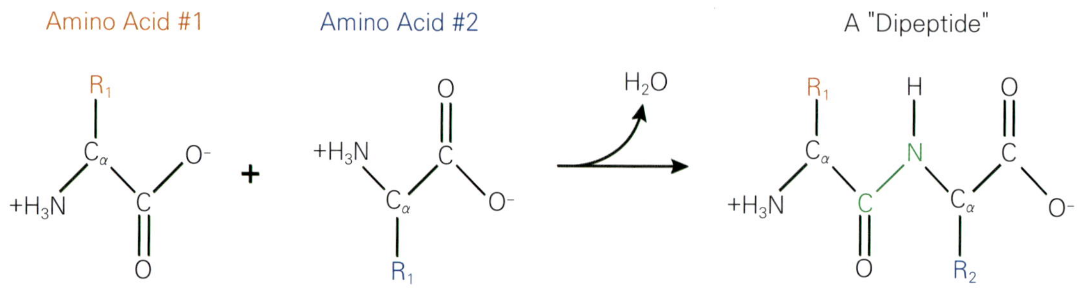

그림 1-1 펩타이드 결합(peptide bond)

아미노산의 carboxyl group(-COOH)이 다른 아미노산의 amino group(NH_2)과 서로 결합되면서 물분자가 빠져나갈 때 형성이 된다.

B. 단백질의 구조(그림1-2)

a. Primary structure(1차 구조)

아미노산은 특정 순서로 공유 펩타이드결합(covalent peptide bond)을 통해 서로 연결되어 polypeptide chain을 형성하는 구조이다.

b. Secondary structure(2차 구조)

Polypeptide chain이 peptide bond의 CO와 NH groups사이에서 수소결합(hydrogen bond)이 형성되어 alpha helixes와 beta sheets를 형성하면서 감겨있는 형태의 구조이다.

c. Tertiary structure(3차 구조)

휘감긴(Coiled) polypeptide chains이 아미노산의 R group의 상호작용을 통하여 자체적인 3차원적인 구조(three-dimentional structure)를 형성하는 구조

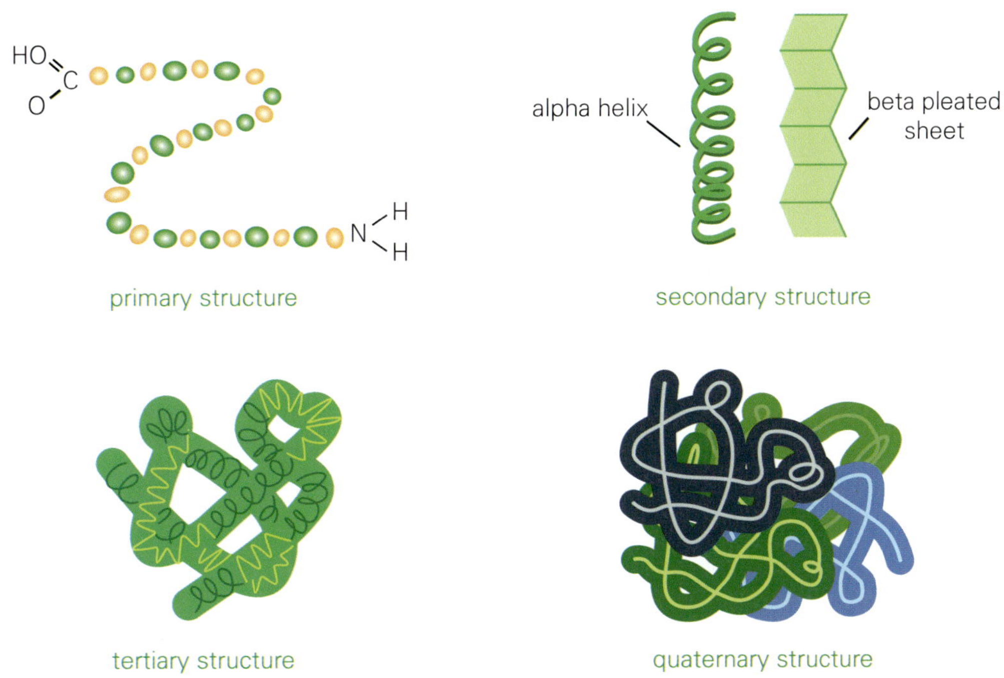

| 그림 1-2 | 단백질의 구조

1차 구조는 아미노산 잔기의 연속이며 2차구조는 펩타이드 골격의 수소결합은 아미노산이 두 가지 주요 유형의 타입 즉, α-나선(helix) 및 β-가닥(strand) 또는 β-시트(sheet)의 반복 패턴으로 접히게 한다. 3차 구조는 단량체(monomeric) 및 다량체(multimeric) 단백질 분자의 3차원 구조(three-dimensional structure)을 말하고 4차 구조는 단일기능 단위(다량체)로서 작동하는 2개 이상의 개별 폴리펩타이드 사슬(subunits)의 응집으로 구성된 3차원 구조이다(예, 헤모글로빈).

이다. 그러한 상호작용에는 이황화결합(disulfide linkages), 수소결합, 소수성 상호작용(hydrophobic interactions) 그리고 반 데르 발스(van der Waals) 힘의 작용들이 포함된다.

d. Quaternary structure(4차 구조)

2개 혹은 그 이상의 접힌 polypeptide chains은 기능을 갖는 단백질을 형성하기 위하여 수소결합과 다른 정전기적인 상호작용(electrostatic interactions)을 통하여 다른 chains과 결합하는 구조이다.

C. 단백질의 분류

1. 단순 단백질(Simple proteins)

오직 아미노산으로만 구성된 polypeptides(그림1-3)

a. 섬유단백질(Fibrous proteins)

길쭉한 비대칭형(elongated and asymmetrical) polypeptide chanis(예, troponin과 collagen 등)

b. 구형단백질(Globular proteins)

대칭형(symmetrical)이면서 촘촘하게 접힌 polypeptide chains(예, Albumin)

2. 결합 단백질(conjugated proteins)

단백질(apoprotein)과 비단백질(prosthetic group) 등으로 이루어졌다. Prosthetic group에는 일반적으로 금속(metal), 지질(lipid) 그리고 탄수화물(carbohydrate) 등이 있다.

a. 금속 단백질(Metalloproteins)

금속의 prosthetic group을 갖는 단백질(예, ceruloplasmin-구리(Cu) 함유)

b. 지질 단백질(Lipoproteins)

지질의 prosthetic group을 갖는 단백질(예, cholesterol, triglyceride 등)

c. 당단백질(Glycoproteins)

10~40%의 탄수화물이 부착된 단백질(예, haptoglobin)

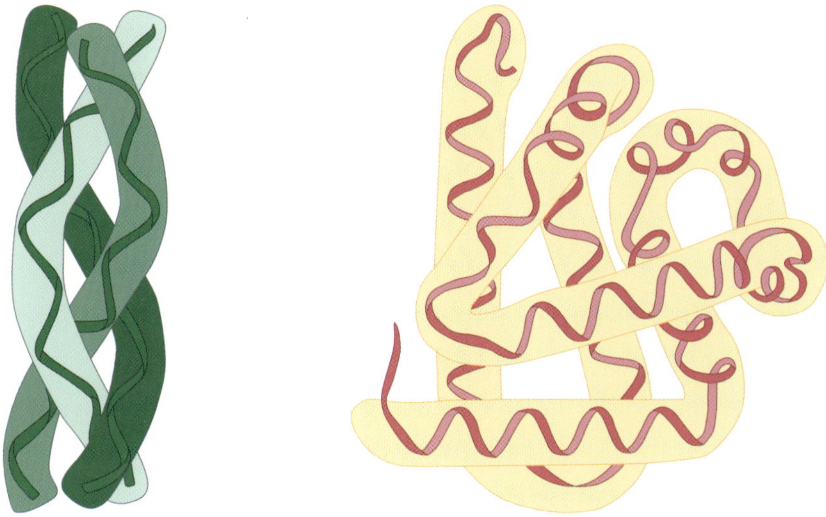

Fibrous protein　　Globular Protein

| 그림 1-3 | 섬유단백질과 구형단백질

섬유 단백질은 일반적으로 길고 좁은 가닥으로 구성되며 구조적 역할을 하고 구형 단백질은 일반적으로 보다 작고 둥근 모양을 가지며 기능적 역할을 한다. 중요한 다른 특징은 섬유질 단백질은 물, 약산 및 약염기에 녹지 않지만 강산 및 알칼리에는 녹는 반면 구형 단백질은 물, 산, 염기에 녹는다.

d. 점성단백질(Mucoproteins)

>40%이상 탄수화물이 부착된 단백질(예, mucin)

e. 핵단백질(Nucleoproteins)

DNA 혹은 RNA 등의 핵산이 부착된 단백질(예, chromatin)

D. 단백질의 기능

a. 에너지 생산(energy production)

단백질은 아미노산으로 분해가 되며 이 아미노산들은 TCA cycle에서 에너지를 생산하기 위해서 사용된다.

b. 물분배(water distribution)의 역할

각각의 다른 체내 부분 사이에서 교질삼투압(colloidal osmotic pressure)을 유지한다.

c. 완충의 기능(Buffer)

단백질에서 각 아미노산이 가지고 있는 이온화된 R groups은 필요할 때 H^+ 이온을 결합 혹은 분비하여 완충작용을 제공한다.

d. 운반체의 역할(Transporter)

단백질에 호르몬, free hemoglobin, 지질, 약물, calcium, unconjugated bilirubin 등이 결합하여 순환과정에서 움직임의 역할을 한다.

e. 항체(Antibodies)의 역할

"이물질(foreign substances)"에 대한 보호를 한다.

f. 세포단백질(Cellular proteins)

호르몬에 대한 수용체(receptors)의 기능을 하여 호르몬의 메시지기 세포구성물질을 활성화 시킨다. 또한 일부 호르몬은 자연에서 단백질 그 자체이다(예, adrenocorticotropic hormone(ACTH), follicle-stimulating hormone(FSH), luteinizing hormone(LH), thyroid-stimulationg hormone(TSH) 등이 있다).

g. 구조적인 단백질(Structural proteins)

콜라겐(collagen)은 섬유모양의 구성물질(fibrous component)로서 피부, 뼈, 연골(cartilage) 그리고 혈관같은 신체부분의 구조들을 유지하는 역할을 한다.

h. 효소(Enzymes)의 역할

화학반응을 가속화시키는 촉매제(catalysts)의 역할

E. 혈장의 총단백질(Plasma Total Protein)

1. 조절(Regulate)

간에서 대부분의 plasma protein이 합성되고 형질세포(Plasma cell)은 immunoglobulins을 합성한다.

a. 단백질은 아미노산으로부터 합성되고 하나의 아미노산은 다른 아미노산과 peptide bond로 연결되어 있다.

b. 단백질이 분해될 때 구성물질인 아미노산이 탈아민(deamination) 반응이 일어나 암모니아를 형성하고 암모니아는 요소(urea)로 전환하여 소변을 통하여 배출된다.

c. 상해 혹은 염증부위에서 분비된 일부 cytokine은 간이 급성기 반응 단백질(acute-phase reactant proteins)의 합성을 증가시키는 원인이된다.

> (*Acute phase protein(APP) or reactant-단백질의 종류이며 염증(inflammation) 반응에 따라 단백질의 혈장농도가 증가하면 positive APP, 감소하면 negative APP라 한다.
> 이것은 염증반응에 대하여 비특이적(nonspecific)이고 자가면역질환이나 감염을 일으킨다. 또한 종양(tumors), 심근경색(myocardial infarctions), 트라우마(trauma) 혹은 수술절차 등으로부터 조직의 상해에 반응하는 이것 역시 비특이적으로 작용한다.
> 다른 한편으로는 일부 단백질의 농도가 감소하는데 이것을 negative acute-phase proteins이라고 하고 prealbumin(transthyretin), albumin 그리고 transferrin 등을 포함한다.

d. 면역글로불린(Immunoglobulins)은 외부항원에 대한 반응으로 생선된 체액성 항체(humoral antibodies)이고 그 항원을 분해하는데 사용한다.

e. 참고치: Total protein 6.5-8.3 g/dL; albumin 3.5-5.0 g/dL

2. 일반적으로 총단백질 농도의 변화는 다음 사항들과 관련이 있다.

a. 저단백혈증(Hypoprteinemia): 비뇨기적 손실(urinary loss), 위장관염증(gastrointestinal tract inflammation), 간 장애(liver disorders), 영양실조(malnutrition), 유전성 면역결핍 장애(inherited immunodeficiency disorder) 및 광범위한 화상(extensive burns)에 의해 유발된다.

b. 고단백혈증(Hyperproteinemia): 탈수, 단일클론 및 다클론성 감마글로불린증(gammopathies)과 연관된 단백질 생산 증가, 그리고 paraprotein 생산과 관련된 만성염증성 질환에 의해 유발된다.

F. 전기영동을 통한 혈청 단백질의 분획분포

정상 혈청 단백질을 전기영동하면 전형적으로 5개의 분획이 나타나는데, 양극(+)으로 가장 멀리(빠르게) 이동하는 순서를 보면(그림 1-4), 알부민, α_1-글로불린, α_2-글로불린, β-글로불린 그리고 γ-글로불린으로 분획된다. 전기삼투작용 (electrosmosis)으로 γ-글로불린은 음극으로 완충액과 더불어 이동할 수 있다. 단백질 전기영동에 사용되는 pH 8.0~9.0에서 단백질은 음전하를 띠게 되는데(**아래 설명, 그림 1-6), 즉, 음이온 구름 형태이다.

음이온 구름이 양극으로 이동함에 따라, 단백질은 양극으로 당겨진다. 단백질 전기영동에 일상적으로 사용되는 몇몇 겔은 완충제로부터 양이온을 끌어 당겨 양이온 구름을 형성한다. 이 이온구름은 음극과 반대방향으로 움직이는데 이 현상을 전기삼투(electroendosmosis 또는 endosmosis)라고 한다(그림 1-5).

이와 반대로 이동하는 이온구름에 의해 생성 된 장력은 샘플 거대 분자의 이동에 영향을 줄 수 있다. 일부 단백질의 이동이 느려질 수 있고, 일부 단백질이 움직이지 않을 수 있으며, 다른 단백질이 음극쪽으로 밀려 난다.

많은 단백질 전기영동 방법은 이 장력을 이용하여 단백질 밴드를 더 잘 분리하기 위해 사용하는데 혈청, 소변 및 기타 체액의 감마 글로불린 밴드(γ-globulin bands)는 음극으로 밀려 더 선명하게 분리되어 샘플 적용 지점 뒤에 나타난다.

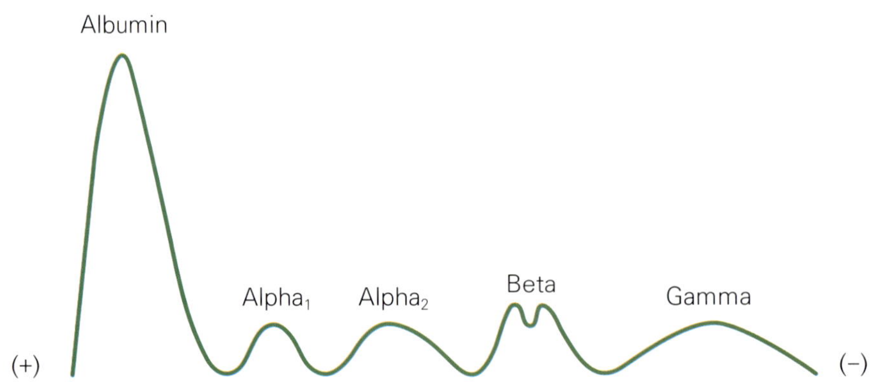

그림 1-4 정상적인 단백질의 패턴

알부민은 단일성분이고 나머지 분획은 여러 종류의 단백질들이 섞여있다. α_1 분획에는 α_1-antitrypsin, thyroid-binding globulin(TBG)가 있고 α_2 분획에는 ceruloplasmin, α_2-macroglubulin, haptoglobulin이 있고 β에는 transferrin, fibrinogen, hemopexin 등이 있고 γ 분획에서는 면역글로불린과 CRP가 존재한다.

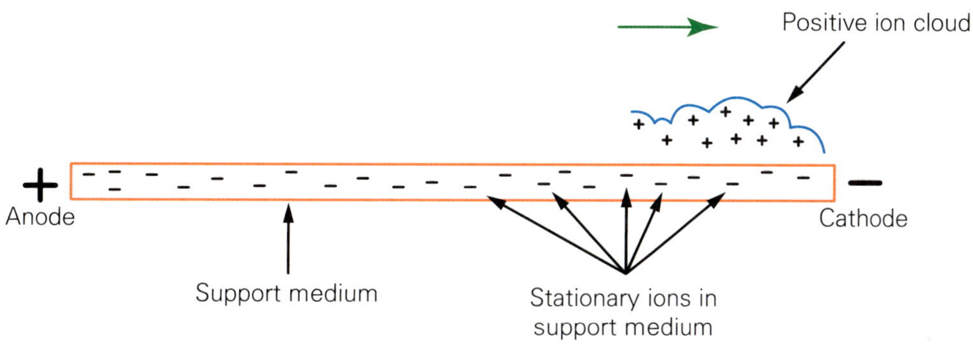

| 그림 1-5 | 전기삼투(Electroendosmosis)

액체와 고체가 접촉하면 액체는 양전하를 띠고 고체는 음전하를 띤다. 지지체와 접촉하는 완충용액이 (+) 전하를 띠어 음극으로 이동하는 현상을 전기삼투라고 한다. 혈청 단백질에서는 감마 글로불린이 전기삼투의 영향을 받는다.

즉, γ-글로불린은 전기삼투의 영향을 제일 많이 받는다. β-분획의 끝 부분이(만약 혈장을 사용한다면 fibrinogen 분획) 일반적으로 loading 하는 지점과 거의 같다.

아미노산은 다른 pH에서 어떻게 변화할까?

아미노산은 양쪽성(amphoteric)이므로 산(acid) 또는 염기(base)로 작용할 수 있다.

등전점(isoelectric point)은 아미노산이 양쪽성 이온(zwitterion)으로 존재하는 pH이다.

양쪽성 이온은 아미노산의 양극성 이온형태(dipolar ionic form)인데 이것은 카르복실기(carboxyl group)에서 아미노기로 제공 된(donated) 수소이온(H^+)에 의해 형성되는데 전체적으로 전하(charge)는 없지만 카르복실기(carboxyl group)는 COO^-가되고 아미노기(amino group)는 NH_3^+가 되어 전하의 불균형을 나타내어 극성분자(polar molecule)가 된다.

pH가 등전점보다 낮은 경우(산성 조건에서) 아미노산은 염기로 작용하여 아미노기에서 양성자(proton)를 수용하여 양전하를 띠게 되고, pH가 등전점보다 높은 경우(알칼리성 조건에서) 아미노산은 산으로 작용하여 카르복실기로부터 proton을 제공하여 음전하를 띠게 된다.

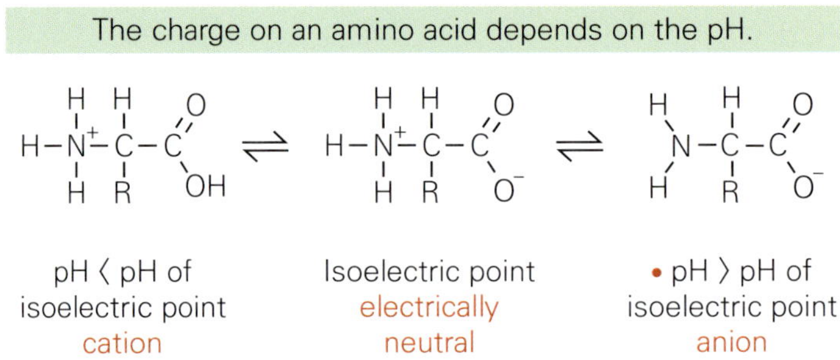

| 그림 1-6 | **아미노산에서 등전점의 pH에 따라 변화되는 전하**

At a pH less than the value of the isoelectric point, the amino acid is protonated and has a positive charge; at a pH greater than the isoelectric point the amino acid is deprotonated and has a negative charge.
등전점의 값보다 낮은 pH에서, 아미노산은 양성자화되어 양전하를 가지며; 등전점보다 큰 pH에서 아미노산은 탈양성자화되어 음전하를 갖는다.

1) Albumin

전기영동에서 양극으로 가장 빨리 이동하며 peak가 가장 높은 분획이다. 알부민의 등전점(pI)은 약 4~5.8로 pH 7.4에서는 음이온을 띤다. 혈청 총단백질에서 약 60%를 차지하며, 그 농도가 가장 높다.

알부민은 간에서 합성되며, 혈액 교질삼투압의 조절자로서 많은 양이온 및 비수용성 물질(칼슘, 빌리루빈, 지방산, urobilinogen, porphyrin, 치료약물 등)의 수용체로서 작용한다.

2) α_1-글로불린

이 분획에는 탄수화물과 결합한 당단백질(glycoprotein)이 많고 이 α_1-분획에 속하는 주요 단백질은 α_1-항트립신(antitrypsin), α_1-산성 당단백질(acid glycoprotein) 그리고 타이록신-결합 글로불린(thyroxine-binding globulin, TBG) 등이 포함된다.

일반적으로 α_1-글로불린은 간에서 합성되며 감염, 외상 등에 의해서 일어나는 염증상태에서 비특이적으로 증가하는데 이것은 급성상 반응물질(acute-phase reactant, APR)이라고 한다.

3) α_2-글로불린

이 분획에 속하는 것은 합토글로빈(haptoglobin-헤모글로빈 수송), α_2-거대(고분자) 글로불린(macroglobulin, AMG), 세룰로플라스민(ceruloplasmin, 산화효소 활성을 지닌 구리(Cu)결합 단백질) 등이 있다.

4) β-글로불린

Pre-β-지질단백질(VLDL), β-지질단백질(LDL), 파이브리노젠(fibrinogen), 트랜스페린(transferrin), 플라스미노젠(plasminogen), 헤모펙신(hemopexin) 그리고 보체 3과 4(Complement 3 and 4) 등이 포함된다.

5) γ-글로불린

전기영동에서 양극으로 가장 느리게 이동하는 띠가 이 γ-글로불린 분획이며, 여기에서는 모든 면역 글로불린(이종 단백질에 대항하여 방어하는데 필수적), 즉 항체(antibodies)가 포함되어 있다. 이들 단백질은 그물내피계(reticuloendothelial system) 세포인 형질세포(plasma cell)와 림프구(lymphocyte)에 의해서 합성된다.

G. 주요 단백질에 대한 임상적 의의 (표 1-1)

1. Prealbumin(or transthyretin)

영양상태의 지표를 의미하고 thyroid 호르몬을 운반하는 단백질 중의 하나이고 전기영동에서는 알부민보다 양극으로 약간 더 빨리 이동한다.

프리알부민의 주된 기능은 타이로신과 비타민 A를 수송하는 것이다. 혈청 프리알부민의 농도는 혈청 알부민의 농도에 비해 훨씬 낮기 때문에 혈청 단백질의 전기영동에서 볼 수 없다.

a. 감소

간질환, 염증, 악성종양(malignant tumor) 그리고 영양부족일 때 감소

b. 증가

스테로이드 치료, 만성신부전증(chronic renal failure) 그리고 알콜중독에서 증가

2. Albumin

간에서 합성이 되고 전체 혈장단백질 중에서 가장 높은 농도를 차지한다. 혈액에서 운반되기 위해서 많은 분해물질(analyte)과 결합을 하는데 분해물질에는 비결합 빌리루빈(unconjugated bilirubin), 스테로이드, 칼슘과 마그네슘 같은 이온들, 지방산 그리고 약물 등이 포함된다. Albumin은 혈장의 삼투압(plasma osmotic pressure)에 중요한 역할을 한다.

a. 감소

감소된 양으로 인한 간장애, 흡수불량 (malabsorption)과 근육소모성 질병(muscle-wasting diseases)과 관련있는 위장질환, 손실로 인한 심한 화상, 손실로 인한 신질환(nephrotic syndrome, glomerulonephritis-사구체신염), 기아(starvation) 그리고 영양부족일 때 감소

b. 증가

탈수(dehydration)일 때 증가

3. α_1-Antitrypsin

Acute-phase reactant로 단백질분해 효소 억제제(Protein inhibitor)이고 구조단백질(structural protein)에 손상을 가하는 trypsin-type 효소를 중화하는 역할

을 한다.

a. 감소

폐기종(emphysema)과 관련된 폐질환, 간경화(cirrhosis)를 일으킬 수 있는 중증소아간장애(severe juvenile hepatic disorders) 등에서 감소

b. 증가

염증질환에서 증가

4. α_1-Fetoprotein(AFP)

임신기간동안 난황낭(yolk sac)과 태아의 간에서 합성되고 13주때 최고였다가 34주차 때에 감소한다. 정상적으로 성인에게서는 매우 낮은 수치로 존재한다.

Alpha-fetoprotein(AFP) 검사는 임신 2기동안 신경관 결함(Neural tube defect, NTD)를 선별하는 데 사용된다. 이상적으로는 임신 16주에서 18주 사이에 측정하지만 15 주에서 22 주 사이에서도 허용된다.

태아 혈액(fetal blood)에서 AFP의 농도는 모체 혈액(maternal blood)에서보다 10만배나 높다. 태아 AFP의 일부는 정상적으로 모체 혈액에 들어가므로 모체 혈액의 AFP 농도가 증가하기 시작한다. 개방 NTD(open NTD)를 가진 태아는 영향을 받지 않은 태아(unaffected fetus)보다 더 많은 AFP를 모체 혈액으로 옮길 것이다. 그러므로 모체 혈액의 비정상적으로 높은 AFP 농도는 태아가 개방된 NTD를 가지고 있음을 나타낼 수 있다.

AFP 농도는 일반적으로 임신 기간 동안(매주 약 15% 씩) 증가하기 때문에 "Multiple of the median"(MoM)이라고 하는 통계가 테스트의 결과를 정상화 하기 위해 사용한다.

MoM은 개별적인 검사결과가 영향을 받지 않은 임신에서 얻은 큰 AFP 결과 세트의 중간값에서 얼마나 차이나는지를 측정한 것이다.

a. 증가

엄마의 혈청, 척추뼈 갈림증(spina bifida), 신경관 결함(neural tube defects) 등에서 증가, 성인에 있어서 AFP수치가 증가하는 것은 간세포종양(hepatocellular carcinoma)와 생식샘 종양(gonadal tumors)의 암시를 나타낸다.

b. 감소

엄마의 혈청, 다운증후군(Down syndrome), trisomy 18(18번 삼염색체 증후군) 등에서 감소

다운증후군을 진단하는 3가지 유용한 검사

α_1-fetoprotein(AFP), 비결합형 에스트리올(unconjucated estriol, uE3) 그리고 사람 융모생식샘자극호르몬(human chorionic gonadotropin, hCG) 등이 있다. 이들을 임신 16~18주 사이에 측정하면 신경관 결함이나 다운증후군을 진단하는 데 유용한다. 다운증후군에서는 AFP와 uE3은 낮고 hCG는 높다.

5. α_1-Acid glycoprotein(orosomucoid)

Acute-phase reactant; 기본적으로 약물에 결합

a. 증가

류마티성 관절염(rheumatoid arthritis)과 같은 염증성 질환에서 증가

b. 감소

신장증후군(nephrotic syndrome)에서 감소

6. Haptoglobin

free hemoglobin과 결합하는 α_2-globulin이고 acute-phase reactant

a. 증가

염증성 질환, 화상, 트라우마 등에서 증가

b. 감소

간에 의한 제거를 위해 haptoglobin-hemoglobin 복합체의 형성으로 혈관내 용혈이 일어날 때 감소

7. Ceruloplasmin

Acute-phase reactant이고 α_2-globulin
효소활성과 함께 구리(copper)를 함유하고 있는 단백질
약 90%의 serum copper가 ceruloplasmin에 결합되어 있다.
최근에는 조혈촉진 작용이 있는 것이 확인되어 재생불량성 빈혈의 치료에도 이용

a. 증가

임신(pregnancy), 염증성 질환, 종양, 경구 에스트로젠(oral estrogen)과 경구 피임약(oral contraceptive)를 섭취하였을 때 증가

b. 감소

Wilson disease(*간, 뇌 및 기타 조직에 과도한 구리 침착이 특징인 구리 대사에 대한 희귀한 상염색체 열성 유전적 장애(autosomal recessive inherited disorder)), 영양부족, 섭취불량, 심각한 간 질환의 경우에 감소

8. α_2-Macroglobulin

트롬빈(thrombin), 트립신(trypsin) 그리고 펩신(pepsin) 등을 저해하는 단백질 분해효소 저해제(proteolytic enzyme inhibitor)

a. 증가

신장증후군, 피임약 사용, 임신, 에스트로겐 치료 시에 증가

b. 감소

급성 염증질환 및 전립선암에서 약간 감소하고 급성 췌장염(acute pancreatitis)에서는 현저하게 감소

9. Transferrin

철(iron)을 운반하는 β-globulin

트랜스페린 1분자는 Fe^{2+} 2개와 결합한다. 혈청철의 99%는 "Fe-트랜스페린"의 형태로 존재하고 있고 이것은 철 수송체로서 중요하다.

a. 증가

감염, 간 질환 그리고 신장증후군일 때 증가

b. 감소

철결핍성 빈혈(iron-deficiency anemia)와 임신 때 감소

10. C-reactive protein(CRP)

CRP란 명칭은 이 단백질이 폐렴 쌍구균(Pneumococcus)의 세포벽 성분인 C-다당류와 반응하기 때문에 붙여졌다. 대표적인 Acute-phase reactant이고 β-와 γ

-globulin 분획에 위치한다. CRP는 염증에서 수백배까지 증가할 수 있는 가장 민감한 단백질이며, 염증의 진단에 임상적으로 유용한 단백질이다.

a. 증가

조직괴사(tissue necrosis), 류마티스열, 감염, 심근경색(myocardial infarction), 류마티스 관절염 그리고 통풍(gout) 때 증가

11. Immunoglobulins(항체, Antibodies)

5가지 종류(IgA, IgD, IgE, IgG 그리고 IgM)가 있다.

면역반응으로서 형질세포(plasma cell-a fully differentiated B cell that produces a single type of antibody, 단일 유형의 항체를 생산하는 완전히 분화 된 B 세포)에서 합성된다.

단세포감마글로불린병증(monoclonal gammopathy) (예, 다발성 골수종 - multiple myeloma -형질세포의 종양)에서는 일반적으로 IgG, IgA 혹은 IgM의 증가와 연관이 있지만 드물게 IgD 혹은 IgE가 증가한다.

참고로 다발성 골수종 환자에서는 특정 형질세포가 다발성 골수종 세포로 전환되고 이 다발성 골수종 세포는 한 번 생성 된 항체(IgG, IgA 등)를 생산하지 않고 그 항체의 비기능성 버전(nonfunctional version)을 생산하기 시작한다. 이 비기능성 항체는 M 단백질(M protein)로 알려져 있다.

a. Ig A

출생 후 증가하고 간 질환, 감염, 자가면역질환에서 증가하고 억제된 단백질 합성과 유전적 면역장애에서 감소한다. 점막 표면을 세균 및 바이러스의 공격으로부터 보호하고 점막층 아래에 있는 형질세포(plasma cell)에서 합성된다. Ig A의 약 20%는 여러가지 체액 및 분비물(초유, 젖, 타액, 눈물, 땀 등)에 나타난다.

b. Ig D

간 질환, 감염, 그리고 결합조직에 장애가 있을 시 증가

c. Ig E

비만세포(mast cell)에 선택적으로 강하게 결합해 있으며, 혈장에는 거의 존재하지 않는다. 이러한 성질로 Ig E는 즉시성 알러지에서 히스타민의 분비를 일으킨다.

알러지, 천식(asthma), 고초열(hay fever-꽃가루 알레르기) 그리고 기생충감염 시 증가한다.

d. Ig G

5종류의 혈청 면역글로불린 중 농도가 가장 높고 γ-글로불린 분획의 약 75~80%를 차지한다. 혈액 항체의 대부분이 바로 Ig G이다. 태반(placenta)을 통과하여 태아에게 수동 면역을 준다.

간 질환, 감염, 콜라겐 질환에서 증가하고 감염에 대한 증가된 감수성이 있는 경우와 단세포군 감마글로불린병증(monoclonal gammopathy)이 다른 면역 글로불린의 증가와 관련되어 있을 때 감소

e. Ig M

태반을 통과하지 못하고 태아(fetus)에서 만들어 진다.

각종 세균성, 바이러스성, 진균감염 그리고 Waldernstrom macroblubilinemia-WM는 비호 지킨 림프종(non-Hodgkin lymphoma-NHL)의 한 유형이고 암세포는 비정상적인 단백질(macroglobulin)을 대량 생산하는 특징에서 증가하고 단백질 손실 그리고 면역결핍증질환과 관련된 신장질환에서 감소한다.

Ig M은 중앙의 J 사슬에 의해 5개의 1량체가 연결되어 구성된 5량체이기 때문에 면역글로불린 중 분자량이 가장 크고 태아의 후반기에 최초로 합성되는 면역글로불린이다.

단클론성과 다클론성 질환(Monoclonal and Polyclonal Disease)

γ-글로불린의 혈장 농도는 보통 만성 질환에서 상승하며, 이는 IgG, IgA 그리고 IgM의 증가가 원인이 되는데 어떤 질환에서는 한 종류의 면역글로불린만 증가하기도 하는데 이렇게 한 종류의 면역글로불린이 형질 세포의 증식에 의해 과잉으로 합성되는 질환을 단클론성 질환(monoclonal disease)라고 하고 가장 대표적인 질환은 다발성 골수종이다. 다발성 골수종에서 단클론성 면역글로불린인 paraprotein의 발생빈도는 IgG가 50%로 가장 높다.

발덴슈트램 고분자글로불린혈증(Waldenström macroblublinemia)도 드물지만 단클론성 악성질환의 하나로 혈청 IgM이 고농도로 증가하는게 특징이다.

두 종류 이상의 면역글로불린이 증가하는 질환을 다클론성 질환(polyclonal disease)이라 하고 다클론성 감마글로불린병증(polyclonal gammopathy)은 가끔 바이러스성 간염, 류머티스 관절염(rheumatoid arthritis), 만성간염 등에서 나타난다.

12. fibronectin(섬유결합소)

태아의 fibronectin은 조산(premature birth)의 위험을 예측하는데 사용한다.

태반(placenta)과 양수(amniotic fluid)에서는 정상적인 구성물질이지만 스트레스, 자궁경부질염(cervicovaginitis) 혹은 출혈(hemorrhage)이 있을 경우 증가된 fibronectin이 조산의 위험을 암시하게 된다.

13. 요단백(Urinary protein)

24시간 소변(24-hour urine specimen)으로 가지고 정량한다.

a) 측정방법으로는 sulfosalycyclic acid, trichloroacetic acid, benzethonium chloride(turbidimetric) 그리고 Coomassie brilliant blue(spectrophotometric) 등이 있다.

참고치(urine total protein)는 1~14 mg/dL; 100mg/day

b) Proteinuria(단백뇨)에 대한 임상적 의의

소변에서 단백질이 증가하는 것은 세뇨관 혹은 사구체 기능장애(tubular or glomerular dysfuntion), 다발성 골수종(multiple myeloma), 발덴슈트램 고분자글로불린혈증(Waldenström macroblublinemia), 신장증후군 등에서 볼 수 있다.

c) 벤스 존슨 단백질(Bence Jones protein)은 다발성 골수종(multiple myeloma) 환자의 소변에서 발견된다.

d) 사구체막(glomerular membrane)은 당뇨(diabetes), 유전분증(amyloidosis-조직이나 기관에 아밀로이드가 침착한 상태) 그리고 콜라겐 질병으로 손상될 수 있다.

Bence Jones Protein

혈장세포(plasma cells)에 의해 생성되는 작은 단백질로, 신장을 통과하기에 충분히 작은 단백질(분자량 22-24 kDa)으로서 소변에서 발견되는 단클론 글로불린 단백질(monoclonal globulin protein) 또는 면역글로불린 경쇄(immunoglobulin light chain)이다. Bence Jones 단백질의 검출은 다발성 골수종(multiple myeloma) 또는 Waldenström macroglobulinemia를 암시한다. 벤스-존스 단백질은 열에 대해 특이한 용해성을 갖고 있어서 다른 단백질과 구별할 수가 있는데 그 특징으로는 40~60℃에서 침전이 되고 80~100℃에서 다시 용해가 된다.

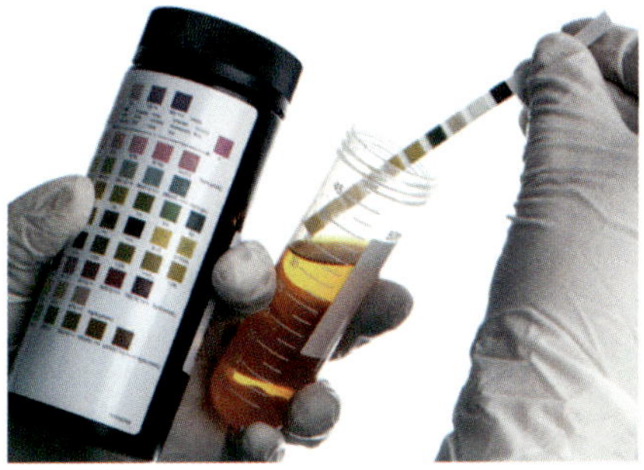

| 그림 1-7 | Urine dipstick 방법

e) 사구체 내의 미세알부민(microalbumin)을 측정하여 사구체 기능 장애를 조기 발견 할 수 있다. Microalbumin은 소변에서의 알부민량이 정상보다 더 많을 경우의 상태를 나타내지만 아직까지는 urine dipstick 방법으로는 측정할 수 없다(그림 1-7).

하지만 당뇨환자에게서 미세알부민뇨(microalbuminuria)가 존재한다는 것은 매우 중요한데 일반적으로 microalbuminuria가 신장병증(nephropathy)으로 진행되기 때문이다.

f) Urine albumin의 참고치: 〈 30 mg/day

14. 뇌척수액 단백질(Cerebrospinal fluid-CSF protein)

CSF는 뇌심실(cerebral ventricle)에서 형성된 혈장의 초미세여과액(ultrafiltrate)이다.

측정방법으로는 sulfosalycyclic acid, trichloroacetic acid, benzethonium chloride(turbidimetric) 그리고 Coomassie brilliant blue(spectrophotometric) 등이 있다.

a. 임상적의의

바이러스성, 세균성 그리고 진균성 수막염(meningitis), 다발성 경화증(multiple sclerosis), 탈장된 디스크(herniated disk) 그리고 뇌경색증(cerebral infarction) 등에서 증가하고 갑상선기능항진증(hyperthyroidism)과 중추신경계에서 CSF의 누출로 인해 감소된다.

b. 참고치

15~45 mg/dL

H. Serum Protein, Albumin 그리고 단백질 구획 등을 측정하는 방법

혈청 총단백질(total protein)을 측정하는 방법에는 뷰렛법(biuret - 가장 많이 사용), 굴절지수법(현재는 정확하지 않아 거의 사용하지 않음), 켈달법(총단백질에서 질소량 측정), 색소결합법 (아미노기(-NH_2)와 색소와의 결합반응 이용), 자외선법, 비탁법, 비중법, 로우리법(Lowry-저분자단백질 측정법, 희석 혈청나 CSF의 단백질 측정), 골드버그(Goldberg-고감도의 초미량법) 등이 있다. 이 중에서 주요한 방법만을 소개한다.

1. 뷰렛법(Biuret method)

뷰렛법(그림 1-8)은 보라색 복합체를 생성하기 위해 알칼리성 배지에서 펩타이드 결합과 구리이온(cupric ions)과의 결합을 기초로 하고 생성 된 보라색 복합체의

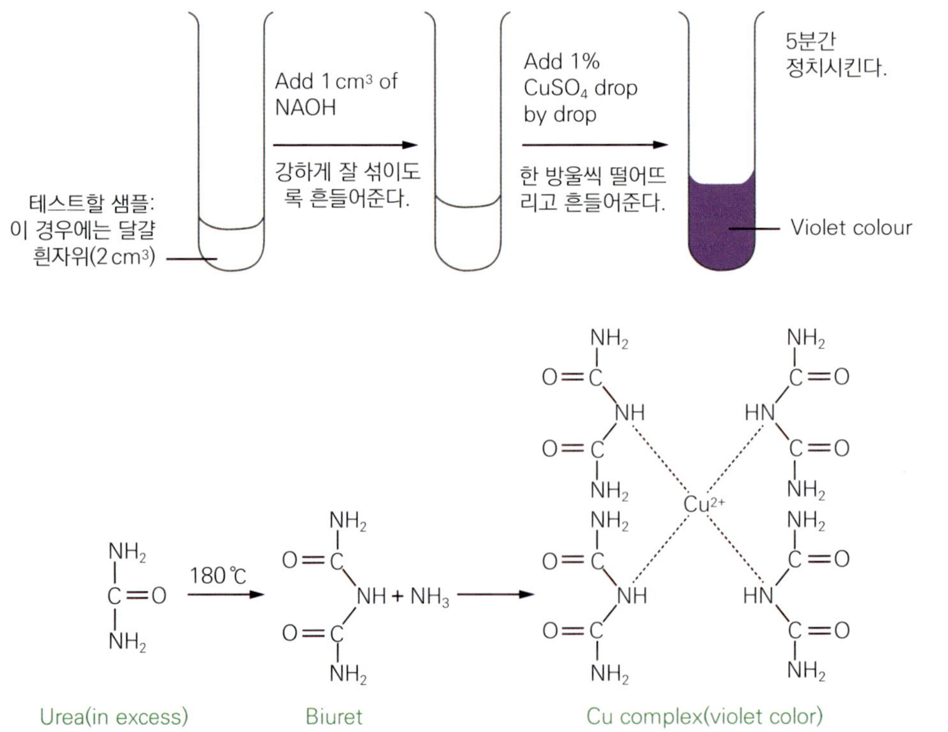

그림 1-8 Biuret method

단백질 용액에 강알카리인 수산화나트륨(NaOH)과 황산구리($CuSO_4$)를 넣으면 단백질이 변성을 일으켜 펩타이드 결합이 노출되고, 4개의 결합이 구리이온(II, Cu^{2+})과 반응하여 자홍색 내지는 자청색의 킬레이트 화합물(착화합물)을 형성한다. 540 nm에서 측정한다. 이 뷰렛반응은 아미노산이나 다이펩타이드(dipeptide)와는 일어나지 않고 트라이펩타이드(tripeptide) 이상에서만 일어난다.

양은 존재하는 펩타이드 결합의 수에 직접 비례하며 단백질 농도를 반영한다. 뷰렛 시약은 황산구리($CuSO_4 \cdot 5H_2O$), 타르타르산칼륨나트륨(potassium sodium tartrate-수산화구리(II)의 침전을 막기위함) 아이오딘화칼륨(KI-Cu^{2+}가 Cu^{+}로 환원되는 것을 막기 위함) 및 수산화나트륨(NaOH)로 구성된다.

2) 염료결합법(Dye binding method)

염료결합법은 단백질을 염료에 결합시켜 단백질 염료복합체(protein-dye complex)를 형성하여 염료(예, Coomasie brilliant blue)의 최대 흡광도를 변화시킨다. 흡광도에서의 증가는 직접적으로 단백질의 농도와 비례한다.

3) Kjeldahl technique(켈달법-단백질에 함유된 질소 측정)

총 단백질 측정을 위한 Kjeldahl 기법(그림 1-9)은 일상적인 테스트에 사용하기에는 너무 번거롭기 때문에 뷰렛 방법과 함께 사용되는 재료의 유효성(validate)을 확인하는 데 필요한 참조방법(reference method)으로 여겨진다. 이 Kjeldahl technique은 단백질의 질소 함량을 정량하는것을 기초로 한다. 즉, 단백질 중에 함유된

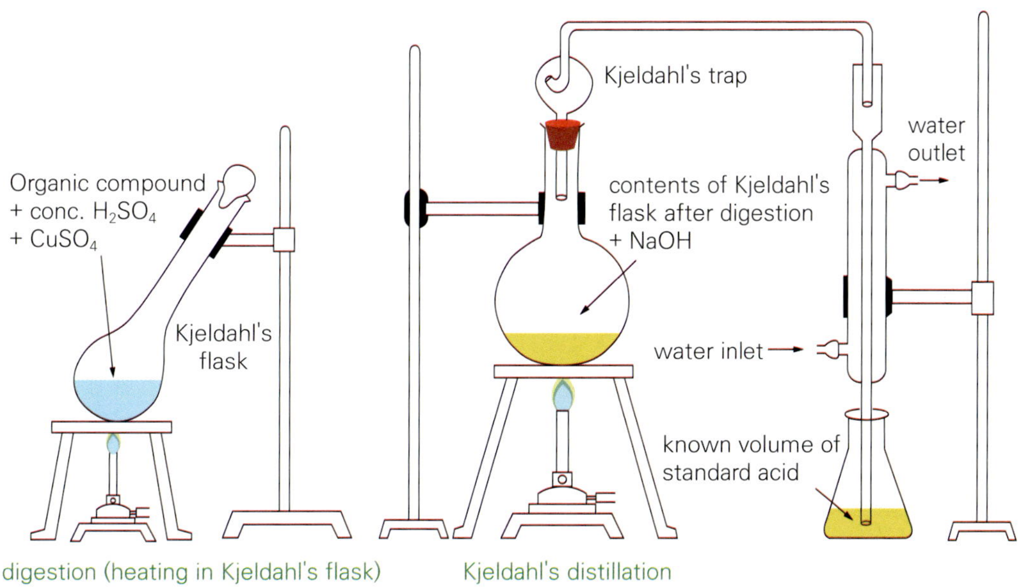

(* 혈청 단백질 값 = 단백질 질소 값 × 6.25) (여기서 6.25는 100/16)

| 그림 1-9 | Kjeldahl method

단백질을 산으로 분해하여 질소를 암모늄 이온으로 전환시킨 후 적정이나 네슬러 반응으로 측정하는 방법. 이렇게 구한 질소값에 6.25(100/16, 단백질의 16%는 질소이므로)를 곱하면 단백질값이 된다.
(* 혈청 단백질 값 = 단백질 질소 값 × 6.25)
이 방법은 검사실에서는 사용하지는 않지만 단백질 기준 물질을 확인하는 수단으로 사용.

질소를 측정하는 방법으로 단백질 중에 질소가 약 16% 정도 포함되어 있으므로 [질소(16%) × 6.25 = 단백질]이라 표현할 수 있다.

4) 전기영동(Electrophoresis)

a) Serum protein electrophoresis(SPEP)

SPEP는 agarose gel 또는 pH 8.6의 완충액으로 포화된 셀룰로스 아세테이트판(cellulose acetate plate)의 음극 영역(cathode region)에 혈청을 놓고 전류를 가함으로써 분자크기(molecular size)와 전하(charge)에 따라 혈청단백질을 분리하는 과정이다(그림 1-10).

그 결과 혈청단백질은 순음전하(net negative charge)를 띠고 있어서 양극(anode)쪽으로 이동하며 albumin이 가장 멀리 이동한다. 그 뒤를 이어서 α_1-globulin, α_2-globulin, β-globulin 그리고 γ-globulin이 차례로 이어진다. 각 밴드의 크기를 분석함으로써 질병 상태를 나타내는 특정 단백질의 증가 또는 감소 된 수준을 확인하는 것이 가능하다.

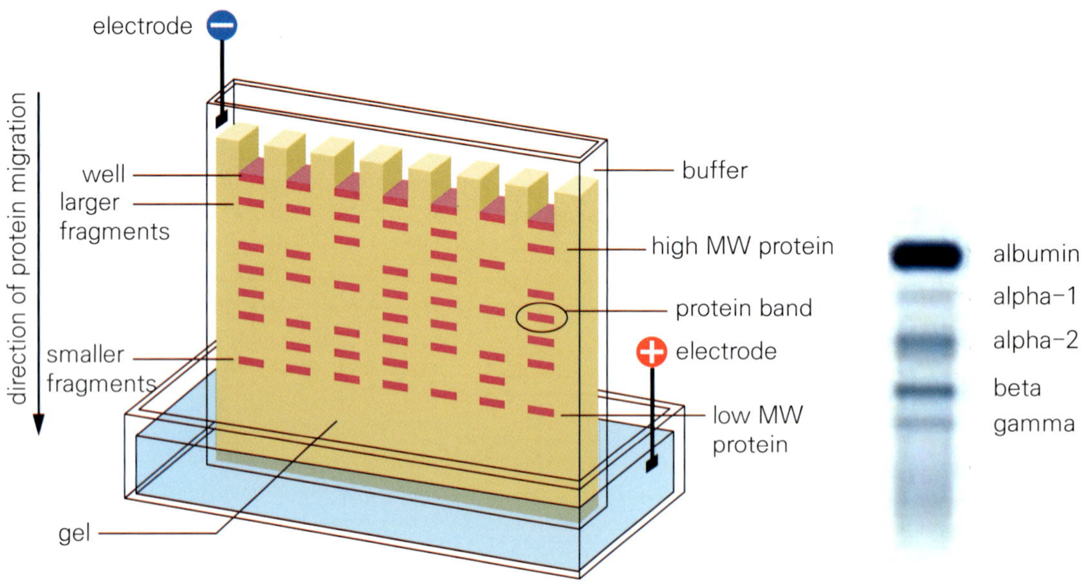

| 그림 1-10 | 혈청 단백질 전기영동 분획

Serum protein electrophoresis. Gamma fraction은 음극(negative electrode)쪽에 가깝다. 바르비탈 완충용액(barbital buffer solution, pH 8.6)을 사용하여 혈청 단백질을 전기영동할 때 양극으로 가장 빨리 이동하는 것은 albumin이다. 전기영동에서 지지체와 완충용액이 접촉하면 고체 표면은 (-) 전하를 띠고, 액체는 (+)를 띤다. 따라서 감마 글로불인처럼 약하게 음전하를 띠는 것은 양극으로 이동하는 힘이 약하며 완충용액이 음극으로 이동할 때 따라서 이동한다. 이러한 현상을 전기삼투(electroendosmosis)라고 한다.

b) 고해상 단백질 전기영동(High-resolution protein electrophoresis)

이것은 agarose gel, 높은 전압(higher voltage), 냉각 시스템(cooling system), 더 농축된 완충액을 사용한 변형된 기술로서 12개의 구역의 단백질로 분리한다.

c) 등전점 전기영동(Isoelectric focusing)

등전점 화는 단백질 분리가 단백질의 등전점(isoelectric point, pI)을 기반으로 하는 구역 전기영동법(zone electrophoresis)의 한 유형이다. IEF(Isoelectric focusing)는 단백질이 연속적인 pH 구배(pH gradient) 내 등전점에 따라 분리되는 고해상도 기술(high-resolution technique)이다.

5) Immunochemical methods

a. Homogeneous and heterogeneous immunoassays
b. 면역혼탁(비탁) 계측기(Immunonephelometry)
c. Immunoelectrophoresis
d. Radial immunodiffusion(RID)
e. Electroimmundiffusion
f. Immunofixation

6) Albumin 측정(색소결합법)

Bromcresol green과 bromcresol purple 염료를 사용하는 염료결합(dye binding) 기술은 염료의 최대 흡광도를 이동(shift) 시키는 알부민-염료 복합체(albumin-dye complex)를 형성하여 음이온 염료(anionic dye) 결합에 대해 알부민이 양전하(positively charged)를 띄게한다. 증가된 흡광도는 직접적으로 albumin의 농도와 비례한다.

a) BCG법(bromcresol green, 녹색 3.8~5.4 청색)

Albumin + BCG(숙신산(succinic acid) 완충용액: pH 4.2, yellow) → 청녹색(628 nm)

산성의 숙신산 완충용액(pH 4.2)으로 BCG 시약을 조제한 후, 비이온성 계면활성제 Brij 35를 넣으면 BCG 시약은 청색에서 황색으로 변한다.

알부민의 평균 등전점(pI)은 4.9이므로 pH4.2에서 알부민은 양이온을 띠어 음이온의 BCG 색소와 강하게 결합하여 청녹색을 형성한다. 이것을 628 nm에서 비색측정한다.

BCG는 알부민 외에도 급성 염증 질환 등에서 나타나는 급성 반응물질(α_1-산성 당단백질, 합토글로빈, 세룰로플라스민 등)과도 반응한다.

*기준범위(BCG법으로): 3.5~5.2 g/dL(20-60세)

b) BCP법(bromcresol purple, 황색 5.4-7.0청색)

Albumin + BCP(아세트산(acetic acid) 완충용액: pH 5.2, yellow) → 청색(605 nm)

BCP는 알부민에 특이적이어서 최근에는 이것의 사용이 증가하고 있지만 동물 종에 따라 색소 결합능이 다른 것이 결점이다.

7) Globulin 측정

일반적으로 총 globulin의 양은 직접 측정하지 않고 globulin의 농도는 다음 식에 의해서 결정된다.

Globulin = Total protein - Albumin

알부민/글로불린비(Albumin/Globulin ratio)

성인의 혈청 단백질의 약 60%는 알부민(정상치: 3.5~5.2 g/dL)이고, 나머지는 글로불린이다. 이 비의 정상범위는 1.5~2.0(색소법으로 측정) 정도이다. 만성 간질환 시 정상치보다 이 A/G ratio의 값이 낮아진다. 즉, 글로불린의 증가를 보인다.

I. Densitometer(or Densitogram) patterns

[정상 (a) 및 이상형태(b~d)의 전기영동 패턴]

1. 간경화증(hepatic cirrhosis)

알부민이 감소하고 γ-글로불린의 증가로 β-글로불린과 합쳐져서 하나의 분획처럼 보이는데 이것을 β-γ 가교(β-γ bridging)라고 한다(b).

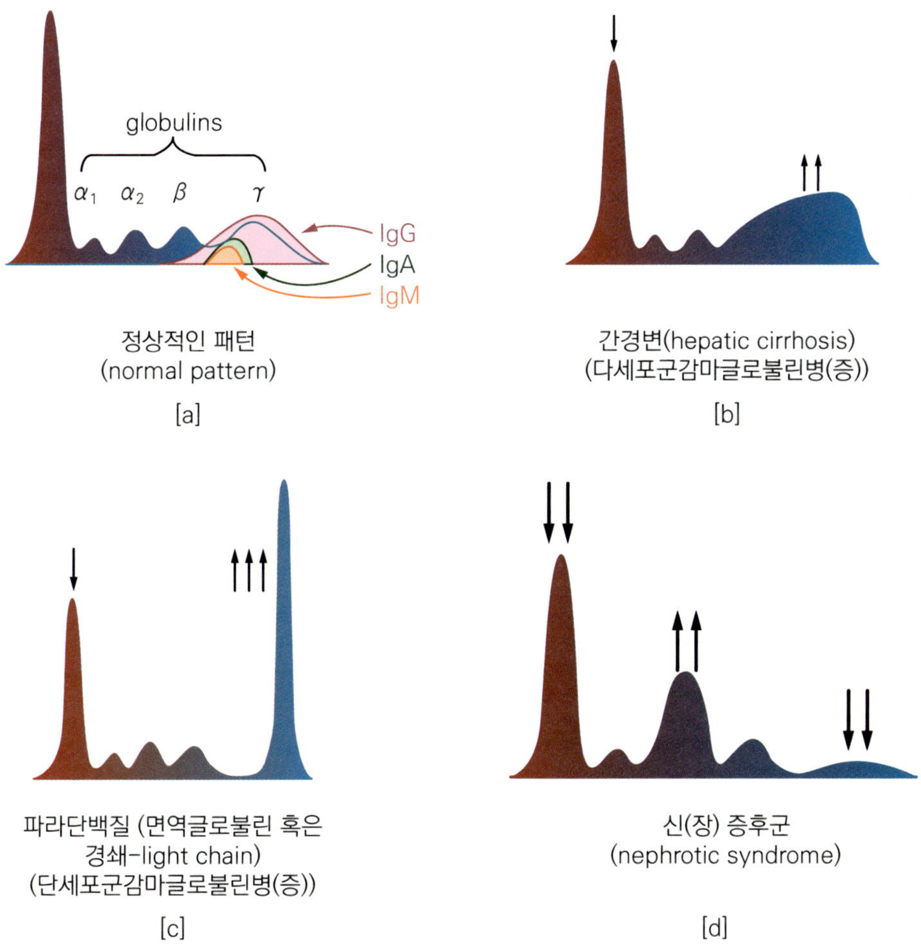

| 그림 1-11 | 정상 및 각종 질환에서 이상형태의 전기영동 패턴

단일클론(monoclonal gammopathy)과 다클론감마(polyclonal gammapathy)를 구별하는 것이 매우 중요한데 단세포군 감마글로불린병증(monoclonal gammopathy)은 악성이거나 잠재적으로 악성인 클론과정과 관련이 있고 이와 대조적으로 다세포군 감마글로불린병증(polyclonal gammopathy)은 임의의 반응성 또는 염증과정에 의해 야기될 수 있으며, 이들은 일반적으로 비악성상태(nonmalignant conditions)와 관련이 있다.

2. 단클론성 감마글로불린병증(monoclonal gammopathy)

대표적인 질환이 다발성골수종(multiple myeloma)이고 비정상적인 단클론성 면역글로불린을 paraprotein이라고 부른다 (b) 다발성 골수종에서 나타나는 혈장 파라단백질의 종류는 IgG(발생률 50%), IgA(발생률 25%), 벤스존스(발생률 20%) 등이다. 그림 (c)에서 보여주는 단백질(감마구획)을 M(monoclonal) protein이라고 부른다. 다발성 골수종, 마크로글로불린혈증, 본태성 M단백질 혈증에서는 M 단백질(monoclonal protein)이 나타나는데 γ-글로불린의 상승이 특징이다(c).

3. 콩팥증후군(nephrotic syndrome)

알부민이 감소하고 α_2가 증가하는 단백질 누출형의 질환이다(d).

급성상 반응물질(Acute Phase Reactant, APR)

상해나 염증등에 대한 인체의 반응으로 열이 나거나 백혈구의 증가 및 단백질의 변화가 일어난다.

a) 양성: α_1-항트립신, α_1-산성 당단백질, 합토글로빈, 세룰로플라스민, 파이브리노젠, CRP

b) 음성: Prealbumin, albumin, 트랜스페린

APR(acute phase reactant) score란?

3종류의 급성상 반응 단백질(CRP, α_1-산성당단백질, haptoglobin)을 스코화하여 염증의 유무를 판정. CRP가 가정 예민하며, 나머지 두 성분보다 12시간 정도 빠르게 변동한다.

| 표 1-1 | 주요 혈장 단백질의 특성

전기영동 위치	단백질	반감기	기 능
Pre-Albumin	레티놀결합 단백질 (Retinol binding protein, RBP)	12 hrs	레티놀(vitamine A) 수송
	트렌스타이레틴 (Transthyretin, TTR)	48 hrs	갑상샘 호르몬 수송, 단기 영양지표로 이용
Albumin	알부민	15-19일	수송단백질, 혈장 삼투압 유지
α_1-globulin	α_1-지질단백질(HDL)		지질 수송
	α_1-항트립신(antitrypsin)	4일	단백질분해효소 저해
	α_1-산성 당단백질 (acid glycoprotein)	5일	양이온 약물 및 호르몬 결합
	α_1-태아 단백질 (fetoprotein, AFP)		주요 태아 단백질, 간세포암에서 증가
α_2-globulin	합토글로빈(haptoglobin)	2일	헤모글로빈 수송, 용혈시 감소
	α_2-macroglobulin	5일	단백질 분해효소 억제
	Ceruloplasmin	4.5일	구리함유(결합), 급성상 반응물질
β-globulin	Transferrin(트랜스페린)	7일	철 수송
	Fibrinogen(피브리노젠)		fibrin 혈증(fibrinogenemia) 형성
	보체 3(C3), 보체 4(C4)		면역반응(Complement 인자)
	β_2-macroglobulin		사람백혈구항원(HLA)의 성분, 콩팥기능상실에서 증가
	Hemopexin(헤모펙신)		헴(heme)과의 결합
	β-지질단백질(LDL)		지질수송
	pre β-지질단백질(VLDL)		지질수송
γ-globulin	IgG	24일	항체(혈청에 가장많은 Ig), 태반통과
	IgA	6일	항체(분비액)
	IgM	5일	항체(분자량이 가장 큼)
	IgD		항체
	IgE		Allergy 반응(초유, 젖, 타액, 땀등의 분비물이나 점막에 존재)
	C-reactive proteins (CRP, C-반응성 단백질)		감염인자에 대응하는 비특지적인 방어

* Source from TIETZ Fundamental of Clinical Chemistry(인용 및 응용함)

Q & A

1 단백질을 측정할 때 사용되는 뷰렛방법에 사용되는 시약은?

2 뷰렛법에 의한 총단백질 정량에서 반응 색깔은 무엇이며 그 색깔의 강도는 무엇에 의해 결정되는가?

3 혈장 속의 유리헤모글로빈을 그물내피계(RE system)로 운반하는 역할을 맡고 있는 당단백질로 α_2-globulin 분획에 속하는 단백질은?

4 타액, 눈물, 체액 분미물에서 발견되며 분비자와 결합해있는 면역글로불린은 무엇인가?

5 면역글로불린(IgG, IgD, IgE, IgA and IgM)은 전기영동 시 어느 분획으로 이동하는가?

6 pH 8.6의 barbital buffer solution을 사용하여 혈청단백질을 전기영동으로 할 때, 양극으로 가장 빨리 이동하는 것은?

7 단기 영양지표로 이용되는 plasma protein은?

8 혈청 단백질 분획에서 α_2-globulin 분획에 속하는 것은?

9 전기영동 패턴(dencitogram)에서 β-γ 가교(bridging)의 특징을 보이는 질병은?

10 α_2-globulin 분획으로 이동하는 구리 운반 단백질은 무엇인가?

Q & A

11 셀룰로플라스민의 결핍으로 인한 질환을 무엇이라 하는가?

12 Dencitogram에서 알부민의 저하와 α_2-globulin의 상승의 특징을 나타내는 질환은?

13 근육에서 산소를 운반하는 헴(heme) 함유하고 있고 심근경색에서 가장 빨리 상승하는 단백질은?

14 셀룰로스 아세트산염막 단백질 전기영동에서 전기삼투작용으로 음극으로 이동하는 것은?

15 분자량이 가장 큰 면역글로불린은?

16 혈청에 가장 많고 태반을 통과하는 면역글로불린은?

17 단클론성 감마글로불린병증(대표적인 것: 다발성 골수종)에서 나타내는 전형적인 전기영동의 패턴(dencitogram)을 나타낸다면??

18 β-globulin 분획에 포함되는 것은?

19 급성상 반응 단백질에 포함되는 것은?

20 만성 간질환 시 Albumin/Globulin(A/G) ratio의 변화는?

Q & A

21 β-globulin 분획에 있으며 혈청 철을 운반하는 단백질은?

22 지질 단백질인 LDL과 VLDL은 혈장 단백질 전기영동 위치에서 어느 구획에 속하는가?

23 BCG(bromcresol green) 법에서 사용되는 succinate의 pH와 최종 색깔과 흡광도를 측정하는 파장은 얼마인가?

24 혈청 단백질의 전기영동에서 전기삼투의 영향을 많이 받는 것은 무엇이며 그 이유는?

25 C-반응성 단백질(C-reactive protein)의 분획 위치는 어디인가?

26 단백질 내의 질소 함유는 몇 %인가?

27 셀룰로스 아세트산염막에 의한 혈청 단백질 전기영동에서 사용하는 완충액과 그의 pH는?

28 27번에서 이온강도와 적색으로 염색되는 시약은 무엇인가?

29 혈장 단백질의 전기영동에서 fibrinogen이 나타나는 분획은 어디인가?

30 혈청 단백질 중 가장 많은 분획을 보이는 것은?

Q & A

31 α_1-globulin 분획에 해당되는 단백질은?

32 알부민의 기능은 무엇인가?

33 알부민은 채혈 시 체위에 의해 변동되는 데 누워있을 때와 서있거나 앉아 있을때와 비교한다면?

34 영양상태를 평가하는 데 이용되는 단백질은 무엇이 있는가?

35 뷰렛법에서 ether을 첨가하는 목적은 무엇인가?

36 40-60℃에서 침전되고 80℃ 이상이되면 다시 용해되는 특징을 보이는 단백질은? 즉, 이 단백질은 열에 대한 특이한 용해성을 가지고 있다. 그리고 이 단백질과 관련이 있는 질환은?

37 갑상선 호르몬과 결합하는 트랜스레틴(transthyretin)의 분획위치는 어디인가?

38 면역글로불린이 합성(생성)되는 장소는 어디인가?

39 단백질의 1차 구조를 형성하기 위해 아미노산과 아미노산의 결합을 무엇이라 하는가?

40 Peptide 결합은 아미노산의 어떤 화학기 사이의 결합인가?

Q & A

41 단백질의 분류에서 수송단백질에 속하는 것은? 그리고 각각 무엇을 수송하는가?

42 아미노산에서 황(Sulfur)을 포함하고 있는 아미노산은?

43 아미노산 분류에서 필수아미노산에 포함되는 것은?

memo

CHAPTER

02

지질과 지단백질

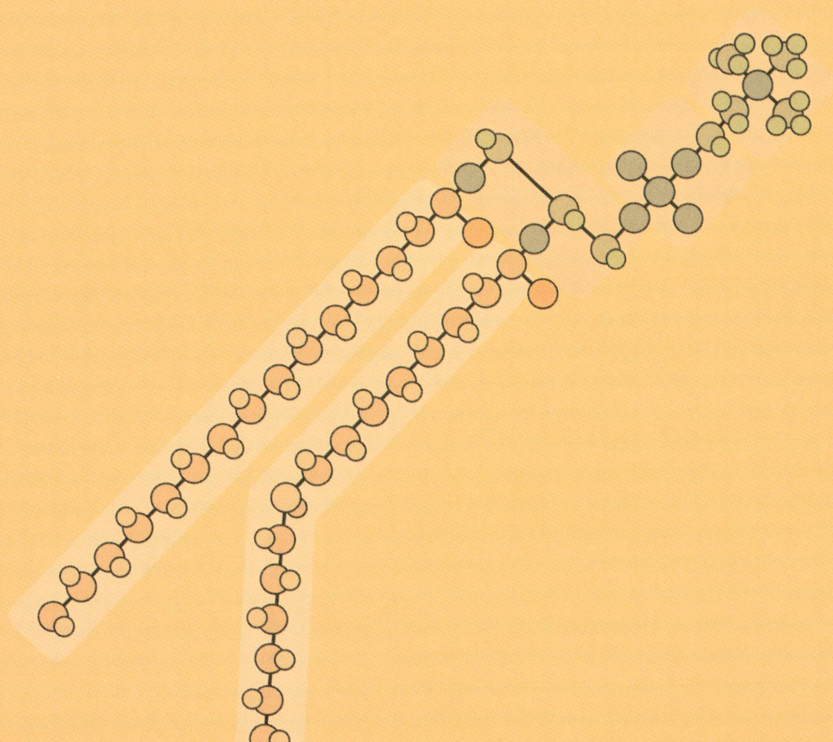

Chapter 2

지질과 지단백질 (Lipids and Lipoproteins)

학습목표
1. 지질의 종류 및 구조
2. 지단백의 종류 및 구조와 특성
3. 지단백의 대사
4. 지단백의 측정 및 원리

Clinical Chemistry

흔히 측정하는 지질검사 종목인 콜레스테롤과 중성지방은 중요한 세포기능을 가진다. 중성지방은 지방산이 에스테르화된 물질로 고에너지의 대사 연료이며 에너지 저장의 가장 유용한 형태이고 콜레스테롤은 세포막의 구성성분이며 담즙산, vitamin D, 스테로이드의 전구체(precursor)이다. 에스테르 형태의 콜레스테롤과 중성지방은 무극성(insoluble in water)이기 때문에 이들은 특이적 단백(apolipoprotein)과 결합하여 지단백질 형태로 혈장에서 이동한다.

A. 지질의 종류 및 구조

1. 지방산(Fatty acids)

짧고 중간인 것 그리고 긴 사슬분자로 중성지방과 인지질의 주요구성물질로 이루어져 있고 끝부분에 carboxyl group(-COOH)가 있어서 산 성질(acid property)을 나타낸다(그림 2-1).

소량의 지방산들은 albumin과 결합되고 혈장에서 자유로이 순환한다.

포화지방산은 이중결합이 없이 이루어져 있다. 이중결합이 없으면 지방산의 탄소들 사이에 접촉이 많아서 쉽게 뭉치고, 녹는점이 높아서 고체가 되기 쉽다. 인체에 흡수된 이후에도 고체형태 혹은 점도가 높은 상태로 존재하기 때문에, 혈액의 흐름을 방해하고, 혈관의 경화를 초래할 수 있다(그림 2-2).

반면, 불포화지방은 녹는점이 포화지방산에 비해 낮아서 실온에서 액체로 존재하는 경우가 많고, 인체에 흡수된 이후에도 액체 형태로 유동되기 때문에 혈액의 흐름을 원활하게 한다.

불포화지방은 결합구조가 복잡하며 빠르게 연소되고 포화지방은 반대로 결합구조가 단순하여 느리게 연소된다.

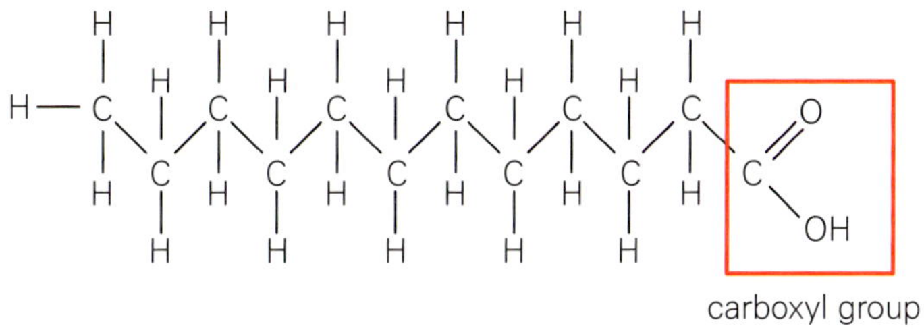

| 그림 2-1 | 지방산 (fatty acid)의 구조

지방산은 주로 수소원자와 결합 된 일련의 탄소원자(짝수)로 구성되고 말단 중 하나에는 분자의 반응성 부분인 카르복실기(carboxyl group, -COOH)가 있으며 지질을 만들고 에너지를 저장하기 위한 화학 반응에 참여한다.

지방산의 분자 구조 비교		
포화 지방산	**시스형 · 불포화 지방산**	**트랜스형 · 불포화 지방산**
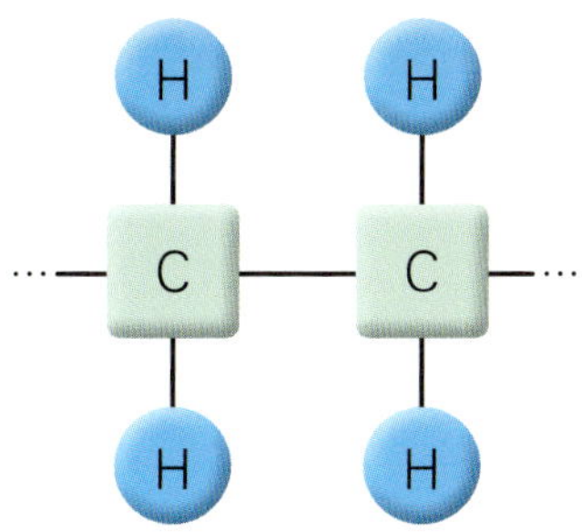	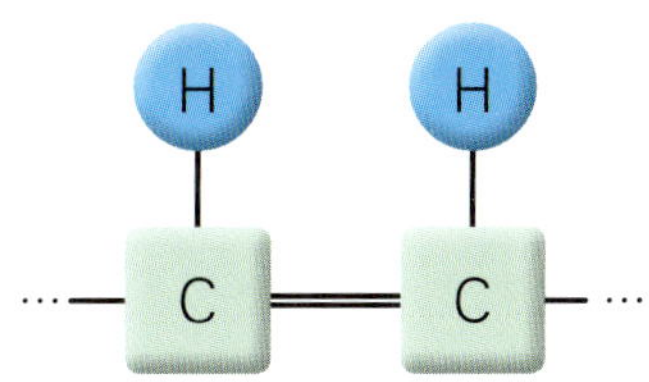	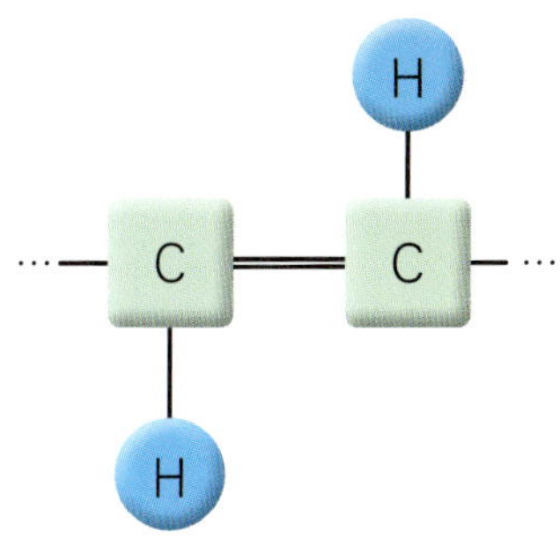
(2개의 수소 원자와 결합된) 두 포화 탄소 원자는 단일 결합을 가진다.	(1개의 수소 원자와 결합된) 두 불포화 탄소 원자는 이중 결합을 가진다. 시스형(cis)	(1개의 수소 원자와 결합된) 불포화 탄소 원자는 이중 결합을 가진다. 트랜스형(trans)

| 그림 2-2 | 지방산의 분자 구조 비교

포화 지방은 화학 구조에 이중 결합이 없고 수소 원자로 "포화(saturated)" 된다. 이러한 화학구조로 인해 실온에서 고체상태의 일관성을 유지하는 반면에 불포화 지방은 일반적으로 실온에서 액체이면서 화학 구조에 하나 이상의 이중결합이 포함되어 있다는 점에서 포화 지방과 다르다. 시스와 트랜스의 차이점은 두 개의 H원자가 반대쪽(trans)에 비해 이중결합(cis)의 동일한 면에 있다는 것이다. 이것은 큰 차이처럼 보이지는 않지만 분자의 모양에 영향을 미치고 시스구성에서, 이중결합은 지방산에서 꼬임을 생성한다. 불포화 지방은 아보카도 및 아보카도 오일, 올리브와 올리브 오일 그리고 땅콩버터와 땅콩 기름에 포함되어 있고 포화지방이 풍부한 음식에는 육류 및 유제품(치즈, 버터, 아이스크림 및 코코넛기름 등)에 포함된다.

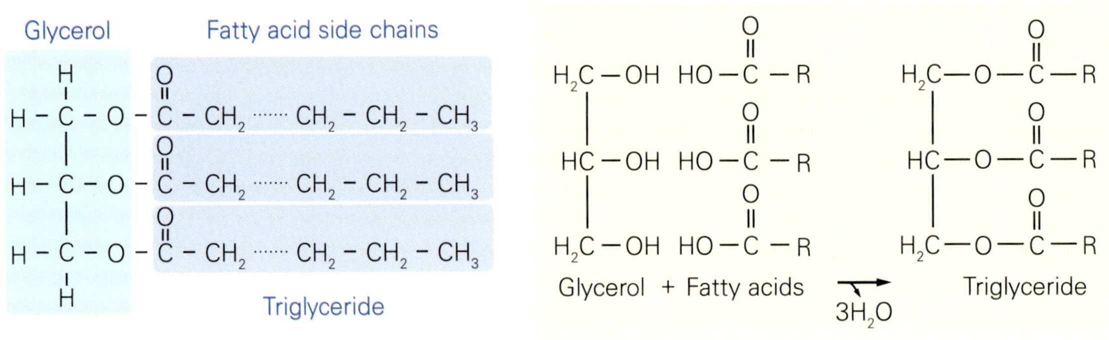

| 그림 2-3 | **중성지방의 구조**

에스테르 결합(ester bond)과 중성지방. 에스터 또는 에스테르는 유기 화합물의 하나로, 유기 라디칼(free radical)이 산의 수소분자 자리에 치환된 것을 말한다. 즉, 중성지방은 세 개의 ester bond(linkages)로 구성되어 있다. 3개의 H_2O 분자를 방출하는 축합반응에서의 에스테르 결합.

2. 중성지방(Triglyceride)

에스터 결합을 통해 붙어있는 3개의 지방산 분자와 한 개의 glycerol 분자로부터 형성된다(그림 2-3).

중성지방은 95%의 fats으로 구성되어 있어 지방조직(adipose tissue)에 저장을 하고 chylomicron과 VLDL(very-low-density lipoprotein)에 의해서 운반이 된다.

대사(metabolism)는 지방산은 에너지 사용을 위해 지방산이 세포로 분비가 되고 glycerol이 triglyceride로 재순환되는 과정이다. 특히, 유리 지방산은 알부민(albumin)과 결합하여 이동한다.

3. 콜레스테롤(Cholesterol)

불포화스테로이드 알코올(unsaturated steroid alcohol)으로서 esterified(*alcohol과 acid가 결합하여 ester을 형성하는 상태) 형태로 존재하고 fatty acid는 3번째 탄소에서 ester bond(*alcohol group(-OH)과 carboxylic group(-COOH) 사이의 결합)를 하고 유리 형태 (free form)을 하고 있다. 또한, cholesterol은 bile acids, steroid hormone 그리고 vitamin D 합성을 위한 전구체(precursor)로 작용한다.

LDL(low-density lipoprotein)이 주로 cholesterol을 운반하고 있다.

콜레스테롤은 탄소 27개로 구성되어 있으며 혈장에 존재하는 총 콜레스테롤 130~230mg 중 에스테르형 콜레스테롤이 60~80%, 유리형 콜레스테롤이 20~40%를 차지한다. 에스테르형 콜레스테롤에는 3번 탄소의 수산기에 불포화 지방산이 붙어있다(그림 2-4).

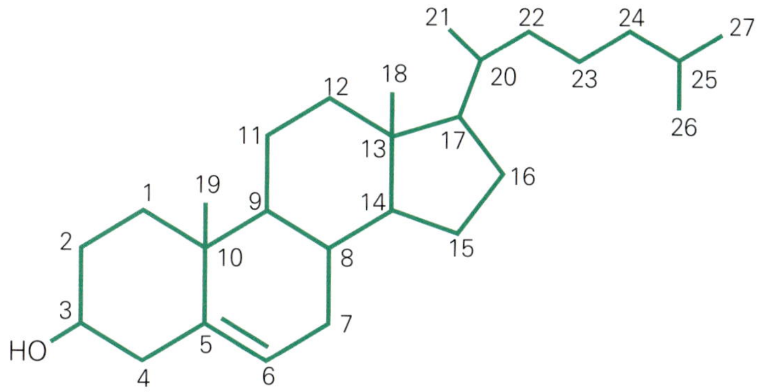

그림 2-4 Cholesterol의 구조

콜레스테롤은 부피가 큰 스테로이드 구조를 형성하는 4개의 연결된 탄화수소 고리(hydrocarbon rings)로 구성된 독특한 구조의 지질이다. 콜레스테롤은 26개의 탄소로 이루어져 있고 스테로이드 호르몬(steroid hormone), 담즙산(bile acid) 및 비타민 D의 생합성을 위한 전구체(precursor) 역할을 한다. 또한, 콜레스테롤은 알코올과 스테로이드로 만들어지기 때문에 "스테롤(sterol)"로 알려져 있다..

콜레스테롤의 특징을 살펴보면

1) 세포막을 구성하는데 사용되며 담즙산염과 steroid hormone 합성에 필요
2) 혈장에서 단백질과 결합하여 지단백질(lipoprotein)을 형성하고 뇌에 다량 함유하고 있으며 간에서 합성이 되어 담도를 거쳐서 배설
3) 총콜레스테롤(정상치 130~230 mg/dL)의 약 1/3은 자유형(free form), 2/3는 에스터형(ester form)
   - Free cholesterol: 혈장과 적혈구 사이의 평형을 유지.
   - Ester cholesterol: Free cholesterol과 지방산이 결합한 상태로 혈장 중에만 존재. 체내에서 이용되기 쉬운 상태
   - 혈청 콜레스테롤은 주로 LDL, HDL, 일부 VLDL 중에 존재하며, LDL의 약 60% 정도가 cholesterol임
4) 용혈의 영향을 받지 않음
5) LCAT(Lecithin cholesterol acyltransferase): 간에서 유리 콜레스테롤의 에스터화 반응에 관여하는 효소, 즉 free cholesterol이 cholesteryl ester(보다 소수성(hydrophobic)인 형태의 콜레스테롤)로 전환시키는 효소이다(** LCAT 효소는 지단백질(lipoproteins)에서 콜레스테롤 에스테르의 형성을 촉매하고 고밀도 지단백질(HDL) 성분과의 복합체로 혈장에서 순환한다).

$$\text{Lecithin + Cholesterol} \xrightarrow{\text{LCAT}} \text{Lysolecithin + Cholesteryl Ester}$$

6) 4℃ 보존으로 적어도 1주일 동안 안정, 채혈 후 실온에 방치하면 유리 콜레스테롤이 에스터화되어 에스터 콜레스테롤 수치가 높게 측정됨
7) 측정 시 다른 스테로이드와 단백 또는 혈액 내 정상 색소인 bilirubin이나 hemoglobin의 간섭의 영향이 있고 시약의 순도나 반응온도, 광선 등의 반응조건에 민감 등의 특징을 보여준다.

4. 인지질(Phospholipid)

한 개의 glycerol과 2개의 지방산으로 구성되어 ester bond를 하고 있다(그림 2-5).

지질층 표면에서 발견되며 세포막의 주요 구성성분이고 lipoprotein 분자의 바깥쪽 껍질(outer shells)에서 발견된다.

인지질은
1) 지방 분자에 인이 붙은 형태로 세포막의 주요 구성 성분이며, 뇌신경 조직에 있어서 매우 중요하다.
2) 혈청 인지질의 대부분이 간에서 합성되어 lipoprotein으로 혈중에 방출한다.
3) 중성지방 + 인산 + choline = 레시틴(lecithin)으로 체내 인지질 중 가장 많이 존재(인지질의 60~70%)
4) 혈청 인지질의 대부분이 choline을 함유하고 있으며, cephalin, lecithin, sphi-ngomyelin, lysolecithin으로 구성
5) 검체: 식사의 영향을 받지 않으며, 혈청은 4℃에 보관
6) 정상치: 150~250 mg/dL

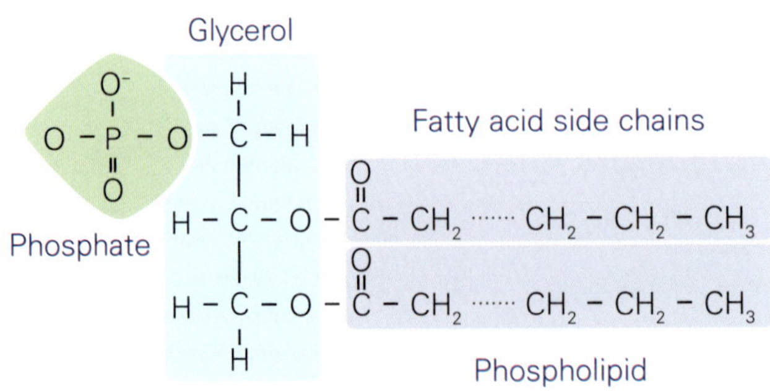

| 그림 2-5 | 인지질의 구조

인지질은 글리세롤 분자, 2개의 지방산 및 알코올에 의해 변형된 인산기로 구성되고 인산기는 음전하를 띤 극성머리로 친수성(hydrophilic)인 반면에 지방산 사슬은 하전되지 않은 비극성꼬리이며 소수성(hydrophobic)을 나타낸다.

B. 지단백질(lipoproteins)의 종류(표 2-1) 및 구조

지단백질은 다양한 크기와 성분을 갖는 구형 입자로 내부에는 콜레스테롤 에스테르와 중성지방이 존재하고 극성 표면층에는 아포지단백질(apolipoprotein), 인지질, 유리 콜레스테롤이 존재한다(그림 2-6).

지단백질은 비중에 따라 크게 네 가지로 나누어 지는데 가장 크고 비중이 낮은 킬로미크론(chylomicrons)은 대부분이 중성지방으로 구성되어 있고 초저밀도지단백질(very low density lipoprotein, VLDL)은 주로 중성지방으로 구성되어 있다. 그리고 저밀도지단백질(low density lipoprotein, LDL)은 콜레스테롤이 풍부하며 고밀도지단백질(high density lipoprotein, HDL)은 중성지방보다 콜레스테롤이 풍부한데 아포지단백질이 거의 절반을 차지한다. 혈장을 초원심분리를 하면 5개정도로 구분(위의 4가지와 IDL(Intermediate-density lipoprotein) - 중간밀도의지단백질)되는 지단백질을 분리할 수 있는데 지단백질의 성분은 체내에서 이동하는 과정에서 변화된다.

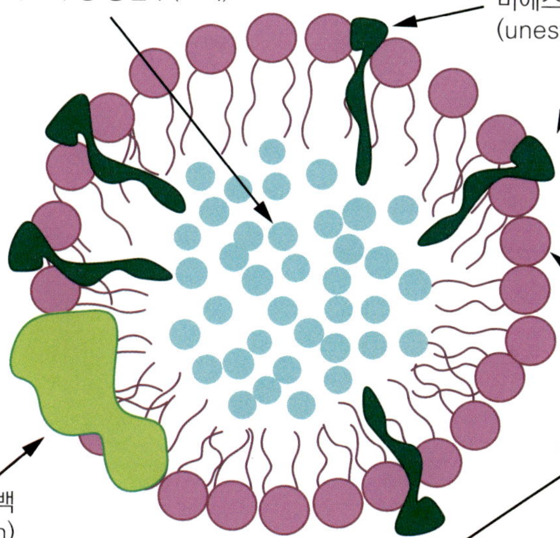

그림 2-6 Lipoprotein의 구조

지단백은 비극성지질의 중심 소수성코어(central hydrophobic core of non-polar lipids), 주로 콜레스테롤 에스테르(cholesterol esters) 및 triglycerides를 갖는 복합입자이다. 이 소수성 코어는 인지질(phospholipids), 유리 콜레스테롤(free cholesterol) 및 아포지단백(apolipoprotein)으로 구성된 친수성막(hydrophilic membrane)으로 둘러싸여 있다. 아포지단백질(apolipoproteins)이라 불리는 특별한 종류의 단백질이 외부 껍질에 박혀있어 복합체를 안정화시키고 운명을 결정하는 기능적 정체성을 부여한다.

Lipoprotein은 물에 분해가 되지 않는 식이성 지질과 물에 용해가 되는 단백질로 이루어져 있다(apolipoproteins: lipids(기름에 용해되는 fat과 cholesterol 같은)와 결합하여 lipoprotein을 형성하는 단백질이고 lipids를 혈액, 뇌척수액 그리고 림프로 운반한다).

지단백질의 지질성분은 물에 녹지 않지만 세제와 같은 양친매성(amphipathic) 특성 때문에 아포지단백질(apolipoproteins)과 다른 양친매성 분자(예: 인지질- phospholipid)가 지질을 둘러 싸서 그 자체가 수용성인(water-soluble) 지단백질 입자를 만들어지며 따라서 수분 순환(water-based circulation), 즉 혈액, 림프액을 통해 운반될 수 있다.

주요 아포지질단백질을 살펴보면
a) Apo AI: HDL의 구조단백질, LCAT의 보조인자
b) Apo CI: LCAT을 활성화
c) Apo B100: LDL 수용체와 결합
등이 있다.

지단백질은 혈액 또는 세포외액에서처럼 물에서 소수성 지질분자(hydrophobic lipid molecules)를 운반하는 것이 주목적인 생화학적 조립체이다. 이러한 지질 분자들은 단층 인지질(single-layer phospholipid)과 콜레스테롤 외부껍질을 가지고 있으며 친수성 부분은 주변 물쪽으로 향하고 각 분자의 친유성 부분은 입자 내의 지질 분자쪽으로 안쪽으로 향하게 된다. 많은 효소(enzymes), 운반체(transporters), 구조 단백질(structural proteins), 항원 및 독소들이 지단백질이다. 혈장 지단백질 입자(plasma lipoprotein particles)는 밀도/크기(반비례 관계)에 따라 HDL, LDL, IDL, VLDL 및 chylomicrons 지단백질로 분류된다(그림 2-7).

아포지단백질(apolipoprotein)은 지질과 결합하여 지단백질의 구조를 유지하는 데에 필수적인 성분이다. 또한, 세포막의 특이수용체에 결합하여 지단백질의 대사에 관여하는 효소의 보조인자로 작용한다. 즉, 아포지단백질은 1) 구조적 역할을 하는 것, 2) 지단백질 수용체를 위한 리간드로서 작용하는 것, 3) 지단백질의 형성을 안내하는 것, 및 4) 지단백질의 대사에 관여하는 효소의 활성화제 또는 억제제 등의 4가지 주요 기능을 갖는다.

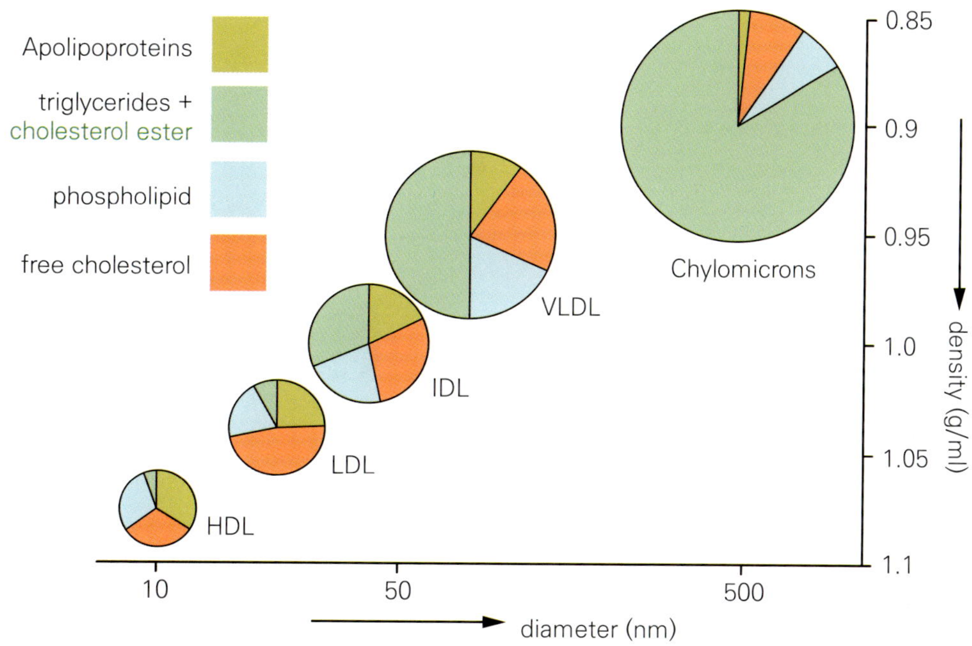

그림 2-7 지단백질의 분류

지단백질은 크기, 밀도 및 구성에 따라 분류된다. HDL(high-density lipoprotein); LDL(low-density lipoprotein), IDL(intermediate-density lipoprotein) VLDL(very low-density lipoprotein) 그리고 Chylomicrons 등이 있는데 Chylomicron이 가장 크고 비중이 낮다.

1. Chylomicrons(카이로마이크론)

Lipoproteins의 가장 크고 가장 낮은 농도이고 장에서 형성되어 식사 후 중성지방을 운반하여 혈청에 혼탁형태(turbid appearance)를 보인다. 낮은 농도로 인하여 chylomicron은 위에 떠다니어 plasma를 overnight를 하였을 경우 creamy layer을 형성한다(그림 2-8).

Chylomicrons의 구성을 보면 86% triglyceride(*외인성 TG 함유, TG 함량이 제일 많다), 5% cholesterol, 7% phopholipid 그리고 2% apolipoprotein으로 구성되어 있다.

Chylomicrons은 식이지질(dietary lipids)을 내장에서 신체의 다른 위치로 운반한다. 즉, 장에서 흡수 된 지질을 지방, 심장 및 골격근 조직으로 운반하는 반면 지단백질 분해효소(lipoprotein lipase)의 활성으로 중성지방 성분이 가수 분해되어 분비된 유리 지방산(free fatty acids)이 조직에 흡수된다.

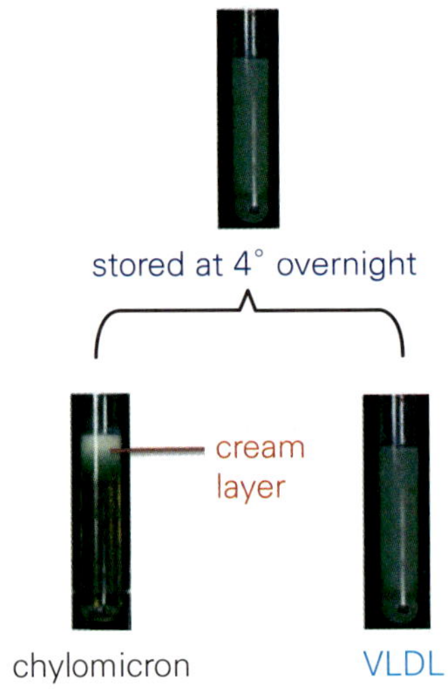

그림 2-8 Chylomicron

Chylomicron은 혈액 및 림프액에서 발견되며, 지방의 장에서 간으로 지방을 운반하고 지방 조직(adipose or fat tissue)으로 전달한다. 기름진 식사 후에, 혈액은 chylomicron으로 가득 차서 유백색(milky)으로 보인다.

2. VLDL(very-Low-Density Lipoprotein, 초저밀도지단백질)

간에서 합성된 내인성 중성지방을 운반한다.

VLDL은 55% triglyceride(* 내인성 TG 함유), 19% cholesterol, 18% phopholipid 그리고 8% apolipoprotein으로 구성되어 있다. 말초조직에서 대사과정을 위해 간에 의해 혈액속으로 분비가 된다.

Apo B-100을 가지는데 이것은 관상동맥질환(coronary artery disease)의 위험성을 증가시키는 것과 관련이 있다.

VLDL(very-low-density lipoprotein)은 간에서 생성되는 지단백질의 한 종류이면서 중성지방(triglycerides), 콜레스테롤 및 아포지단백질(apolipoproteins)로 부터 간에서 조성된다(assembled). VLDL은 혈류에서 저밀도지단백질(LDL) 및 중간밀도 지단백질(IDL)으로 변환되고 VLDL은 내인성(endogenous) 물질을 운반하지만, chylomicrons은 외인성(exogenous), 식이성(dietary) 물질을 운반한다. VLDL은 내인성 중성지방, 인지질, 콜레스테롤 등을 운반하고 이것은 지질에 대한 신체의 내부 수송 메커니즘으로 작용을 한다.

3. IDL(Intermediate-density lipoprotein, 중간밀도지단백질)

변형적인 형태로 VLDL로부터 형성이 된 다음 간에서 LDL로 바뀐다.

IDL은 내인성 triglyceride와 cholesterol ester을 운반하고 23% triglyceride, 38% cholesterol, 19% phospholipid 그리고 19% apolipoprotein로 구성되어 있다. apolipoprotein B-100을 주로 가지고 있다.

IDL은 지단백질 입자 군에 속하며 고밀도 지단백질(HDL) 뿐만 아니라 초저밀도 지단백질(VLDL)의 분해로 형성된다. 각각의 순수 IDL 입자(native IDL particle)는 다양한 지질을 둘러싸고 있는 단백질로 구성되어 있으며 수용성 입자(water-soluble particel)로서 체내의 지방 수송시스템의 일부로서 수성 혈액 환경에서 이동한다. 이들의 크기는 일반적으로 직경이 25~35 nm이며, 주로 트리아실글리세롤(triacylgycerol)과 콜레스테롤 에스테르(cholesterol esters)가 함유되어 있고 이들은 수용체매개 세포내 섭취(receptor-mediated endocytosis)에 의해 혈장에서 간으로 제거되거나 간의 리파아제(hepatic lipase)에 의해 분해되어 LDL 입자를 형성한다. 일반적으로 저밀도지단백질(LDL)과 비슷한 IDL은 다양한 중성지방과 콜레스테롤을 운반하며 LDL과 마찬가지로 atheroma의 성장을 촉진 할 수 있다.

VLDL은 간에 의해 분비되는 크고 중성지방이 풍부한 지단백질로 중성지방을 지방조직과 근육으로 이동시킨다. VLDL안에 들어있는 중성지방은 지단백질 분해효소(lipoprotein lipase)에 의해 모세혈관에서 제거되고 VLDL은 새로운 이름인 중간밀도지단백질(IDL)이라는 작은 입자로 바뀌어 혈액 순환계로 되돌아간다. IDL 입자는 대부분의 중성지방을 잃어 버렸지만 콜레스테릴 에스테르(cholesteryl esters)는 여전히 가지고 있다.

4. LDL(Low-density lipoprotein, 저밀도지단백질)

우리 몸에서 주요한 cholesterol 운반체로 작용하며 많은 양의 내인성(endogenous) cholesterol(체내에서 합성되는 콜레스테롤)을 운반한다. 나쁜 cholesterol로 알려져 있으며 세포가 쉽게 LDL을 흡수하여 증가된 수치는 동맥경화증(atherosclerosis)과 연관을 갖는다. 50% cholesterol, 22% phospholipid 6% triglyceride 그리고 20% protein으로 구성되어 있다. 정상적인 지질대사에서 이 LDL은 막합성과 아드레날과 생식호르몬 형성을 위해 cholesterol이 말초세포까지 간다.

5. HDL(High-density lipoprotein, 고밀도지단백질)

좋은 cholesterol(good cholesterol)로 알려져 있고 장과 간세포에서 합성된다. 즉, 말초조직에 있는 콜레스테롤을 간으로 수송하는 역할을 한다. HDL 분자는 재생된(recycled) chylomicron과 VLDL 분자들이다.

HDL은 50% protein, 28% phospholipid, 19% cholesterol 그리고 3% triglyceride로 구성되어 있다. 정상적인 지질 대사과정에서, HDL은 말초조직에서 잉여의 cholesterol을 제거하고 그것을 다른 이화작용을 하는 부위(catabolic sites)로 운반한다.

HDL 입자는 밀도(density)/크기(size) (반비례 관계)에 의해 오랫동안 5개의 하위그룹으로 나누어졌으며, 이는 또한 심혈관의 기능 및 발병률과 관련이 있다. 지방분자를 세포에 전달하는 큰 지질단백질 입자와 달리 HDL 입자는 지방분자(fat molecules)를 내보내는 세포에서 지방분자를 제거하고 운반되는 지질은 콜레스테롤, 인지질 및 중성지방(triglycerides)을 포함하며, 각각의 양은 매우 다양하다.

HDL 입자의 농도가 증가하면 동맥벽 내의 동맥경화증(atherosclerosis) 축적이 크게 감소한다. 이것은 동맥경화증이 갑자기 플라크 파열(plaque ruptures), 심혈관 질환(cardiovascular disease), 뇌졸중(stroke) 및 기타 혈관 질환을 초래하기 때문에 매우 중요하다. HDL 입자는 동맥벽에서 지방 분자를 수송하고 대식세포 축적을 줄이며 따라서 죽상경화증을 예방하거나 심지어 퇴행되는데 도움이되기 때문에 때때로 "좋은 콜레스테롤"이라고도 불리운다.

6. Lp(a)

주로 cholesterol esters, phospholipids 그리고 apolipoprotein(a)와 B-100로 주요 구성성분이다. Lp(a)의 증가는 관상 동맥성 심장질환(coronary heart disease), 심근경색(myocardial infarction) 그리고 뇌혈관질환(cerebrovascular disease)의 위험성 증가와 연관이 있다. Lipoprotein(a)-Lp(a)는 LDL과 유사한 지단백질로 apolipoprotein(a)라는 특이 아포지단백질이 apoB와 공유결합하고 있다.

| 표 2-1 | 지단백질의 종류 및 특징

지단백질 (밀도)	전기영동분획	주요 아포지단백질	조성	생성 장소	기능
Chylomicron (<0.95)	원점(origin)	A-I,II C-I,II,III	지질98% (TG84%)	장	식이성(외인성)TG를 근육이나 지방조직으로 운반
VLDL (<1.006)	Pre-β	B-100 C-I,II,III	지질90% (TG55%)	간(주로), 장	내인성TG를 근육이나 지방조직으로 운반
IDL (1.006~1.019)	β와 pre-β 사이	B-100 C-I,II,III	지질82% (TC45%, TG28%, 인지질9%)	혈장	VLDL과 LDL의 중간물질
LDL (1.019~1.063)	β	B-100 미량의 C와 E	지질75% (TC45%,TG10%, 인지질20%)+단백질25%(B100)	혈관	콜레스테롤(주로 에스테르형)을 말초조직으로 운반
HDL (1.063~1.21)	α	A-I,II,IV C-I,II,III	지질50% (TC22%,TG4%,인지질24%) + 단백질50%(A-I등)	간, 장	말초조직에 있는 콜레스테롤을 간으로 운반, HDL 복합체는 콜레스테롤을 에스터화하는 장소이다.

* TC: Total cholesterol, TG:Triglyceride

C. 지단백질의 대사(Lipoprotein metabolism)

지단백질 대사는 최초 시작되는 것이 식이(dietary)인지 간(hepatic)인지에 따라 외인성(exogenous pathway) 또는 내인성 경로(endogenous pathway)를 통해 일어난다.

1. 외인성 경로(Exogenous pathway)

식이지질의 대부분은 중성지방(TG, triglyceride, 〉95%)이고 나머지는 인지질, 유리지방산, 콜레스테롤 및 지용성 비타민이다. 식이로부터의 TG는 위장관(gastrointestinal tract)에서 소화되어 위 라이페이스(gastric lipase), 담즙유화(bile emulsification) 및 췌장 라이페이스(pancreatic lipase)를 포함한 다양한 과

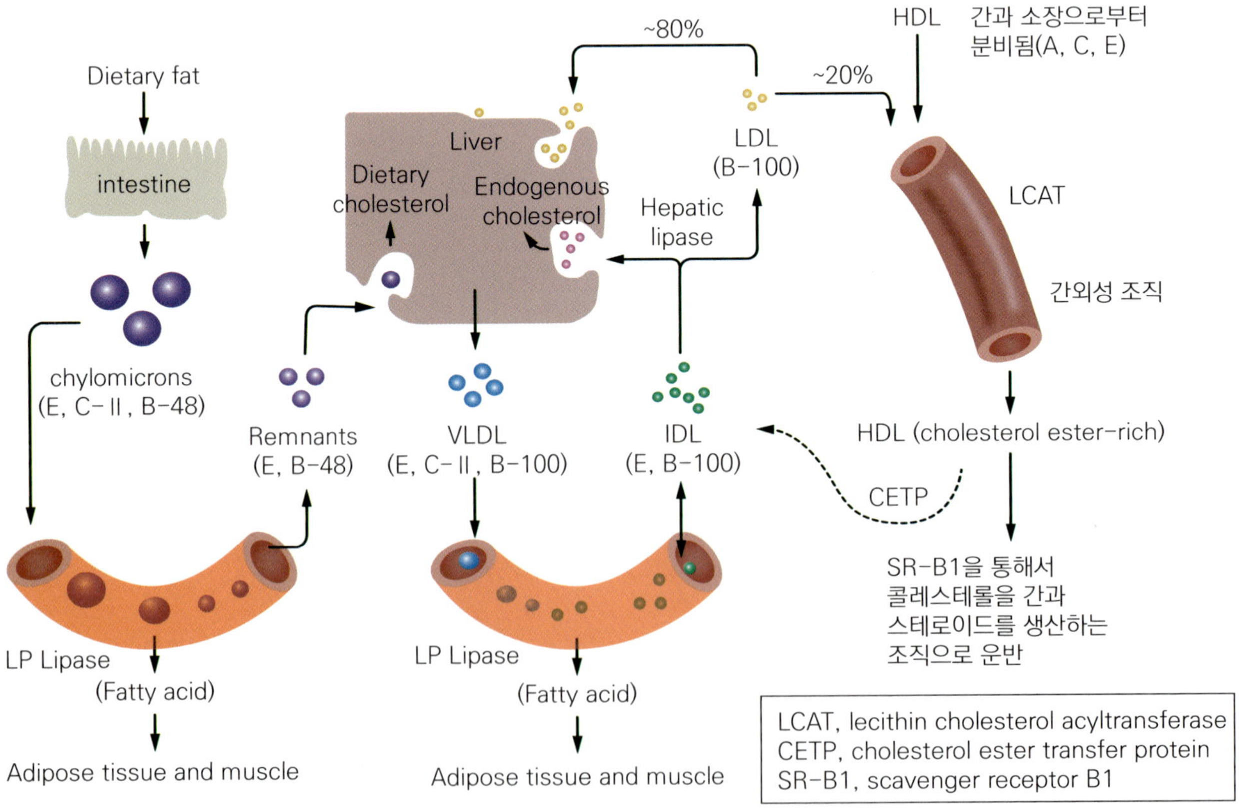

그림 2-9 지단백질(lipoproteins)의 대사과정(metabolism) - 외인성 경로

외인성 지단백질 경로는 식이지질을 장내 킬로미크론에 결합시키는 것으로 시작된다. 순환에서, 킬로미크론으로 운반된 트리글리세리드는 유리지방산을 방출하는 지단백질 라이페이스(lipoprotein lipase)에 의해 근육 및 지방 조직에서 대사되고, 이어서 근육 및 지방조직에 의해 대사되고, 킬로미크론 잔여물(remnants)가 형성된다. 그런다음, 간이 chylomicron remnants을 흡수한다.

정을 통해 모노글리세리드(monoglycerides) 및 유리지방산(free fatty acids)을 형성한다. 유사하게, 식이로부터의 콜레스테롤 에스테르(cholesterol ester)는 탈에스테르화 과정(deesteri-fication)을 거쳐 유리 콜레스테롤을 형성한다. 모노글리세리드, 유리 지방산 및 콜레스테롤은 담즙산 미셀(bile acid micelles)에 가용성(soluble)이며, 크기가 작기 때문에 미즙(chyme), 즉 위장에 의해 유문판을 통해 십이지장으로 배출되는 부분적으로 소화 된 음식의 반유체 덩어리(semi-fluid mass) 형태로 장세포(enterocytes)에서 흡수될 수 있다. 장세포 내에서, 이들은 TG로 재조립되고 콜레스테롤과 조합되어 큰 Chylomicron 지단백질을 형성하고 형성된 Chylomicron은 림프관(lymphatic vessels)을 통해 순환하고 혈관으로 들어간다.

Chylomicrons은 식이성 TG(dietary triglycerides)와 콜레스테롤을 장세포에서 순환계로 운반하는 역할을 한다. 지방 및 근육 조직에서, chylomicron에 있는 대부분의 TG는 에너지원을 제공하기 위해 지방산 및 글리세롤로 전환 될 수 있다. 에너지가 고갈되면 콜레스테롤이 풍부한 chylomicron은 간으로 이동하여 아포 단백질 E에 의해 매개되는 과정을 통해 몸에서 제거된다.

2. 내인성 경로(Endogenous pathway)

지질 단백질은 간세포에서, 내인성 TG와 간세포에서 콜레스테롤, 예컨대 카이로마이크론 잔여물(remnants)로부터 합성될 수 있다.

Apolipoprotein B-100은 간에서 VLDL의 합성에 중요하다. VLDL이 혈류로 방출 될 때, 이들은 아포지단백질 C-II 및 아포지단백질 E를 VLDL에 기증(donate)하는 HDL를 만난다. HDL은 초기에 콜레스테롤이 없는 지질단백질로 장세포 및 간에서 합성된다. HDL의 복잡한 대사는 말초조직 및 다른 지단백질로부터 콜레스테롤을 획득하는데 관여하고, 필요한 곳으로 운반될 수 있게 한다.

그런 다음 VLDL은 혈류를 순환하고 신체의 말초지방 및 근육 조직으로 이동한다. 가수분해 반응에 의해, TG는 분해되어 에너지원으로서 지방산 및 글리세롤을 세포에 공급할 수있게 된다.

중간밀도 지단백질(IDL)로도 알려진 에너지가 고갈된 VLDL 잔존물(energy-depleted VLDL remnants)은 TG가 소비됨에 따라 콜레스테롤의 비율이 더 높아지게 된다. 그들은 apolipoproetein E와 관련하여 간에 흡수될 때까지 혈류 내에서 계속 순환한다. 또는, 간 라이페이스(hepatic lipase)에 의해 잔존물이 더 가수분해되어 더 많은 글리세롤과 지방산을 방출하여 저밀도 지단백질(LDL)을 형성 할 수 있게 된다. 형성된 LDL은 콜레스테롤이 가장 풍부한 지단백질의 형태이다.

LDL은 혈류에서 순환하며 간 또는 말초조직의 세포에 의해 흡수될 수 있고 아포지단백질 B-100의 관여와 함께 LDL 수용체로 표적 조직에 결합할 수 있다. 이어서 LDL은 endocytosis에 의해 흡수될 수 있고, 가수분해되어 콜레스테롤과 같은 지질을 방출할 수 있다(그림 2-10).

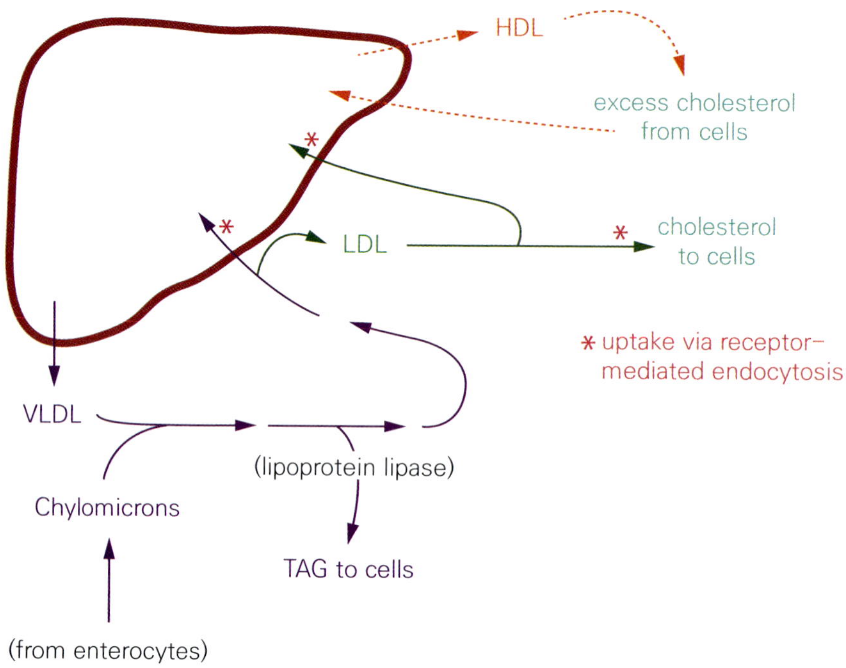

| 그림 2-10 | 지단백질(lipoproteins)의 대사과정(metabolism) - 내인성 경로

내인성 지단백질 경로는 간에서 VLDL의 형성으로 시작된다. VLDL로 운반된 트리글리세리드는 유리 지방산을 방출하는 지단백질 라이페이스에 의해 근육과 지방조직에서 대사되고 IDL이 형성된다. IDL은 LDL로 추가로 대사되며, 이는 LDL 수용체를 통해 주요 흡수 부위인 간을 포함한 수많은 조직에서 LDL 수용체를 통해 흡수된다. 역콜레스테롤수송(Reverse cholesterol transport)은 간과 내장에 의한 초기 HDL의 형성으로 시작된다. 이러한 작은 HDL 입자는 세포로부터 유출되는 콜레스테롤 및 인지질을 얻을 수 있으며, 이는 ABCA1에 의해 매개되는 과정으로, 성숙한 HDL의 형성을 초래한다. 성숙한 HDL은 ABCG1, SR-B1(청소제수용체, scavenger receptor) 또는 수동확산(passive diffusion)을 통해 세포로부터 콜레스테롤을 추가로 획득 할 수 있다. 그런 다음 HDL은 직접적으로 간의 SR-B1과 상호작용하거나 간접적으로 콜레스테롤을 VLDL 또는 LDL로 전달하여 콜레스테롤을 간으로 운반하는데 이 과정은 CETP에 의해 촉진된다. 대식세포(macrophage)에서 HDL로의 콜레스테롤 유출은 죽상 동맥 경화증 (atherosclerosis)의 발병을 예방하는 데 중요한 역할을 한다.

D. 측정의 원리

식후에는 혈장에 chylomicron이 존재하게 되어 혈정 중성지방의 농도를 심하게 증가시키기 때문에 이상적으로는 12시간 공복 후 채혈 하는 것이 좋지만 일상적인 검사에서는 9시간 이상의 공복으로도 충분하다. 검체는 혈장과 혈청 모두 가능하나 혈장의 경우 장기간 보관 시 생길 수 있는 지단백질의 산화나 효소의 변성을 줄 일 수 있기 때문에 EDTA 처리된 혈장이 가장 좋다.

1. Cholesterol test

콜레스테롤 측정의 확실한 방법은 동위원소희석질량분석법(isotope dilution mass spectrometry)이고 표준검사법에는 변형된 Abell-Kendall 법(화학적 검사법)이지만, 일반 검사실에서는 특수 장비가 필요하거나 검사법이 번거롭기 때문에 사용되지 않고 간단하면서 비교적 정확한 방법인 이 효소법이 권장되고 있다.

$$\text{Cholesteryl ester} + H_2O \xrightarrow{\textit{cholesterylesterase}} \text{cholesterol} + \text{fatty acids}$$

$$\text{Cholesterol} + O_2 \xrightarrow{\textit{cholesteroloxidase}} \text{cholestenone} + H_2O_2$$

$$H_2O_2 + \text{phenol} + \text{4-aminoantipyrine} \xrightarrow{\textit{peroxidase}} \text{quinoneimine dye(500 nm)} + 2H_2O$$

a) 측정 시 주의사항

채혈 후 검체를 실온에 방치하면 유리형 콜레스테롤이 에스터화하기 때문에 에스터형 콜레스테롤 값이 높아진다. 그러나 냉장보관하면 수 일동안 안전하고 냉동보관하면 오랫동안 안정하다. 식사에 의한 총콜레스테롤의 값은 변화가 없다.

b) 관상동맥병

(Coronary Artery Disease, CAD 또는 Coronary Heart Disease, CHD)

CAD(or CHD)의 위험성은 HDL-Cholesterol(Good Cholesterol)이 낮고 LDL-Cholesterol이 높을 때 커진다. 반대로 HDL-Cholesterol이 높고, LDL- Cholesterol이 낮으면 위험성이 작아진다. 이 CAD의 위험인자는 "Total Cholesterol/HDL-Cholesterol"의 값으로 나타내는데 평균은 4.97이고, 3.43은 위험이 평균의 1/2이며, 9.55는 평균의 2배가 된다.

2. HDL cholesterol test

LDL과 VLDL cholesterol을 dextran sulfate-magnesium chloride(덱스트란 황산-$MgCl_2$)혹은 heparin sulfate-manganese chloride(헤파린-$MnCl_2$), 헤파린-$MgCl_2$ 혹은 폴리에틸렌글리콜(Polyethyleneglycol, PG)과 함께 침전시킨 후 enzymatic technique를 사용하여 상층액을 분석한다. 상층액에 있는 cholesterol은 HDL만 남게 된다(침전법-즉, LDL, VLDL, 킬로미크론을 침전시킴).

이 방법은 고밀도지단백질을 추출하기 위해 원침을 하여야 하는 번거로움으로 인해 완전 자동화가 불가능한 단점이 있다. 이러한 단점을 보완하기 위해 균질화 측정(homogeneous assay)이 있는데 이것은 LDL과 VLDL에 부착하기 위해 apo B-100 대한 항체를 사용하는 방법이다.

3. LDL cholesterol test

저밀도지단백질은 총 콜레스테롤, 고밀도지단백질 콜레스테롤, 중성지방값으로부터 Friedewald 공식으로 계산하는 방법이 널리 쓰이고 있다. LDL cholesterol은 직접 측정 혹은 계산을 하여 산출한다.

a. Friedewald formula(간접방법이고 중성지방이 400mg/dL가 넘으면 유효하지 않다)

* LDL cholesterol = total cholesterol - [HDL cholesterol + triglyceride/5]

최근 들어서는 저밀도지단맥 이외의 지단백질만을 선택적으로 억제하여 저밀도지단백질 콜레스테롤을 손쉽게 측정할 수 있는 직접법이 개발되어 이용되고 있다.

b. Homogeneous assay에서는 colored chromogen product를 형성하기 위한 염료와의 반응에서 HDL과 VLDL을 차단하기 위해서 세제를 사용한다.

분석시 변동인자

a) TC는 냉장보존에서 1주일 동안은 안정하고, 냉동보존하면 장시간 안정하다.
b) 실온에서 혈청 중의 free cholesterol(FC)는 LCAT의 반응에 의해 ester cholesterol (EC)로 되기 때문에 냉장보존한다. 하지만 Total cholesterol에는 영향을 받지 않는다.
c) HDL-cholesterol이나 LDL-cholesterol을 측정할 경우에는 냉장보존하지만 동결보전을 하면 지단백질의 변성이 일어난다.

4. Triglyceride test

중성지방을 가수분해시킨 후 생성되는 글리세롤을 측정하는 효소법이 가장 널리 쓰이고 있다.

$$\text{Triglyceride} + 3H_2O \xrightarrow{lipase} \text{glycerol} + 3 \text{ fatty acids}$$

$$\text{Glycerol} + \text{ATP} \xrightarrow{glycerokinase} \text{glycerophosphate} + \text{ADP}$$

$$\text{Glycerophosphate} + O_2 \xrightarrow{glycerophosphate\ oxidase} \text{dihydroxyacetone} + H_2O_2$$

$$H_2O_2 + \text{Dye} \xrightarrow{peroxidase} \text{colored product} + 2H_2O$$

이 방법의 문제점은 혈장 내에 존재하는 내인성 유리 글리세롤로 인해 오차가 생길 수 있다는 것인데, 유리 글리세롤은 정상인에서는 1.5 mg/dL 이하로 존재하여 큰 영향을 주지 않지만 심한 운동 혹은 조절이 잘 안되는 당뇨환자, 글리세롤이 포함된 치료제를 사용하는 경우 증가할 수 있다. 중성지방은 최소한 14시간 금식 후 검사해야 정확한 값을 얻을 수 있다. 습관적인 음주에서는 상승하는 경향이 있다.

5. Apo A-1, Apo B and Lp(a)

1. Apo A-1은 HDL에서 발견되는 주요한 단백질이고 lecithin-cholesterol acyl-transferase(LCAT-간에서 free cholesterol의 에스터화 반응에 관여하는 효소)을 활성화하고 간장밖의 조직(extrahepatic tissues)들에서 free cholesterol을 제거하는 기능을 하는 항죽종형성(antiatherogenic)의 기능을 하여 동맥경화증(antiarteriosclerosis)을 예방하게 된다.
2. Apo B-100은 LDL에서 발견되는 주요한 단백질이고 관상동맥질환의 위험을 높이는것과 관련이 있다.
3. Lipoprotein(a) = Lp(a)은 손상된 plasminogen 활성화와 이로 인해서 감소한 fibrinolysis에 관련된 독립적인 위험 요소로서 작용한다.

   위의 3가지(Apo-A, Apo-B 그리고 Lp(a))는 면역혼탁도측정(immunoturbidimetric)과 면역비탁측정(immunonephelometric) 같은 면역화학적인 방법으로 측정한다.

   * Reference ranges

     Apo-A: 120-160 mg/dL

     Apo-B: 〈 120 mg/dL

     Lp(a): 〈 30 mg/dL

6. 인지질(Phospholipid) assay

인지질은 세포막 및 지질이중층(lipid bilayer)의 주요 성분인 중요한 구조적인 지질이다. 인지질은 친수성 머리(hydrophilic head)와 소수성 꼬리(hydrophobic tail)를 동시에 함유하여 분자에 독특한 양친매성(amphiphilic) 특성을 가지고 있다. 대부분의 인지질은 하나의 다이글리세리드(diglyceride), 한 개의 인산기 및 하나의 콜린기를 포함하고 있다(그림 2-11).

스핑고미엘린(sphingomyelin), 리소포스파티딜콜린(lysophosphatidylcholine 혹은 lysolecithin 리소레시틴) 및 포스파티딜콜린(phosphatidylcholine 혹은 lecithin 레시틴)은 주로 혈청 및 혈장에서 인지질의 95%를 차지하는 콜린계 인지질(choline-based phospholipids)이다. 포스파티딜콜린은 가장 중요한 막인지질이며 신체의 모든 세포에 존재한다. 인지질 및 지질단백질의 순환수치(circulatory levels) 결정하는 것은 지질 수송장애의 진단에 중요하며 심장, 간 또는 폐질환의 마커로 사용될 수 있다.

인지질 측정은 레시틴을 기질로 사용하고 Phospholipase C 혹은 D를 첨가하여 생성된 물질을 측정한다. 인지질은 다른 지질과는 다르게 식사의 영향을 거의 받지 않아서 채혈시간은 정해진 바가 없다. 전혈을 실온에 장기간 방치하면 유기인에서 인산이 분해되어 상승한다.

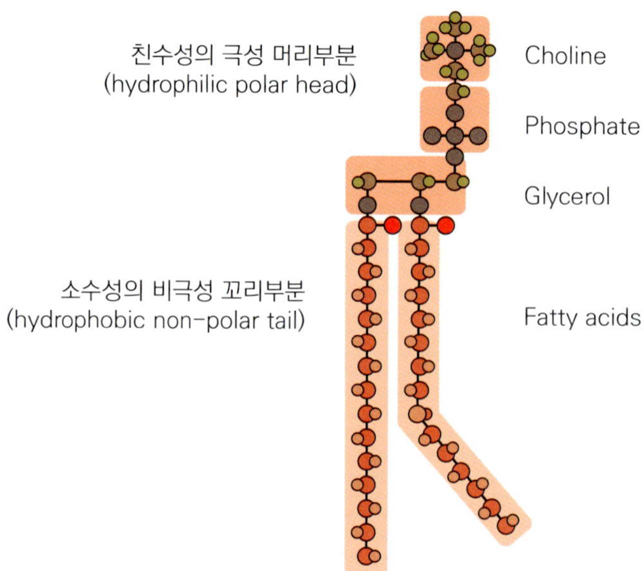

그림 2-11 | Phospholipid의 구조

대부분의 인지질은 하나의 다이글리세리드(diglyceride), 한 개의 인산기 및 하나의 콜린기를 포함하고 있다.

7. 전기영동

지단백질 전기영동의 지지체로는 주로 agarose gel을 하용하는데 킬로미크론이 있으면 검체 도포부위에 띠가 나타나겠지만 공복 혈청의 경우 3가지 주요 띠가 그 전기적 이동상에 따라 저밀도지단백질(β 위치), 초저밀도지단백질(preβ 위치), 고밀도지단백질(α 위치)로 나타난다(그림 2-12).

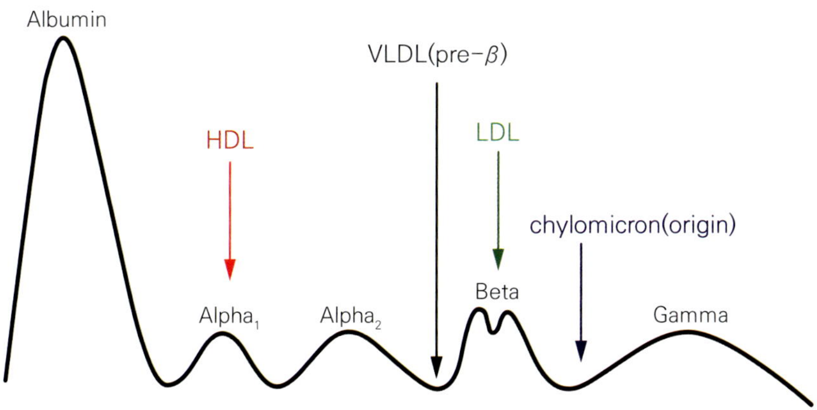

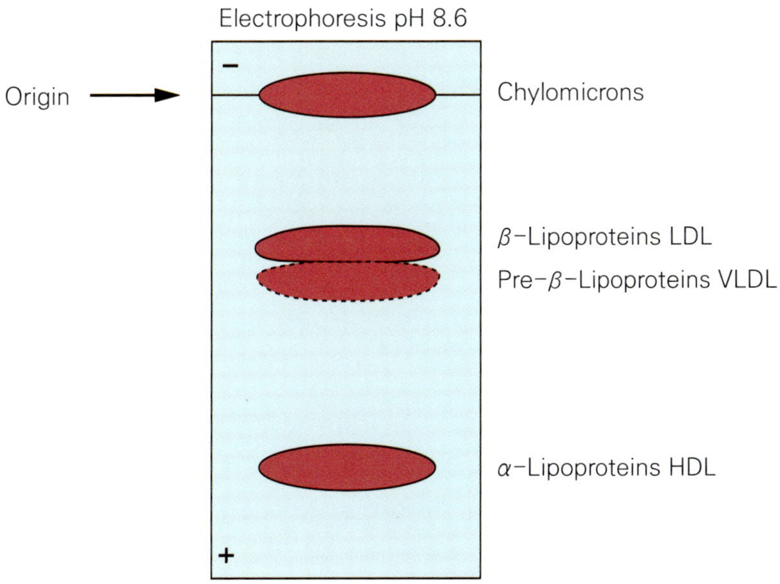

| 그림 2-12 | 지단백질의 전기영동

양극방향(anode (+))으로 가장 빨리 이동되는 분획은 HDL이고 LDL은 β에 위치한다. 전기영동 후에 Sudan black B, Sudan III, Oil Red O, Fat Red 7B 등의 색소로 지단백질을 염색한다. Chylomicron은 더 많은 lipid를 가지고 있어서 origin에 머물러 있고 VLDL은 LDL보다 단백질의 함량이 적기 때문에 LDL보다 더 빨리 이동한다. 이것은 apoprotein의 성질에 기인된다.

E. Fredrickson과 세계보건기구(WHO)에서 분류한 고지단백혈증(Hyperlipoproteinemia)

고지단백혈증(hyperlipoproteinemia)은 실험실 소견에 기초하여 5개의 그룹으로 분류된다. 각 그룹에는 선천성(congenital) 및 후천성(acquired) 고지단백혈증이 포함된다. 이들 5개의 그룹 중에서 가장 흔한 것은 LDL의 농도 증가를 특징으로하는 II형 고지단백질혈증과 VLDL 및 낮은 HDL의 농도 증가를 특징으로하는 IV형 고지단백질혈증이다(표 2-2).

표 2-2 고지단백혈증(Hyperlipoproteinemia)의 분류(WHO)

표현형	증가된 지단백	증가된 지질	Atherosclerosis 위험	특징
I (rare)	Chylomicron	TG	Not elevated	상층: 크림층 하층: 투명
IIa	LDL	Cholesterol	High	투명
IIb	LDL + VLDL	TG + cholesterol	High	약간 혼탁
III (rare)	Chylomicron + IDL	TG + cholesterol	Moderate	혼탁
IV	VLDL	TG (± cholesterol)	Moderate	혼탁
V (rare)	VLDL + chylomicron	TG (± cholesterol)	Not elevated	상층: 크림층 전체: 혼탁

1. II형 고지단백혈증(Type II hyperlipoproteinemia)

현저한 고콜레스테롤혈증(hypercholesterolemia)이 특징이다.

여기에는 LDL 수용체에 대한 유전자의 돌연변이로 인한 가족성 고콜레스테롤혈증과 같은 몇 가지 유전 질환과 LDL 및 콜레스테롤 상승을 유발할 수 있는 일부 질병이 포함된다. 이차 원인에는 콜레스테롤이 풍부한 식이요법, 담도폐쇄, 신증후군 및 갑상선 기능 항진증이 포함된다. II형 고지단백혈증은 관상동맥병의 주요 위험 인자이다.

2. IV형 고지단백혈증(Type IV hyperlipoproteinemia)

고중성지방혈증(hypertriglyceridemia)과 중등도의 고콜레스테롤혈증(hypercholesterolemia)으로 특징 지워지는 가장 일반적인 고지혈증(hyperlipidemia) 형태이다. 지질대사의 여러 유전적 장애를 포함하지만 다른 장애에 이차적 더 영향을 끼친다. 이차원인에는 알코올 남용, 당뇨병, 외인성 및 내인성 스테로이드, 경구피임약(oral contraceptives), 임신 및 일반적으로 스트레스가 포함된다. 심장관상동맥질환에는 적당한 위험을 내포한다.

Q & A

1 외인성 트리글리세라이드(exogenous triglyceride)는 어떤 형태로 운반이 되는가?

2 지질 단백질 중에서 비중이 가장 큰 것은?

3 음식물 섭취 시에 장에서 흡수되어 장점막 세포에서 형성되는 지질단백질은?

4 조직에 있는 콜레스테롤을 간으로 운반하는 지질단백질은?

5 전기영동의 α-분획에 해당되는 지질단백질은?

6 전기영동에서 β-분획에 위치하는 지질단백질은?

7 전기영동에서 preβ-분획에 위치하는 지질단백질은?

8 VLDL은 주로 무엇을 운반하는가?

9 β-지질단백질 분획의 주요 지질은 무엇인가?

10 지방에 의해 혈청이 우유처럼 혼탁해진 것을 지방혈청 또는 유미혈청(lipemic serum)이라고 하는데 이것의 원인이 되는 것은 무엇인가?

11 스테로이드 호르몬의 전구체는 무엇인가?

Q & A

12 담즙산(bile acid)는 어떤 물질로부터 만들어지는가?

13 콜레스테롤을 말초조직으로 운반하는 지질단백질은 무엇인가?

14 혈청에서 가장 많은 지질 단백질은 무엇인가?

15 콜레스테롤을 가장 많이 함유하고 있는 지질단백질은?

16 LDL의 변이형으로 동맥경화성 심혈관 질환의 위험성을 높이는 지질단백질은?

17 중성지방인 TG 특히 외인성 TG의 함유 비율이 가장 높은 지질단백질은?

18 레시틴 콜레스테롤 아실기 전이효소(LCAT)를 활성화에 필요한 아포지질단백질은?

19 LCAT(lecithin cholesterol acyltransferase)의 기능은?

20 HDL의 표면에 있는 주요 아포지질단백질은?

21 HDL-cholesterol이 낮고 LDL-cholesterol이 높을 경우 예상되는 질환은?

22 LDL-choesterol 값을 구하는 Friedewald formula는?

Q & A

23 HDL-cholesterol을 구하는 침전법은?

24 입자 크기가 가장 큰 지질단백질은?

25 HDL의 주요 지질 성분은 무엇인가?

26 지질단백질의 각각의 전기영동 순서는?

27 LDL의 주요 아포지질단백질은?

28 혈청에 가장 많이 존재하는 지질단백질은?

29 β-지질단백질 분획의 주요 지질은 무엇인가?

30 콜레스테롤과 중성지방은 식사의 영향을 받는가?

31 콜레스테롤은 Cholest-4-en-3-none으로 전환시키는 효소는?

memo

CHAPTER

03

탄수화물

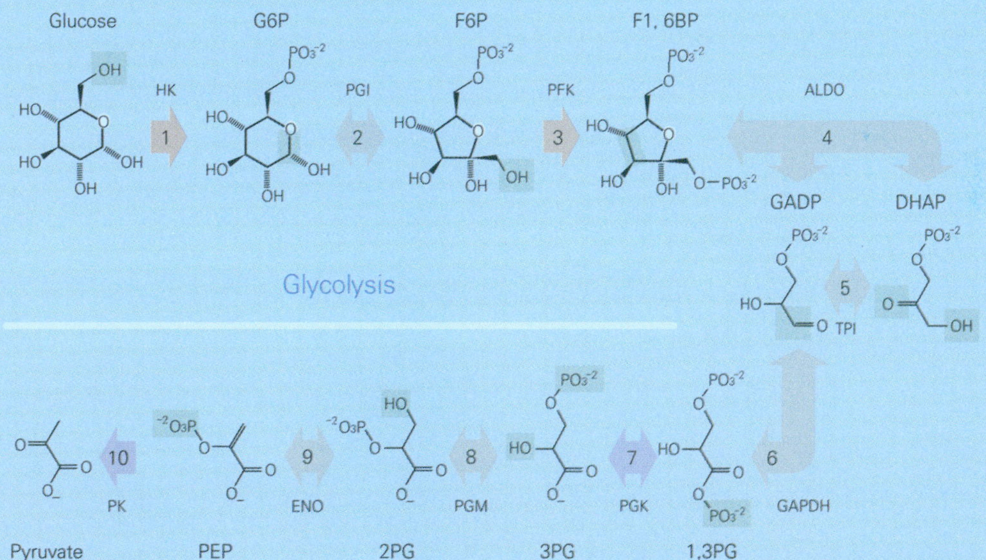

Chapter 3

탄수화물(Carbohydrate)

학습목표

1. 탄수화물의 종류 및 대사적 특징
2. Glucose의 조절대사
3. 혈당측정법
4. 당뇨병의 종류 및 검사방법

A. 탄수화물(carbohydrate)이란?

탄수화물은 탄소(C, carbon), 수소(H, hydrogen) 및 산소(O, oxygen) 등의 원자로 구성된 생체분자이며, 일반적으로 수소-산소 원자 비율이 2:1이며 따라서 경험적 화학식 $Cm(H_2O)n$(여기서, m은 n과 다를 수 있음)이 된다. 이 공식은 단당류에 적용되고 있다. 단당류 중 가장 관심의 대상은 포도당이며 혈당(blood sugar)이라고 말할 때, 그것은 혈액 포도당(blood glucose, 포도당을 dextrose라고도 함)을 가르킨다. 일부 예외가 있는데 예를 들어, DNA의 당 성분인 디옥시리보스(deoxyribose)는 실험식 $C_5H_{10}O_4$를 갖는다.

탄수화물은 기술적으로 탄소의 수화물이며 구조적으로 알도스(aldose-분자 내 하나의 알데하이드를 갖는 단당류)와 케토스(ketose-분자 내 하나의 케톤기를 갖는 단당류)로 보는 것이 더 정확하다.

이 탄수화물이란 용어는 생화학에서 가장 흔하며 설탕, 전분 및 셀룰로오스를 포함하는 그룹인 당류(saccharides)의 동의어이다. 당류는 단당류(monosaccharides), 이당류(disaccharide), 올리고당(oligosaccharide) 및 다당류(polysaccharide)등의 네 가지 화학 그룹으로 나뉜다(표 3-1).

가장 작은(저분자량) 탄수화물인 단당류와 이당류는 일반적으로 설탕(sugar)라고 한다. 탄수화물의 과학적 명명법은 복잡하지만 단당류와 이당류의 이름은 단당류 과당(monosaccharided fructose-fruit sugar)과 포도당(starch sugar)과 이당류(disaccharide sucrose-cane or beet sugar), 그리고 유당(lactose-milk sugar)와 같이 접미사 -ose로 끝나는 경우가 많다.

탄수화물은 살아있는 유기체에서 많은 역할을 수행하는데 다당류는 에너지 저장(예 : 전분 및 글리코겐)과 구조적 구성요소(예 : 식물의 셀룰로오스 및 절지동물의 키틴)로 사용된다. 5-탄소 단당류 리보오스(5-carbon monsaccharide ribose)는 coenzymes(예 : ATP, FAD 및 NAD)의 중요한 구성 요소이며 RNA로 알려진 유전자 분자의 골격이다. Saccharides와 그 유도체에는 면역계, 수정(fertilization), 병인 예방, 혈액응고 및 발달에 중요한 역할을 하는 다른 많은 중요한 생체 분자로서 포함된다.

1. 단당류의 분류

단당류는 carbonyl group의 배치, 함유하는 탄소 원자의 수 등의 특성에 따라 분류된다.

Carbonyl group이 알데히드(aldehyde)인 경우, 단당류는 알도스(aldose)이고, 카르보닐기가 케톤(ketone)인 경우, 단당류는 케토스(ketose)이다. 단당류 중에서 fructose는 ketose이고 나머지는 aldose이다(그림 3-1). 3개의 탄소 원자를 가진 단당류는 트리오스(trioses)라고 하고, 4개를 가진 것은 테트로스(tetrose)라고 하며 5개는 펜토스(pentose), 6개는 헥소스(hexose) 등이라 불리운다. 단당류는 C:H:O의 비율은 고정된 1:2:1의 비율을 갖는다.

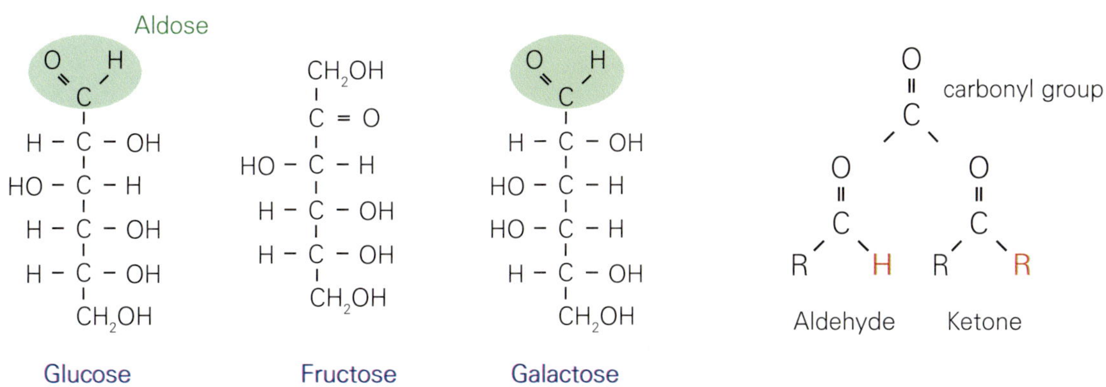

그림 3-1 Aldose와 ketose

Fructose는 ketose이고 나머지는 aldose이다. aldose와 ketose sugar는 단순한 탄수화물이다. aldose sugar는 그 구조에 있어 알데히드 작용기(aldehyde functional group)를 가지고 있고 ketose sugar는 케톤 작용기(ketone functional group)를 함유한다. Fructose, glucose, galactose는 모두 6탄당(hexose)이지만 glucose와 glactose는 aldose(환원당, reducing sugars)이고 fructose는 ketose(비환원당)이다. 여기서 환원당이란 의미는 당의 작용기인 aldehyde group(-CHO)와 케톤기(-CO-)는 철이나 구리 분자와 반응하여 환원시키고 당 자신은 산화되는 것을 의미하고 모든 단당류와 설탕을 제외한 이당류는 환원당이다.

2. 다당류의 분류

두 개의 결합 된 단당류를 이당류(그림 3-2)라고 하며 이들은 가장 간단한 다당류, 즉 자당(sucrose), 젖당(lactose)이다. 이들은 탈수반응을 통해 형성된 글리코시드 결합(glycosidic linkage)으로 알려진 공유결합에 의해 함께 결합된 2개의 단당류 단위로 구성되어, 하나의 단당류로부터 수소원자가 손실되고 다른 하나의 하이드록실기(hydroxyl group)가 손실된다.

Maltose(맥아당) = Glucose + Glucose

Lactose(젖당) = Glucose + Galactose

Sucrose(설탕) = Glucose + Fructose

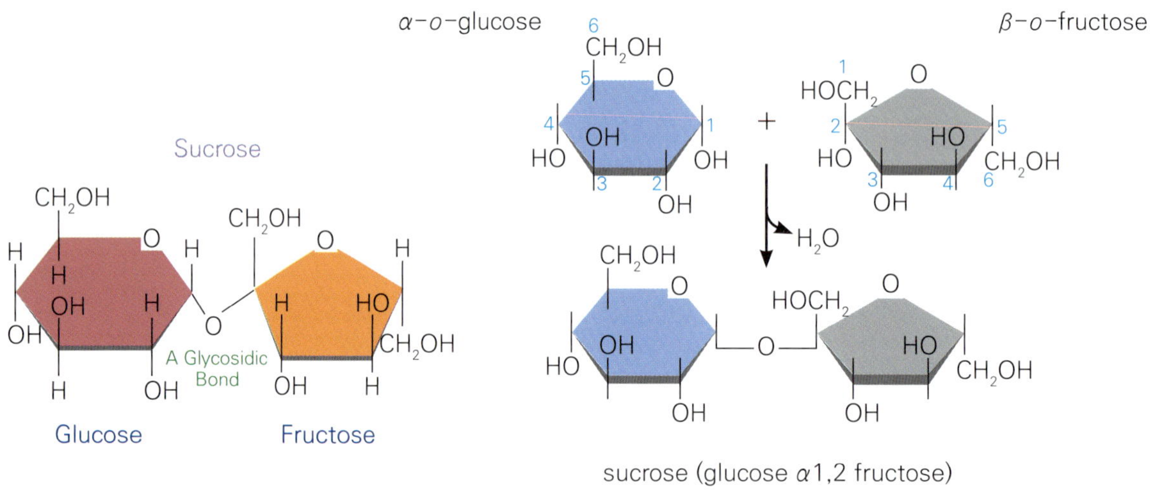

그림 3-2 가장 간단한 다당류

이당류(disaccharide)는 2개의 단당류가 글리코시드 결합(glycosidic linkage or bond)에 의해 결합 될 때 형성된 당이면서 단당류와 마찬가지로 물에 용해된다.
세 가지 일반적인 예는 sucrose, lactose, 그리고 maltose가 있다.

표 3-1 주요 식이 탄수화물(dietary carbohydrates)

분류	하위그룹	구성물질
Sugars	Monosaccharides	Glucose, Galactose, Fructose, Xylose
	Disaccharides	Sucrose, Lactose, Maltose
	Polyols	Sorbitol, Mannitol
Oligosaccharides	Malto-oligosaccharides	Maltodextrins
	다른 oligosaccharides	Raffinose
Polysaccharides	Starch	Amylose, Amylopectin
	녹말이 아닌 다당류	Glycogen, Cellulose

B. 탄수화물의 대사(Metabolism of Carbohydrates)

탄수화물 대사는 살아있는 세포에 지속적인 에너지 공급을 보장하는 기본적인 생화학적 과정이다. 가장 중요한 탄수화물은 포도당이며, 이는 당분해(glycolysis)를 통해 분해 될 수 있고, Kreb's cycle 및 산화적 인산화(oxidative phosphorylation)에 들어가서 ATP를 생성한다.

사람은 다양한 탄수화물을 섭취하지만 소화는 복잡한 탄수화물을 대사를 위해 몇 가지 간단한 monomer(단당류, 즉 glucose, fructose와 galactose)로 분해한다. 포도당은 생성물의 약 80%를 구성하며 조직의 세포에 분포되어 있으며 글리코겐으로 분해되거나 저장되는 주요 구성성분이다. 호기성 호흡에서 사용되는 세포호흡의 주요 형태인 포도당과 산소는 에너지를 방출하기 위해 대사되어 부산물로 이산화탄소와 물을 만든다. 대부분의 과당(fructose)과 갈락토스(galactose)는 간으로 이동하여 포도당으로 전환될 수 있다.

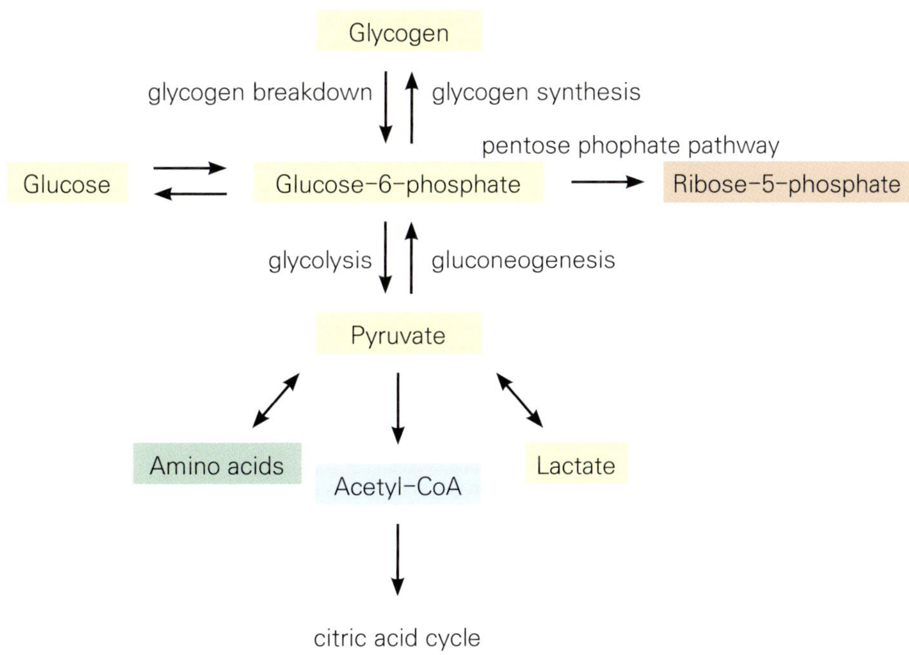

그림 3-3 연결된 탄수화물 대사과정

탄수화물 대사는 살아있는 유기체에서 탄수화물 대사의 형성(formation), 분해(breakdown) 및 상호전환(interconversion)을 담당하는 전체 생화학적 과정이다.
탄수화물은 많은 필수 대사경로(metabolic pathways)의 중심이다. 대사경로는 세포 내에서 발생하는 일련의 화학 반응이다. 효소반응의 반응물, 생성물 및 중간체는 대사물로 알려져 있으며, 효소에 의해 촉매되는 일련의 화학반응에 의해 변형된다. 이러한 대사과정에는 Glycolysis, Gluconeogenesis, Glycogenolysis, Pentose phosphate pathway, Fructose metabolism, Galactose metabolism 등이 포함된다.

탄수화물 대사과정에는 Glycolysis, Gluconeogenesis, Glycogenolysis, Glycogenesis, 그리고 Pentose phosphate pathway, Fructose metabolism, Galactose metabolism 등이 포함된다 (그림 3-3)

1. 해당작용(Glycolysis)

"당 분리(splitting sugar)"로 해석되는 당분해(glycolysis, 해당과정)는 에너지를 방출하는 과정이다. 해당과정에서 glucose로 알려진 6개의 탄소당($C_6H_{12}O_6$)은 pyruvate라는 두 분자의 3개의 탄소당(three-carbon sugar)로 된다. 이 다단계 공정은 자유에너지를 포함하는 2 개의 ATP 분자, 2개의 pyruvate 분자, 2개의 고에너지, NADH의 전자운반분자 및 2개의 물 분자를 생성한다.

정리를 하면, 해당과정은 포도당을 분해하는 과정이다(그림 3-4).

해당과정은 산소의 유무에 관계없이 발생할 수 있다. 산소가 있는 경우, 해당과정은 세포호흡(cellular respiration)의 첫 단계이다. 산소가 없는 경우, 해당과정을 통해 세포는 발효과정으로 소량의 ATP를 만들 수 있다.

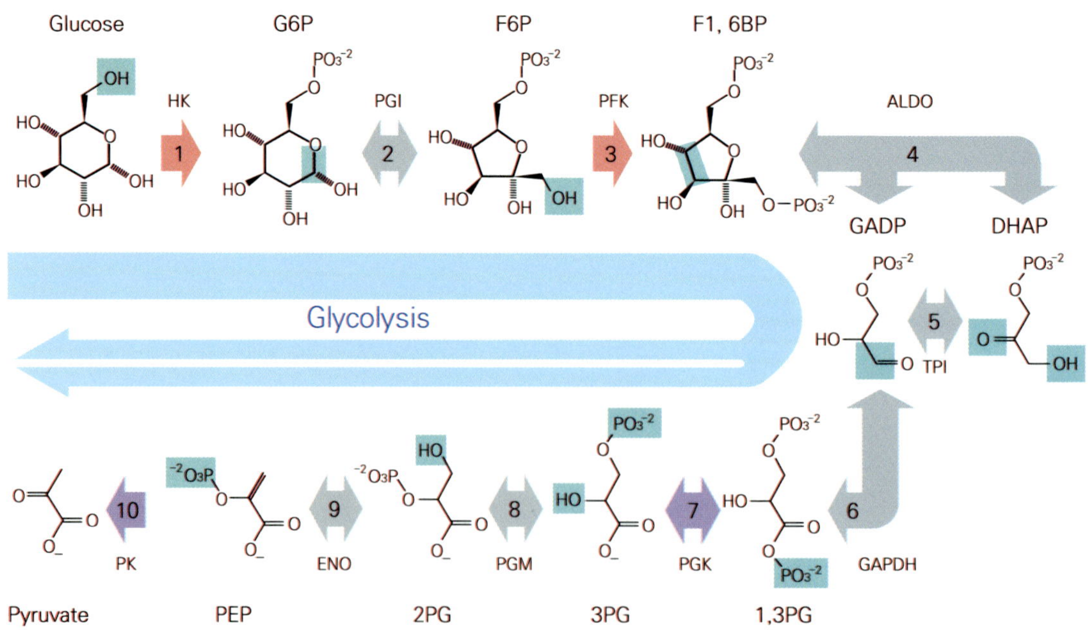

그림 3-4 해당과정에 관여하는 10가지의 효소

Step1: Hexokinase, Step2: Phosphoglucomutase, Step3: Phosphofructokinase, Step4:Aldolase, Step5: Trios-phosphate isomerase, Step6: Glyceraldehyde 3-phosphate dehydrogenase(GAPDH), Step7: Phosphoglycerokinase, Step8: Phosphoglyceromutase, Step9: Enolase, Step10: Pyruvate kinase

해당과정은 2개의 pyruvate 분자, 2개의 ATP 분자, 2개의 NADH 분자 및 2개의 물 분자를 생성한다. 해당과정은 세포질에서 일어나며 당분해에 관여하는 10가지 효소가 있는데 해당단계의 10단계는 특정 효소가 시스템에 작용하는 순서에 따라 구성된다.

세포질에서 발생하는 해당 작용의 전반적인 반응은 다음과 같이 간단히 나타낼 수 있다.

$$C_6H_{12}O_6 + 2NAD^+ + 2ADP + 2P$$
$$\rightarrow 2\ \text{pyruvic acid, } (CH_3(C{=}O)COOH + 2ATP + 2\ NADH + 2H^+$$

2. 당신생합성(Gluconeogenesis)

Gluconeogenesis는 해당작용의 역과정인데 탄수화물이 아닌 분자를 포도당으로 전환시키는 것이다. 이 경로에서 전환되는 비탄수화물 분자(non-carbohydrate molecule)에는 pyruvate, lactate, glycerol, alanine 그리고 glutamine 등이 있다. 이 과정은 포도당의 양이 적을 때 발생한다. 간은 포도당 생성의 주요 부위이지만 일부는 신장에서도 발생한다.

3. 글리코겐분해(Glycogenolysis)

글리코겐분해는 글리코겐의 분해를 의미하는데 간, 근육 및 신장에서 일어난다. 이 과정은 필요할 때 포도당을 제공하기 위해 발생하는 것이다. 간에서 글루카곤(glucagon)은 저혈당(hypoglycemia)으로 알려진 혈당이 낮아질 때 글리코겐 분해(glycogenolysis)를 자극한다. 간에서의 글리코겐은 식사 사이에 포도당의 원천으로 작용할 수 있고 아드레날린(adrenaline)은 운동 중 골격근의 글리코겐 분해를 자극한다.

4. 글리코겐 합성(Glycogenesis)

Glycogenesis는 글리코겐을 합성하는 과정이고 사람에서는 이 과정을 통해 과잉 포도당이 글리코겐으로 전환된다. 이 과정은 주로 간, 골격근 및 신장에서 발생한다.

5. 오탄당 인산경로(Pentose phosphate pathway; PPP)

Pentose phosphate 경로는 포도당을 산화시키는 다른 방법이고 간, 지방조직, 부신피질, 고환, 식세포 및 적혈구 등에서 발생한다. NADP를 NADPH로 환원하면서 다른 세포과정에 사용되는 물질을 생산한다. 이 경로는 포도당-6-포스페이트 탈수소 효소(glucose-6-phosphate dehydrogenase)의 활성변화를 통해 조절된다.

6. 과당대사(Fructose metabolism)

신체에서 직접 대사되는 포도당과는 달리 과당은 인간의 간에서 거의 전적으로 대사되어 간 글리코겐과 트리글리세리드 합성을 보충한다.

7. 갈락토오스 대사(Galactose metabolism)

Lactose(유당 혹은 젖당)은 한 분자의 포도당과 한 분자의 갈락토스로 구성된다. 포도당에서 분리 한 후, 갈락토스는 포도당으로 전환하기 위해 간으로 이동하는데 galactokinase는 한 분자의 ATP를 사용하여 갈락토스를 인산화한다. 그런 다음 인산화 된 갈락토오스는 포도당 1-인산(glucose-1-phosphate)으로 전환 된 다음 포도당-6-인산(glucose-6-phospahte)으로 전환되며, 이는 해당작용에서 분해 될 수 있다.

8. Glucose(blood sugar-혈당)의 조절

정상적인 영양상태에서 혈액 농도의 평형이 이루어졌을 때, 정상 성인의 공복 혈당(포도당)의 농도는 74~100 mg/dL(4.1~5.6 mmol/L)인데 이러한 상태를 유지하는 것은 여러 가지 호르몬의 작용에 의해서 항상성이 유지되는 것이다.

인체는 매우 좁은 범위로 유지되는 혈당을 원한다. 인슐린(insulin)과 글루카곤(glucagon)은이러한 정상적인 범위를 가능하게 하는 호르몬들이다. 인슐린과 글루카곤은 췌장에서 분비되므로 췌장 내분비 호르몬이라고 하는데 서로 밀접한 관계를 보여준다.

혈당조절 체계에서 췌장은 중요한 역할을 한다. 즉, 환자가 당뇨병, 저혈당증 또는 다른 당문제 있는지를 결정하는 것은 췌장에 의한 인슐린 및 글루카곤의 생성이 중요하다.

Blood sugar level(혹은 blood glucose level-혈당)은 사람의 혈액 속에 존재하는 glucose의 양을 의미한다. Glucose는 간단한 sugar이고 70 kg의 성인을 기준으로 했을 때 약 4 gram의 glucose가 존재한다. 사람의 신체는 metabolic homeostasis의 한 부분으로 혈당을 상당히 엄격하게 조절을 한다. Glucose는 골격근과 간세포에 glycogen 형태로 저장을 한다.

사람의 경우, glucose는 주요한 에너지원이고 각종 조직, 특히 뇌에서 정상적인 기능을 하기 위해서 매우 중요하다.

이러한 glucose는 장(intestines)이나 간에서 다른 조직으로 혈류를 통하여 전달할 수 있는데 세포들이 glucose를 흡수하는 것은 주로 췌장의 beta세포에서 생성되는 insulin이다.

Glucose가 많으면 hyperglycemia라고 하고 반대로 낮으면 hypoglygemia라고 하는데 당뇨병(Diabetes mellitus)은 다른 여러 가지 요인으로 인한 hyperglycemia로 지속되는 것을 말하며 혈당조절 기능의 손상이 가장 큰 원인이라 말한다.

이러한 혈당조절(그림 3-5)을 하는 것은 두 가지 형식이 있는데,

Glucagon, cortisol 그리고 catecholamine과 같은 catabolic hormone은 혈당을 증가시키고 insulin과 같은 anabolic hormone은 혈당을 감소시킨다. Glucagon은 췌장의 alpha 세포에서 분비되고 insulin은 beta세포에서 분비가 되는데 두 호르몬은 함께 negative feedback(* 어떤 작용의 최종 산물이 다른 반응의 시작을 자극하는 과정)을 통하여 혈당을 조절한다. 즉, insulin이 혈당을 낮추면 낮아진 혈당은 glucagon이 분비될 수 있도록 작동되게 하는 과정을 반복하게 되는 것이다.

혈당이 안정되게 유지가 되게 하기 위해서는 위에 언급된 호르몬들이 작용할 수 있는 각기 다른 기능을 가지고 있는데, 먼저 혈당이 지나치게 많으면 insulin은 근육에 저장하기 위해서 과잉의 glucose를 흡수하라고 전달한다. 또한, 혈당이 너무 낮으면 glucagon은 조직들에게 더 많은 glucagon을 생산하라고 신호를 보낸다. 일반적으로 식후에는 혈당이 상승하며 약 2-3시간 후에는 정상으로 돌아온다.

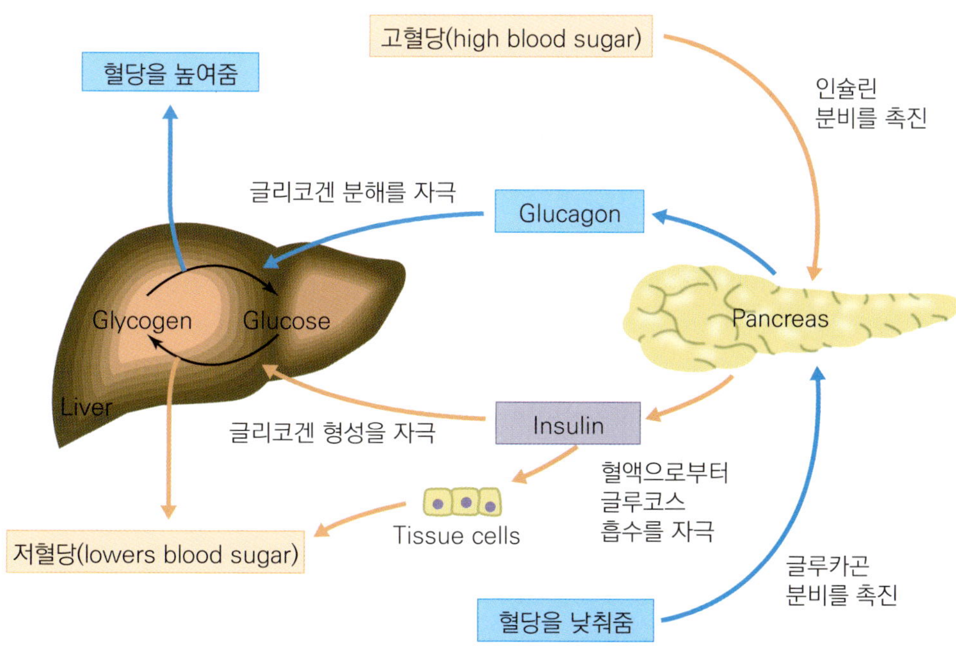

그림 3-5 Insulin과 Glucagon의 조절 및 혈당의 순환(or 항상성 유지)

인슐린은 β 세포를 활성화시키고 α 세포를 억제하며, 글루카곤은 α 세포를 활성화시킨다. 글루카곤은 간에서 혈액으로부터 아미노산 흡수를 촉진하고 포도당으로 전환시킨다. 상승된 혈당 수치는 negative feedback 메커니즘을 통해 글루카곤을 억제한다. 따라서 인슐린과 글루카곤은 함께 포도당의 항상성을 유지하게 된다.

혈당 수준은 신체의 균형을 유지하기 위해 negative feedback에 의해 조절된다. 인슐린은 세포가 포도당을 흡수하여 혈당을 낮추고 에너지를 위한 포도당을 세포에 제공한다. 혈당 수치가 너무 낮으면 췌장은 글루카곤을 방출한다. 글루카곤은 간이 저장된 포도당을 방출하도록 지시하여 혈당을 상승시킨다. 글루카곤 이외에 혈당을 상승시키는 호르몬은 성장호르몬, 코르티솔, 에피네프린등이 포함된다.탄수화물 대사에 대한 인슐린 및 글루카곤의 메커니즘은 식후와 같이 글루코스 농도가 높을 때 발생하는데, β 세포에 의해 분비된 인슐린은 혈류로 분비되어 glycolysis(당분해)를 촉진하여 glucose 제거를 증가시켜 혈당수치를 낮춘다. 마찬가지로, 운동 중과 같이 glucose 농도가 떨어지면, α 세포에 의해 유리되는 글루카곤은 gluconeogenesis(글루코스 신합성)를 촉진하여 글리코겐 분해를 증가시켜서 혈당수치를 상승시키고 간에 의해서 glucose를 분비한다.

C. 탄수화물의 임상적 의의

1. 당뇨병(Diabetic mellitus, DM)

일반적으로 diabetes mellitus(DM)으로 알려진 당뇨병은 장기간에 걸쳐 높은 혈당 수치를 특징으로하는 대사성 장애(metabolic disorders) 중의 하나이다. 증상은 종종 빈번한 배뇨(frequent urination), 갈증증가 및 배고픔의 증가를 포함하는데 치료하지 않으면 많은 합병증을 유발할 수 있다. 급성 합병증은 당뇨병성 케톤산증(diabetic ketoacidosis), 고삼투압성 고혈당 상태(hyperosmolar hyperglycemic state) 또는 사망에 이를 수가 있다. 심각한 장기적인 합병증에는 심혈관 질환(cardiovascular disease), 뇌졸중(stroke), 만성 신장질환(chronic kidney disease), 발궤양(foot ulcer), 신경손상 및 눈손상이 포함된다.

당뇨병성 케톤산증(DKA)은 당뇨병의 잠재적으로 생명을 위협하는 합병증인데 징후 및 증상에는 구토, 복통, 심하게 헐떡 거리는 호흡, 배뇨증가, 약화, 혼란 및 때때로 의식 상실이 포함될 수 있다. 사람의 호흡은 특정한 과일냄새(fruity smell)를 일으킬 수 있다.

DKA는 1형 당뇨병 환자에서 가장 흔하게 발생하지만 특정 상황에서 다른 유형의 당뇨병 환자에서도 발생할 수 있다. 감염, 인슐린을 올바르게 복용하지 않거나, 뇌졸중 및 스테로이드와 같은 특정 약물들이 DKA를 유발 할수 있다. DKA는 인슐린 부족으로 인해 발생하고 그에 따라서 몸은 지방산 연소로 전환되어 산성 케톤체(acidic ketone bodies)를 생성하게 된다. DKA는 일반적으로 검사에서 혈액 또는 소변에서 고혈당, 낮은 혈중 pH 및 케토산(ketoacids)이 발견될 때 진단한다.

표 3-2 당뇨병 1형과 2형 당뇨병의 비교

특 징	1형 (Type 1 diabetes)	2형 (Type 2 diabetes)
발병	갑자기 (sudden)	점차적 (gradual)
발병시기	대부분 어린시절	대부분 성인
신체사이즈	마르거나 정상	뚱뚱함
Ketoacidosis	일반적임	드묾
Autoantibodies	대개 존재함	없음
내재성 인슐린 (Endogenous insulin)	낮거나 없음	정상, 감소 혹은 증가

* Diabetic ketoacidosis (DKA, 당뇨병성 케톤산증)

당뇨병의 종류를 살펴보면 제1형 당뇨병, 제2형 당뇨병, 임신성 당뇨병이 있고 내당능 장애(impaired glucose tolerance, IGT)와 공복당 장애(impaired fasting glucose, IFG) 등이 있다(표 3-2).

a) 제1형 당뇨병(Type 1 diabetes)

베타세포의 손실로 인해 충분한 인슐린을 생산하지 못하는 췌장기능에 문제로 된 결과이다. 이 형태는 이전에 "인슐린-의존성 당뇨병"(IDDM, insulin-dependent diabetes mellitus) 또는 "소아/청소년 당뇨병 (juvenile diabetes)"으로 언급되었다. 베타세포의 손실은 자가 면역반응(autoimmune response)에 의해 발생하지만 이러한 자가면역반응의 원인은 알려져 있지 않았다.

b) 제2형 당뇨병(Type 2 diabetes)

세포가 인슐린에 제대로 반응하지 못하는 상태인 인슐린 저항성(insulin resistance)으로 시작한다. 질병이 진행됨에 따라 인슐린 부족도 발생할 수 있다. 이 형태는 이전에 "비 인슐린-의존성 당뇨병"(NIDDM, non insulin-dependent diabetes mellitus) 또는 "성인-발병 당뇨병(adult-onset diabetes)"으로 언급되었고 가장 일반적인 원인은 과도한 체중과 불충분한 운동의 결과로 여기어진다.

c) 임신성 당뇨병(GDM, gestational diabetes mellitus)

세 번째 주요 형태이며 이전 당뇨병 병력이 없는 임산부가 고혈당 수치를 보일 때 발생한다. GDM이 발병하는 것은 태반 융합세포 영양막에서 생성하는 인간 태반 락토겐(human placental lactogen, hPL)의 분비가 증가하기 때문이다. 이 hPL은 항인슐린 작용이 있는데, 일부 post-receptor(후수용체)에서 인슐린의 작용을 억제한다.

d) 내당능장애(imparied glucose tolerance, IGT)

Prediabetes(당뇨병 전단계)라고도 하는데, 대사증후군의 구성요소이며 당뇨병을 진단하기 위해 역치(threshold) 아래로 떨어지는 고혈당 수치가 특징이다. 일반적으로 증상을 유발하지는 않지만 당뇨병 전단계 사람들은 종종 비만(특히 복부 또는 내장비만), 중성지방이 높거나 HDL 콜레스테롤이 낮은 이상 지질혈증(dyslipidemia), 고혈압 등 심혈관질환(cardiovascular disease, CVD) 위험 증가와 관련이 있다. 당뇨병 진단 전에 제2형 당뇨병과 관련된 건강 합병증이 종종 발생하기 때문에 당뇨병 전단계는 당뇨병의 초기 단계로 보다 정확하게 간주된다.

세 가지 유형의 혈액 검사로 Prediabetes을 진단 할 수 있다.

① 공복 혈당(포도당) 수치(Fasting blood sugar(glucose) level)

110~125 mg/dL(6.1 mmol/L ~ 6.9 mmol/L) - WHO 기준

100~125 m/dL(5.6 mmol/L ~ 6.9 mmol/L) - ADA 기준

② 포도당 내성 시험(Glucose tolerance test)

표준화 된 75 g 포도당 용액을 섭취 한 후 2 시간에
140~199 mg/dL(7.8~11.0 mM)의 혈당 수치

③ 당화 헤모글로빈(HbA1c)

5.7~6.4 %
이 한계를 초과하면 당뇨병으로 간주한다.

e) 공복혈당 장애(Impaired fasting glucose, IFG)

공복 혈당장애는 당뇨병 전단계(prediabetes)의 타입으로 공복 혈당장애 시 개인의 혈당수치가 지속적으로 정상 범위보다 높지만 당뇨병의 공식적인 진단을 위해 진단기준보다 낮다. 포도당 내당능 장애와 함께 인슐린 저항성을 나타낸다. 또한 대사증후군과 관련된 증상 중 하나이다.

공복 혈장 포도당의 기준은
WHO 기준 : 110~125 mg/dL(6.1 mmol/L ~ 6.9 mmol/L)
ADA 기준 : 100~125 m/dL(5.6 mmol/L ~ 6.9 mmol/L) 까지이다.

2. 소변 및 기타 체액의 포도당

혈청 포도당의 농도가 약 160~180 mg/dL 이상이 되면 요세관에서 포도당을 모두 재흡수를 할 수 없어서 여분의 포도당이 소변으로 배설된다. 이러한 여과 한계치를 혈액 포도당에 대한 신(장)역치(renal threshold)라고 한다. 신장역치는 혈액에 용해 된 물질의 농도를 말하며, 신장이 소변으로 이러한 것들을 제거하기 시작한다. 물질의 신장역치가 초과되면 구불구불한 근위세뇨관에 의한 물질의 재흡수가 불완전해져서 결과적으로 물질의 일부가 소변에 남아 있게 된다. 신장역치는 물질에 따라 다르다. 예를 들어 저독성 독요소는 포도당보다 훨씬 낮은농도로 제거된다. 실제로 포도당 신장역치가 초과되는 가장 일반적인 이유는 당뇨병이다.

포도당 정량에 이용되는 어떤 측정법(HK법 또는 GOD법 등)이든지 포도당 농도가 400 mg/dL을 초과하는 경우에는 소변을 증류수로 희석한 다음 측정한다.

CSF(cerebrosspinal fluid) 포도당 수치 또는 당뇌척수액증(glycorrhachia)은 뇌척수액(CSF)에서 포도당의 농도를 결정하는 데 사용되는 측정법이다. CSF의 포도당 수치는 혈당수치에 비례하며 혈중 농도의 60~70%에 해당된다. 따라서 정상적인 CSF 포도당 수치는 45~80 mg/dL(2.5~4.4 mmol/L)정도이다.

D. 혈당측정법

포도당을 측정하는 방법으로는 국제 표준화법인 헥소키네이스(Hexokinase, HK)법과 포도당 산화효소(Glucose oxidase, GOD)법이 있다.

1. Hexokinase(The reference method)

가장 특이도가 높은 방법(가장 예민한 방법)
serum 혹은 plasma 내에 있는 glucose를 측정
ATP가 요구됨

[원리]

$$\text{Glucose} + \text{ATP} \xrightleftharpoons{\textit{hexokinase}} \text{Glucose-6-phosphate} + \text{ADP}$$

$$\text{Glucose-6-phosphate} + \text{NADP}^{+} \xrightleftharpoons{\text{GLUC-6-PD}} \text{6-Phosphogluconate} + \text{NADPH} + \text{H}^{+}$$

(*Glucose의 농도는 NADPH가 생성되는 비율에 비례한다)
NADH를 340 nm에서 측정한다.

2. Glucose-oxidase(GOD/POD method)

[원리]

Glucose는 glucose oxidase(GOD)에 의해서 산화되어 gluconic acid와 hydrogen peroxide(H_2O_2)가 되고 이 과산화수소수는 peroxidase(POD)에 의해서 H_2O와 O_2로 분해되고 산소는 phenol을 산화시켜 4-aminoantipyrine (4-AP)와 결합하여 red colored complex를 형성한다.

$$\text{Glucose} + O_2 \xrightarrow{\text{GOD}} \text{Gluconic acid} + H_2O_2$$

$$2H_2O_2 + \text{Phenol} + \text{4-aminoantipyrine} \xrightarrow{\text{POD}} \text{Red quinone (quinoneimine)} + 4H_2O$$

(*색깔의 강도는 혈액속에 존재하는 glucse의 양과 비례한다)
490~540 nm 사이에서 측정

3. GOD-과산화수소 전극법

GOD에 의해 생성된 H_2O_2가 양극에서 전기분해 되면서 전자가 생성되어 음극으로 이동하는데 이 때 전류가 발생한다. 이 전류의 값이 포도당 농도와 비례한다. 이 방법은 자가혈당측정(self monitoring of blood glucose, SMBG)이나 현장검사(Point of Care Testing, POCT)에 이용되고 있다.

[원리]

포도당이 첫 번째 polycarbonate 막으로 확한하여 들어가면 glucose oxidase와 반응하여 H_2O_2를 생성하고, 생성된 H_2O_2가 두 번째 cellulose acetate 막의 미세한 pore을 통하여 백금 양극에 접촉하면 산화반응이 일어나서 2개의 전자가 발생하면서 전류를 생성한다.

$$H_2O_2 \xrightarrow{\textit{Platinum anode}} 2H^+ + O_2 + 2e-$$

$$4e^- + 4H^+ + O_2 \xrightarrow{\textit{Sliver cathode}} 2H_2O_2$$

4. 그 외에 임상에서 거의 사용하지 않는 방법(참고용)

1) Folin-Wu Method

a. 목적: 혈액 속에 있는 glucose level을 측정

b. 원리:

Glucose가 alkaline copper solution에 존재하는 cupric ions으로 환원하거나 혹은 cupric sulfate가 cuprous oxide로 전환되어 phosphomolybdic acid를 phosphomolybdate로 환원한다. 이것은 blue로 보여지며 420 nm에서 측정한다.

$$\text{Cupric ions} \xrightarrow{\textit{Blood glucose}} \text{cuprous ions} \xrightarrow{\textit{Phosphomolybdic acid}} \text{Blue colored}$$

(*색깔의 강도는 혈액속에 존재하는 glucse의 양과 비례한다.)

2) Somogyi-Nelson Method

a. 목적: 혈액 속에 있는 glucose level(total reducing sugars)을 측정

b. 원리:

Glucose + Cu^{2+} → Gluconate + Cu^+ (pH 〉 7: heat)

Cu^+ + arsenomolybdate → blue molybdenium complex

3) O-toluidine

a. 목적: 혈액 속에 있는 glucose level(total reducing sugars)을 측정

b. 원리:

o-toludine인 1차 aromatic amine이 뜨거운 glacial acetic acid와 glucose의 말단 aldehyde group과 반응하여 N-glycosylamine의 blue-green color를 형성

Glucose + O-toludine 시약(glacial acetic acid와 가열) → blue-green 형성

4) Glucose dehydrogenase법

Glucose dehydrogenase는 NAD^+ 존재하에 glucose를 산화하여 glucono-lactone과 NADH를 생성한다. 생성된 NADH를 340 nm에서 포도당을 측정한다.

$$\text{Glucose} + NAD^+ \xrightarrow{\textit{Glucose dehydrogenase}} \text{D-glucono-}\delta\text{-lactone} + NADH + H^+$$

5. 혈당 측정시 검체 취급에 관한 중요한 사항

a. 대부분의 검사실에서는 당 측정을 위해서 혈장이나 혈청을 사용하는데 자가 혈당 측정에서는 전혈을, 당뇨병 진단에는 정맥혈을 사용한다.

b. 공복상태에서 모세관 혈액의 포도당 농도는 정맥혈보다 2~5 mg/dL가 더 높다. 헤모글로빈, glucose, RBC, HCT의 값은 모세관 혈액(capillary blood)에서 더 높고 Potassium, Calcium 그리고 총단백질의 경우에는 정맥혈(venous blood)에서 더 높다.

c. 포도당 부하 후 모세관 혈액의 포도당 농도는 동시에 채혈한 정맥혈보다 20~70 mg/dL(평균 약 30 mg/dL)가 더 높다.

d. 채혈 후 원심분리를 하지 않고 실온에 1시간 동안 방치하면 해당작용(포도당을 소비하는 과정)에 의해 약 5~7%정도 감소한다.

e. 만일 검체에 플루오린화나트륨(NaF)을 첨가하면 해당이 저해되어 실온에서 3일까지 포도당이 안정하다. 플루오린 이온(F^-)은 Mg^{2+}와 결합하여 인산염과 함께 복합체를 형성함으로써 Mg^{2+}를 필요로 하는 엔올레이스(enolase)의 활성을 억제한다. 이 enolase는 해당과정 중 step 9과정에서 사용되는 효소이다(그림 3-4).

f. RBC는 혈장보다 unit당 수분을 적게 함유하고 있기 때문에 전혈포도당(whole blood glucose)보다 혈장포도당(plasma glucose)이 10~15%정도 더 높다.

E. 당뇨병에 관한 검사

당뇨병 진단과 관리를 위한 검사에는 혈당검사, 경구 포도당내성검사, 헤모글로빈 A1c검사, 케톤체(혈액 및 소변)검사, 1,5-Anhydroglucitol(안하이드로글루시톨)검사 그리고 C-peptide검사 등이 있다.

1. 경구 포도당 내성검사(Oral Glucose tolerance test, OGTT)

이 테스트는 포도당 내성검사(Glucose Tolerance Test, GTT)라고도 하며 75gram의 glucose를 섭취한 이후에 세포가 잘 glucose를 흡수하는지 측정하는 것이다. 약 3일동안 당에 제한이 없는 식사(unrestricted carbohydrate rich diet)를 한 후, 검사하기전, 공복상태에서 채혈 후 혈당을 측정한다.

검사하기 전에는 체력활동, 약물복용금지, 12시간 공복 상태 유지, 금연 등이 필수 요건이다.

주로 제1형과 2형 당뇨병을 진단하기 위해서 fasting blood sugar levels과 hemoglobin A1c를 이용하는데 주로 임신기간동안의 당뇨(gestational diabetes)를 진단하기 위해서 주로 이 OGTT를 실시한다.

2. 정맥 내 포도당 내성검사(Intravenous glucose tolerance test, I(V)GTT)

위의 OGTT와 유사한 시험에는 정맥내(IV) 포도당내성 시험(IGTT)이 있는데 이것은 거의 사용되지 않으며 당뇨병 진단에 사용되지 않는다. IGTT의 한 가지 방법에서 포도당을 3분 동안 정맥에 주입하고 혈액 인슐린 수치는 주사 전에, 그리고 주사 후 1분 및 3분에 다시 측정한다(타이밍은 다를 수 있음). 이 IGTT는 거의 항상 연구목적으로만 사용하고 있다.

3. 2-hour postprandial glucose test: PP2, 2-hour PPG

식후 포도당 혈당 검사는 주로 제1형, 제2형 및 임신성 당뇨병을 검사하고 진단하는 데 사용하고 또한 당뇨병의 합병증을 발견하고 당뇨병 치료 결과를 추적하는 데에도 사용된다.

이 검사는 혈액 내 포도당 수치를 측정한다. 음식이 체내에 도입되면 혈중 포도당 수치가 상승하면서 췌장은 혈류로 인슐린을 방출한다. 인슐린은 혈류에서 포도당을 조직과 지방세포로 옮기는 데 도움을 주는데 시스템이 작동하면 혈당 수치는 식사 후 2시간 이내에 정상으로 돌아와야 한다. 그러나 당뇨병 환자의 경우 췌장은 적절한 양의 인슐린을 생산하지 못하거나 인슐린이 포도당을 옮기지 못하게 하는 인슐린 차단 세포가 있을 수 있다. 이 경우 식사 후 2시간이 지나도 포도당 수치는 계속 상승한다.

- 아침 식전에 채혈하여 glucose 농도 측정하여 기록
- 식사 2시간 이후에 채혈하여 glucose 농도 측정하여 기록 → 두 glucose 농도를 비교

표 3-3 당뇨병 참고치(reference range)

채혈	Prediabetes	Diabetes	임신성 당뇨
공복	100~125 mg/dL	〉126 mg/dL	〉92 mg/dL
1시간 후			〉180 mg/dL
2시간 후	140~199 mg/dL	〉200 mg/dL	〉153 mg/dL

4. Urine glucose test(요당검사)

Glucose에 대한 신역치가 낮은 경우나 신역치(160~180 mg/dL, 혈당치가 일정 이상으로 상승시 Urine 중에 당이 배설되는데 이를 "신역치"라 한다)에 이상이 있을 경우 신성 당뇨병이 일어난다. 재흡수할 수 없을 만큼 Glucose의 배설이 있을 때 Urine Glucose가 출현한다

Urine 내의 Glucose의 정량은 당뇨병 관리의 좋은 지침이 된다

정상치는 건강인의 Urine 중에도 0.001% 정도의 당이 있으나, 보통 검사법으로는 검출되지 않는다.

1) 임상적 의의

a. 당 산화증 : Urine 중에서 Ketone body(Aceton body) 검출 → 체내 수분 감소(Na, P 등에 영향)

b. 당뇨병 : 신성 당뇨병

c. 정역치성 식이성 과혈당

d. 갑상선 기능항진증

※ Urine Glucose 측정법(Blood Glucose 측정법 참조)

① **환원법**

a) Benedict Test(정성검사)

i . 원리 : Cu^{2+} + Glucose → Cu_2O↓(적색) + $Cu_2(OH)_2$↓(황색)

↑ Heat , OH^-

ii . 시약 : $CuSO_4$, Na_2CO_3, Sodium citrate

iii . 판정 : 청색(-) , 청녹색(±) , 녹색(+) , 황녹색(++) , 오렌지색(+++) , 벽돌색(++++)

② **효소법**

a) Tes-Tape 시험지법

i . 원리 : 시험지내에 GOD , POD계 시약과 색원체가 함유되어 있다
Urine Glucose가 존재하면 반응하여 변색된다

ii . 판정 : 육안으로 변색의 정도를 비교하여 판정

2) 결과

	Benedict 법	시험지법
Glucose	+	+
Lactose	+	−
Sucrose	−	−

5. CSF Glucose

CSF Glucose는 혈중의 Glucose에서 유래하기 때문에 정상상태에서는 혈당치와 병행하여 증감한다. 중추신경 계통의 질환, 뇌척수 질환 검사에 사용된다.

※ 주의 : 뇌종양일 때 뇌척수액은 뽑을 수 없다

뇌척수액은 세균이나 그외 세포성분이 빨리 오염되므로 채취 즉시 측정한다(30분 이내).

정상치 : 50~70 ㎎/㎗(정상 혈당치 60~70%에 해당)

※ CSF Glucose 측정법(Blood Glucose 측정법 참조)

6. 당화 헤모글로빈(Glycated Hemoglobin, HbAlc test)

지난 2~3개월간의 평균 혈당치를 알 수 있는 시험으로 Glycated hemoglobin test 혹은 glycosylated hemoglobin test라고 한다. 이 HbA1c는 glucose와 hemoglobin을 합쳐서(glucose와 공유결합을 하고 있는 hemoglobin의 형태) 이를 "glycated" hemoglobin이라고 한다(그림 3-6). Hemoglobin은 적혈구에 있는 단백질로서 산소를 운반하며 HbA1c를 형성하는 양은 혈액 속의 glucose의 양하고 직접적으로 관련이 있다.

단백질의 glycation(*non-enzymatic glycosylation, 효소작용 없이 glucose나 fructose같은 sugar 분자들이 protein이나 지방분자에 공유결합의 결과)는 자주 일어나는 반응이지만 hemoglobin의 경우 glucose와 beta chain의 N-말단 사이에서 반응이 일어난다. 만약 혈당이 높아지게 되면 glucose는 적혈구의 hemoglobin과 붙게되며 hyperglycemia가 길어 질수록 더 많은 glucose가 적혈구의 hemoglobin과 결합하여 더 많은 glycated hemoglobin이 생성되는 것이다.

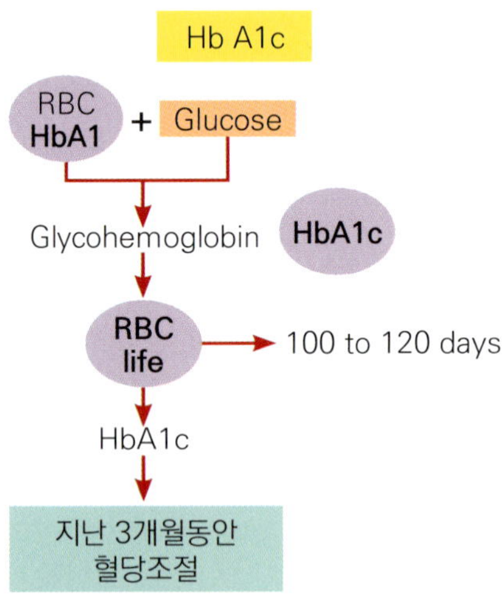

그림 3-6 당화혈색소

(HbA1c, A1c, glycohemoglobin, glycated hemoglobin, glycosylated hemoglobin)
헤모글로빈 A1c(HbA1c) 검사는 헤모글로빈에 붙어있는 혈당(포도당)의 양을 측정하는 것으로 헤모글로빈은 폐에서 신체의 나머지 부분으로 산소를 운반하는 적혈구의 일부이다. 이 HbA1c 검사는 헤모글로빈에 붙어있는 포도당의 평균 양이 지난 3개월 동안 어느 정도였는지 보여준다. 그것은 보통 적혈구가 얼마나 오래 사는지 알 수 있기 때문에 평균 3개월이다. HbA1c 수치가 높으면 심장 질환, 신장 질환 및 신경 손상을 비롯한 심각한 건강 문제를 일으킬 수 있는 만성 질환인 당뇨병의 징후 일 수 있다.

HbA는 2개의 α-chain과 2개의 β-chain으로 연결된 4개의 polypeptide 사슬로 구성되어 있다. HbA1c는 각 β-chain의 valine 아미노산의 N-말단에 포도당이 축합반응하여 불안정한 Schiff base(Aldimine, Pre-A1c) 형태이며, Amadori rearrangement(아마도리 전위)를 거쳐서 안정한 ketoamine(HbA1c, 케토아민)의 화합물로 된다(그림 3-7).

Glycated hemoglobin의 생성은 적혈구의 수명(약 120일)과 혈액 포도당의 농도에 전적으로 의존하기 때문에 HbA1c의 양은 순환 적혈구의 평균 수명인 약 2~3개월 전의 혈장 포도당 평균치를 반영하며, 이는 과거의 장기적인 포도당 값을 평가하는 기준이 된다.

측정은 HPLC(그림 3-8), immunoassay; enzymatic assay; capillary electrophoresis; or boronate affinity chromatography 등이 있다.

*항응고제로 EDTA를 사용

*식사와 무관하게 검사가 가능

표 3-4 당화헤모글로빈 참고치

HbA1c	공복 혈당(mg/dL)	Oral GTT	진단
〈 5.7%	〈 99	〈 139	정상
5.7~6.4%	100~125	140~199	당뇨전단계
〉6.5%	〉126	〉200	당뇨

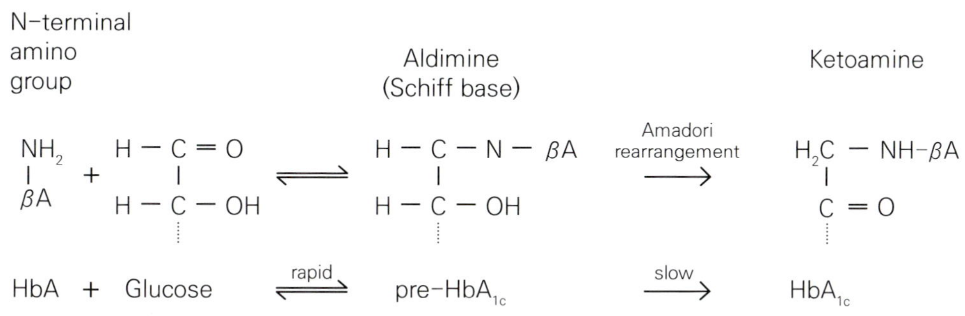

그림 3-7 HbA1c의 형성과정

HbA1c는 HbA의 각 β-사슬의 N -말단 발린 잔기와 글루코스의 축합에 의해 불안정한 쉬프염기(알디민, pre-HbA1c)를 형성함으로써 형성된다. 쉬프염기는 해리되거나 아마도리 전위(Amadori rearrangement)되어 안정한 케토아민, HbA1c를 형성 할 수 있다.

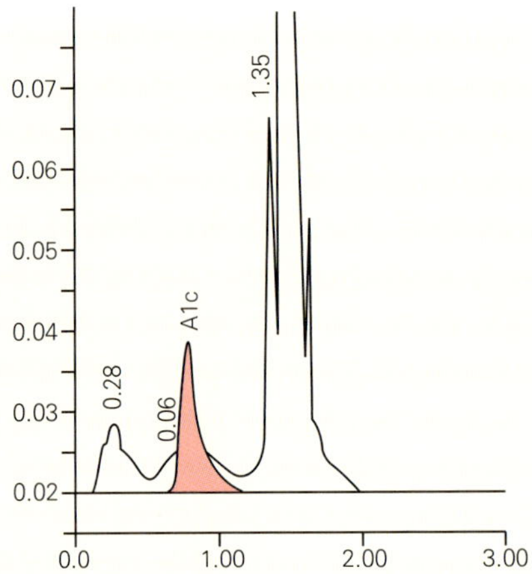

Peak table - ID: 00003

Peak	R.Time	Height	Area	Area %
Peak	0.28	9447	104190	4.5
LA1c/CHb-1	0.66	4360	29298	1.3
A1c	0.79	18495	186550	10.4
P3	1.35	46759	200240	8.7
A0	1.44	457496	1781212	77.4

Total Area: 2301490

Concentration:	
% A1c	10.4

HbA1c%	Degree of Glucose Control
〉8	Action Suggested
〈7	Goal
〈6	Non-diabetic Level

Diabetic patient: Hba1c program

그림 3-8 HPLC를 이용한 HbA1c의 측정

헤모글로빈 분획은 컬럼에서의 체류시간(retention time)에 기초하여 식별되는 피크로 분리된다(HbA1c 피크가 음영 처리되었음). 환자 HbA1c는 전체의 10.4 %이다.

7. Fructosamine(Glycosylated albumin) test

Fructosamine의 측정은 2~3주동안의 혈당을 반영한다. 현재는 사용하지 않는다.

Fructosamine(*단백질의 아미노기에 비효적으로 당이 부착하여 ketoamine의 구조를 형성하며 이 구조가 fructose와 유사하여 fructosamine이라고 함)은 fructose와 glucose같은 sugar와 일차 amine 사이에서 일어나는 glycation 결과로 생성되는 것이어서 HbA1c test와 비슷한 방식으로 fructosamine도 glycation에 의한 생성물질을 측정하는 것이다.

알부민(albumin)은 혈액 속에서 가장 많이 있는 단백질로서, fructosamine 수치는 전형적으로 albumin glycation에 영향을 끼친다. 그래서 일부 fructosamine test는 모든 단백질의 양을 측정하는 대신에 albumin glycation 혹은 glycated serum albumin을 특이적으로 정량한다. 알부민은 약 20일의 반감기를 가지고 있기 때문에 혈장 fructosamin 농도는 상대적으로 최근 2-3주동안 혈당의 변화를 반영하게 되는 것이다.

그러므로 HbA1c test는 지난 2~3개월의 평균 혈당치를 측정하는 것이고 Fructosamine은 지난 2~3주간의 평균 혈당치를 측정하는 다른 점이 있다.

표 3-5 Fructosamine과 HbA1c와의 관계

Fructosamine(μmol)	HbA1c(%)
200	5
258	6
288	6.5
346	7.5
435	9
552	11

8. 1,5-Anhydroglucitol(1,5-AG, 언하이드로글루시톨)

1,5-AG로도 알려진 1,5-언하이드로 글루시톨은 거의 모든 음식에서 발견되는 자연발생 단당류(monosaccharides)이다. 1,5-AG는 포도당과 구조적으로 유사(그림 3-9)하기 때문에 신장을 거쳐 여과되지만 99.9%가 포도당처럼 요세관에서 재흡수된다. 그러나 당뇨가 진행되는 환자에서 신장의 재흡수과정에서 경쟁적 억제기전으로 인해 요당이 양성인 경우에는 혈액에서의 농도는 감소하는 것으로 알려져 있다. 즉, 1,5-AG는 콩팥에서 재흡수 되지만, 그 구조가 포도당과 유사하기 때문에 재흡수는 포도당에 의해 경쟁적으로 저해를 받는다. 그렇기 때문에 요당의 증가에 의해 1,5-AG의 소변 배설이 증가하며, 따라서 혈중 1,5-AG는 저하한다.

1,5-AG의 혈중농도는 180 mg/dL를 초과하는 고혈당증의 시간 동안 감소하고, 고혈당증이없는 경우 대략 2주 후에 정상 수준으로 회복된다. 결과적으로, 만약 현재의 헤모글로빈 A1c(HbA1c) 및 혈당 모니터링과 같은 현재 혈당측정치가 정상값에 근접하더라도 혈당변동성(glycemic variability) 또는 고혈당병력을 식별하기 위해 제1형 또는 제2형 당뇨병 환자에게 사용될 수 있다. 이러한 가능한 사용과 FDA의 승인에도 불구하고 1,5-AG 검사는 거의 사용하지 않는다.

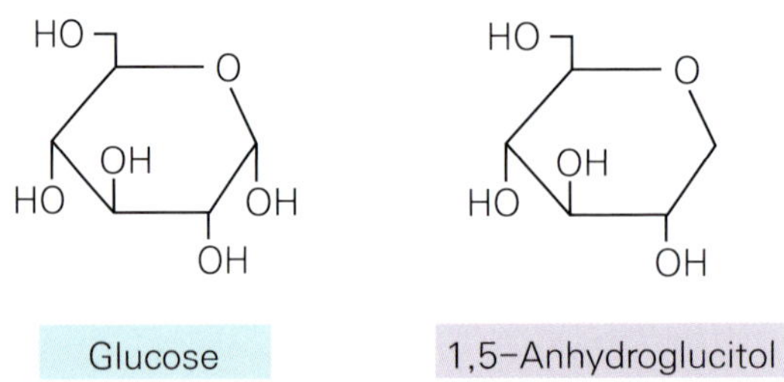

그림 3-9 Glucose와 1,5-AG의 구조

1,5-anhydroglucitol(1,5-AG)는 무수소비톨(anhydrosorbitol)의 일종으로, 포도당과 구조가 비슷한 희귀한 sugar이다. .

9. C-peptide test

이 검사는 혈액이나 소변의 C-펩타이드 수치를 측정한다. C-펩타이드는 인슐린과 함께 췌장에서 만들어진 물질이다. C-펩타이드 및 인슐린은 췌장에서 동시에 그리고 거의 동일한 양으로 방출되기 때문에 따라서 C-펩타이드 검사는 신체가 얼마나 많은 인슐린을 만들고 있는지 보여줄 수 있다. 이 검사는 C-펩타이드가 인슐린보다 더 오래 체내에 머무르는 경향이 있기 때문에 인슐린 수치를 측정하는 좋은 방법이 될 수 있다.

C-펩타이드 검사는 종종 제1형 당뇨병과 제2형 당뇨병의 차이를 알아내는 데 도움이 된다. 1 형 당뇨병의 경우, 췌장은 인슐린과 C-펩타이드를 거의 또는 전혀 만들지 않는다. 반면에 2형 당뇨병의 경우, 신체는 인슐린을 생성하지만 잘 사용하지는 않기 때문에 이로 인해 C-펩타이드 수치가 정상보다 높아질 수 있다.

Q & A

1 이당류에서 glucose + galactose는? glucose + fructose는?

2 당의 작용기인 알데하이드기(-CHO)와 케톤기(-CO-)는 철(III)이나 구리(II) 분자와 반응하여 환원시키고 당 자신은 산화된다. 여기에 해당되지 않은 비환원당(nonreducing sugar)은?

3 1분자의 glucose가 2분자의 피루브산으로 전환되는 과정을 무엇이라 하는가?

4 간이나 근육에서 과다한 포도당이 다당류로 전환되는 과정은?

5 혈당 조절 호르몬에서 혈당수치를 낮추어주는 유일한 호르몬은?

6 5번의 반대로 혈당수치를 높여주는 호르몬은?

7 인슐린과 글루카곤의 분비를 억제하는 호르몬은?

8 정상 성인의 공복 시의 혈당수치는 얼마인가?

9 혈당의 신역치는 얼마인가?

10 과거 6-8주 전의 평균 혈당치를 예측하는데 사용되는 검사는?

11 당화 알부민으로서 과거 2-3주 전의 평균 혈당치는 반영하는 검사는?

Q & A

12 혈당 측정의 표준법은 무엇인가?

13 해당과정 중의 사용되는 효소인 enolase를 억제하는 작용이 있어서 혈당 측정 시 사용하는 항응고제는?

14 뇌척수액 (CSF)의 포도당의 농도는?

15 고혈당 상태가 계속 지속되면, 우선 glucose가 단백질과 결합하여 불안전형의 당결합 단백질 (알디마인,Aldimine)이 만들어지고 최종적으로 〈　　　〉 전위 (혹은 배치)가 일어나 안정화된 당화단백질 (ketoamine)이 생성된다. 〈　〉 속에 알맞은 용어는?

16 HbA1c의 정상치는 얼마인가?

17 당뇨병에서 나타내는 대사 변화는 어떤 것이 있는가?

18 1형 당뇨병의 특징은?

19 2형 당뇨병의 특징은?

20 HbA1c를 측정하는 국제표준방법은?

21 혈당은 정맥혈보다 동맥혈이 더 높은 값을 나타내는데 그 이유는 무엇인가?

Q & A

22 채혈 후 실온에 방치하였을 경우에 혈당값의 변화는?

23 포도당 측정시 GOD법에서 β-glucose는 GOD(glucose oxidase)에 의해서 생성되는 물질은 무엇인가?

24 Mutarotase(변선광 효소)의 작용은?

25 탄수화물의 대사성 기능을 평가할 수 있는 것은?

26 현재에서 2주내의 혈당 조절 지표로 사용되는 것은?

27 HbA_{1c}를 측정할 때 사용되는 검체는?

28 포도당을 간, 근육등에 저장할 때 어떠한 형태로 저장을 하는가?

29 GOD법으로 혈당을 측정할 때 위음성을 일으키는 것은?

30 포도당의 분자량은? (C=12, H=1, O=16)

31 NADPH가 생성되는 혈당측정법은?

32 혈당 측정 시 표준액 glucose는 주로 어떤 용액에 녹이는가?

memo

CHAPTER

04

비단백질 질소 화합물

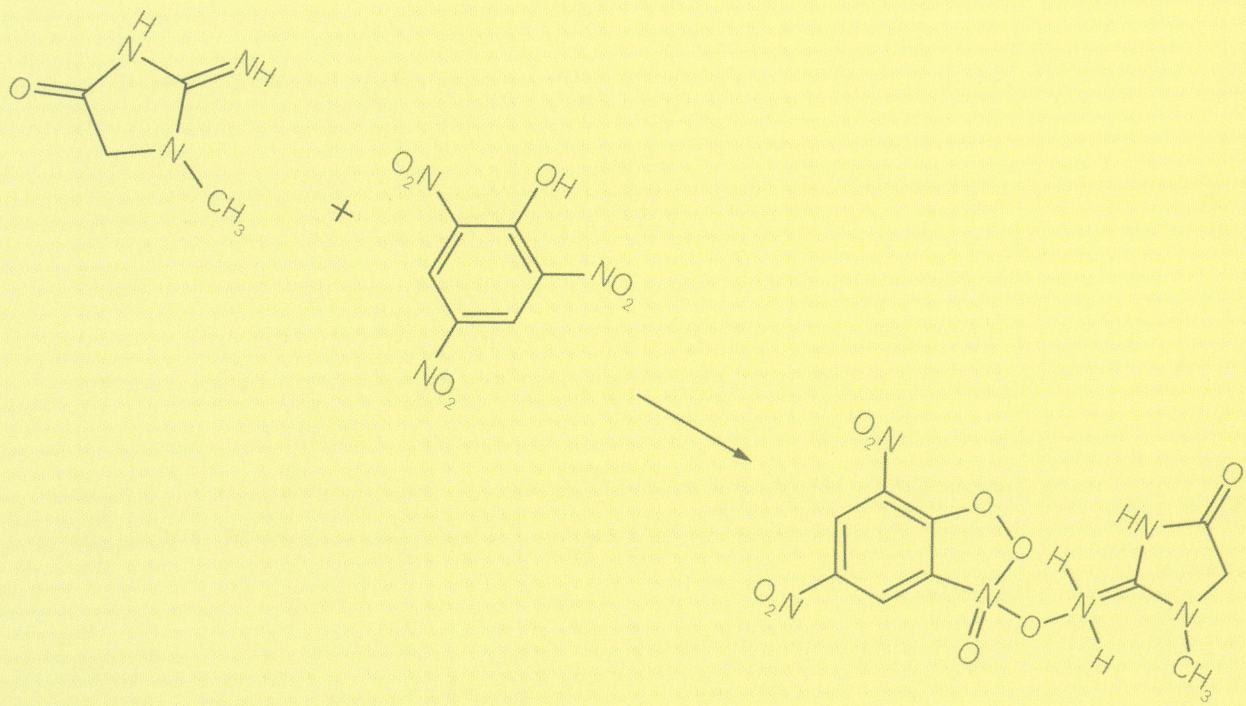

Chapter 4

비단백질 질소화합물

학습목표

1. 비단백질소의 종류 및 특징
2. 비단백질소의 측정방법
3. 비단백질소와 관련된 질병

A. 비단백질소(Nonprotein Nitrogen, NPN)

Nonprotein nitrogen이란 용어는 영양학에서 사용하는 것으로 전체적으로 urea, biuret 그리고 암모니아 등을 총체적으로 일컫는 것으로 단백질은 아니지만 반추동물의 위에서 미생물들에 의해 단백질로 전환될 수 있는 구성물질들이다.

대부분의 NPNs으로 15가지 정도의 물질이 있는데 대부분 단백질 혹은 핵산의 이화작용(catabolism)에서 유래가 되고 있는데 가장 중요한 NPNs은 요소(urea, 약 50%), 아미노산(약 25%), 요산(uric acid, 약 10%), 크레아티닌(creatinine, 약 5%), 크레아틴(creatine, 약 1-2%), 그리고 암모니아(ammonia, 약 0.2%) 등이 포함된다. 일반적으로 혈장 NPN은 신부전증(renal failure)이 있을 경우 상승하기 때문에 신장기능(renal function)을 확인하기 위해서 blood test로서 시행을 한다.

NPN의 성분은 단백질과 핵산의 분해대사에서 유래하고 NPN이 혈액에서 증가된 상태를 고질소혈증(혹은 질소혈증, azotemia)라고 한다. 인체에서 요소, 크레아티닌 및 요산의 제거는 신장을 통해 이루어진다. NPN은 콩팥기능장애(신부전증)에서 많이 증가하기 때문에 NPN의 주성분인 요소, 요산 및 크레티닌의 측정은 콩팥기능의 지표가 된다.

비단백질소의 특징을 살펴보면

a) 혈청 중 단백질을 제외한 질소화합물(요소, 요산, creatinine, 암모니아 등)

b) 단백질 대사의 종말 산물 및 중간산물(신장에서 배설됨)

1) Blood Urea Nitrogen(BUN): NPN중 약 50% = 신장질환

2) Creatinine: creatine의 대사산물 = 신장질환

3) Creatine: 근육질환

4) Uric acid: 통풍

5) Ammonia: 간기능 장애

B. 요소(Urea)

인간과 포유류에서 배설 된 질소의 거의 80%는 요소의 형태로 간세포의 시토졸(세포질의 액상부분)과 미토콘드리아 매트릭스(gel-like material)에서 발생하는 일련의 반응을 통해 생성된다. 이러한 반응을 총괄하여 요소주기(Urea cycle) 또는 Krebs-Henseleit cycle라고 한다. 체내의 조직이나 간에서 아미노산은 탈아미노작용(deamination)에 의해 아미노기가 떨어지는데, 이때 유리된 아미노기는 암모니아(NH_3)가 되고, 이것은 간에서 요소합성 경로인 오르니틴회로(ornithine cycle)를 통해 요소로 합성된다(그림 4-1). 암모니아는 인체에서 제거해야하는 질소대사의 독성물질이다. 요소주기는 간세포의 미토콘드리아에서 과도한 암모니아를 요소로 변환한다. 요소 형태는 혈류로 들어가고 신장에 의해 여과되어 궁극적으로 소변으로 배설된다(일부는 요세관에서 확산에 의해 재흡수된다).

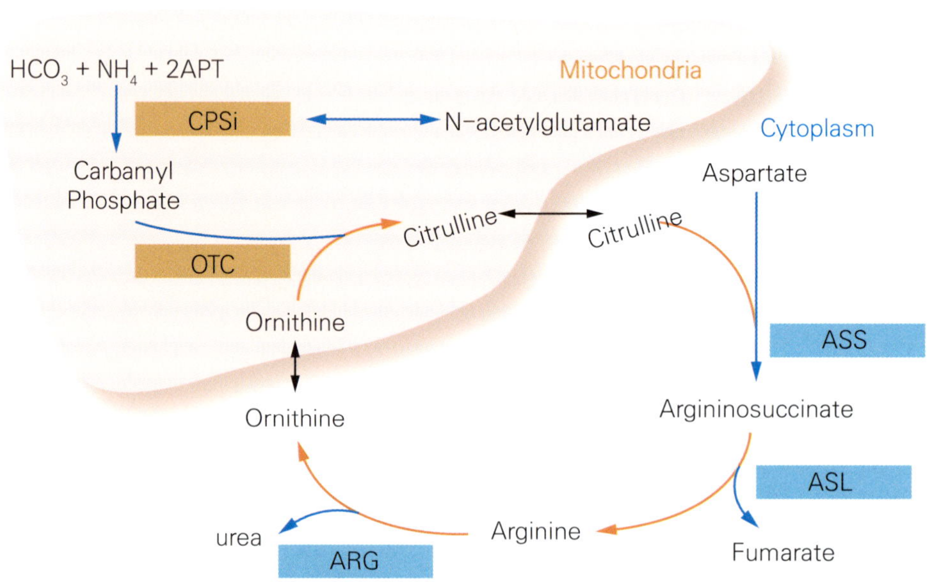

그림 4-1 Urea cycle

요소 사이클은 4가지 반응으로 구성된다. 첫 번째 반응은 미토콘드리아의 매트릭스에서 발생하고 이어서 그 다음 반응은 시토졸에서 발생한다. 첫 번째 반응은 carbamyl phosphate의 carbamyl group을 ornithine으로 옮겨서 citrulline을 형성한다. 이 반응은 ornithine transcarbamoylase(OTC)에 의해 촉매된다. 두 번째 반응은 argininosuccinate synthetase(ASS)에 의해 촉매된다. 이 효소는 citrullyl-AMP intermediate(중간체)를 형성함으로써 citrulline을 활성화시키기 위해 ATP를 사용한다. 이 중간체는 aspartate residue(아스파테이트 잔기)의 amino group(아미노기)에 의해 공격되어 argininosuccinate를 형성한다. 세 번째 단계는 arginnosuccinate를 fumarate와 arginine으로 자르는 argininosuccinate lyase(ASL)에 의해 촉매된다. 마지막 단계는 arginase(ARG)에 의해 촉매작용으로 arginine이 urea와 ornithine으로 분해가 되어 사이클이 완성된다.
(*CPS I: carbamoyl phosphate synthetase I)

1. 측정법

측정 원리를 살표보면 두 가지 Kinetic method, Chemical method 등으로 나눌 수가 있다.

1) Kinetic method-요소질소를 측정하는 주요 방법

$$\text{Urea} + 2H_2O + H^+ \xrightarrow{\textit{urease}} (NH_4)_2CO_3 + H^+ \rightarrow 2NH_4^+ + HCO_3^-$$

$$NH_4^+ + \text{2-oxoglutarate} + \text{NADH} \xrightarrow{\textit{glutamate dehydrogenase}} \text{glutamate} + NAD^+ + H^+$$

$$\text{요소} + 2H_2O \xrightarrow{\textit{urease}} 2NH_3 + CO_2$$

$$NH_3 + \alpha\text{-ketoglutarate} + \text{NADH} + H^+ \xrightarrow{\text{GLDH}} \text{글루탐산} + H_2O + \text{NAD+} \ (340\,\text{nm} \downarrow)$$

(*340 nm에서 흡광도의 감소는 urea의 농도에 비례한다)

(*Urease는 플루오린화나트륨(NaF)에 의해 요소분해 효소 활성이 억제되어 위음성이 일어날 수 있고 암모늄을 함유한 항응고제를 사용할 경우에는 위양성이 일어난다.)

이 방법은 혈액에 본래 있던 암모니아도 측정되어 위양성을 일으킬 수 있지만 자동분석기에서 사용하는 초속도법으로 측정하면 요소는 uriase에 의해 NH_3와 CO_2로 분해되지만, 내재성 NH_3는 변환속도가 달라 방해하지 않는다. 채혈 후 시간과 함께 상승하므로 검체를 얼음으로 차갑게 하고 신속히 측정한다.

2) Chemical method

Diacetyl monoxime + H_2O → diacetyl + hydroxylamine

Diacetyl + urea(acid medium) → diazine derivative(yellow)

*정상범위: 6~20 mg/dL

2. Urea 혹은 요소질소(Blood Urea Nitrogen, BUN)의 임상적 의의

Urea는 혈액에서 중요한 질소를 포함한 화합물(비단백 질소화합물 중 가장 많이 차지함)로서 단백질의 이화작용(catabolism)으로 생성되고 아미노산의 탈아민(deamination)으로부터 간에서 합성되고 신장에 의해서 배출된다.

비정상적인 serum urea의 수치는 신장의 전신 및 후신의 손상에 기인한다고 한다. 주로 이러한 serum urea의 수치가 증가하는 경우에는 신부전증(renal failure), 사구체신염(glomerular nephritis), 요로폐색증(urinary tract obstruction), 탈수(dehydration)등이 있고 감소하는 경우에는 심각한 간질환(*간경화증에서는 간에서 요소 합성이 저하한다), 설사, 구토 그리고 영양상테가 좋지 않을 경우이다.

BUN(Blood Urea Nitrogen)은 지금도 사용하고 있지만 옛날 용어이기에 다음과 같은 공식에 의해서 Urea를 측정할 수 있다.

$$\text{BUN} \times 2.14(60/28) = \text{Urea}$$

(요소의 분자량은 60, 그 중 질소량은 28)

C. 크레아티닌(Creatinine)과 크레아틴(Creatine)

크레아티닌은 근육과 단백질 대사에서 크레아틴 인산염(creatine phosphate or phosphocreatine)의 분해산물이다. 혈청 크레아티닌(혈액 측정)은 신장에 의해 변하지 않고 배설되는 근육대사의 부산물로 쉽게 측정되므로 신장건강의 중요한 지표이다. 크레아티닌 자체는 크레아틴(creaine), phosphocreatine(creatine phosphate라고도 함) 및 ATP 등이 관여하는 생물학적 시스템을 통해 만들어진다(그림 4-2).

크레아틴은 S-아데노실메티오닌(S-adenosyl methionine)에 의해 글리코시아민(glycocyamine, 아미노산인 arginine 및 glycine으로부터 콩팥에서 합성된 guanidino acetate)의 메틸화(methylation)로부터 간에서 주로 합성된다. 그런 다음 혈액을 통해 다른 기관, 근육 및 뇌로 운반되며, 여기에서 인산화(phosphorylation)를 통해 고에너지 화합물인 phosphocreatine(high-energy phosphocreatine)이 된다. Creatine이 Phosphocreatine으로 전환되는 것은 creatine kinase에 의해 촉매되고 이 반응과정에서 creatinine이 형성한다. 크레아티닌은 주로 콩팥, 우선적으로 사구체 여과로부터 제거될 뿐만 아니라 근위 세뇨관 분비(proximal tubular secretion)에 의해 혈액에서 제거된다.

진단 혈청 크레아티닌 연구는 신장기능(renal function)을 결정하는 데 사용되고 기준범위는 0.6~1.3 mg/dL(53~115 μmol/L) 정도이다. 혈청 크레아티닌 측정은 간단한 검사이며 신장 기능의 가장 일반적으로 사용되는 지표(indicator)이다. 혈액 크레아티닌 농도의 증가는 늦은 표지자(late marker)이며 기능하는 네프론에 현저한 손상이 있는 경우에만 관찰된다. 따라서 이 검사로 초기 신장질환을 발견하기에 적합하지 않다.

혈청과 소변(creatinine clearance, 크레아틴 청소율) 속의 Creatinine의 수치를 측정하는 것은 사구체여과율(glomerular filtration rate, GFR)을 사용한다. Creatinine의 수치는 식사 혹은 소변의 흐름비율에 의해 변화되지 않고 세뇨관에 의해 creatinine이 재흡수되지도 않는다. 즉 사구체의 여과에 의해 배설되며 재사용 되지 않으므로 Urine에 항상 일정량 배설된다. 또한, creatinine은 가장 안정한 질소화합물로 근육량(체중)에 비례한다.

Creatinine의 증가는 사구체여과율(glomerular filtration rate)의 감소와 관계가 있고, 이 사구체여과율이라고 하는 것은 신장이 일정 시간동안 특정 물질을 제거할 수 있는 혈장양을 의미하며 신장 기능을 반영하는데 있어 매우 중요한 수치라 할 수 있다. 혈장 creatinine은 식사의 영향과 관계가 없고 이것은 신장기능(renal function)을 측정하기 위한 가장 흔한 검사방법이다.

추정 사구체 여과율(eGFR, estimated Glomerular Filtration Rate)을 계산하여 신장 기능을 더 잘 추정할 수 있다. 즉, eGFR은 신장이 얼마나 잘 작동하는지를 알려주는 검사이다(표 4-1).

정상적인 eGFR은 60 혹은 그 이상인데 만약 3개월 이상 eGFR이 60미만인 경우에는 신장이 제대로 작동하지 않을 수 있고 eGFR이 15미만인 경우 투석을 시작하거나 신장 이식이 필요할 수 있다. 아래에 두 가지의 표를 통해 GFR의 단계에 따른 신장의 상태를 파악할 수 있다(표 4-2).

표 4-1 eGFR 척도

Stage 1	Stage 2	Stage 3	Stage 4	Stage 5
소변의 단백질 또는 신장의 물리적 손상처럼 다른 신장 손상 징후가 있는 정상 eGFR 범위 90 이상	소변의 단백질 또는 신장의 물리적 손상처럼 다른 신장 손상 징후가 있는 정상 eGFR 60~89	eGFR 30~59, 약간의 신장 손상	eGFR 15~29, 심한 신장 손상	eGFR이 15 미만인 경우 신장이 손상에 가까워 졌거나 이미 손상됨

표 4-2 GFR에 따른 신장 기능의 단계

만성 신장 질환 단계GFR	GFR	신장기능
1단계-정상적인 신장 기능을 하면서 신장 손상	〉90	90~100%
2단계-약간의 신장 기능 손실이 있으면서 신장 손상	89~60	89~60%
3a단계-경증에서 중증 신장 기능 손실	59~45	59~45%
3b단계-중증에서 심각한 신장 기능 손실	44~30	44~30%
4단계-아주 심각한 신장 기능 손실	29~15	29~15%
5단계-신부전증	〈15	〈15%

* Source of KDIGO (Kidney Disease Outcomes Quality Initiative) 가이드라인 인용

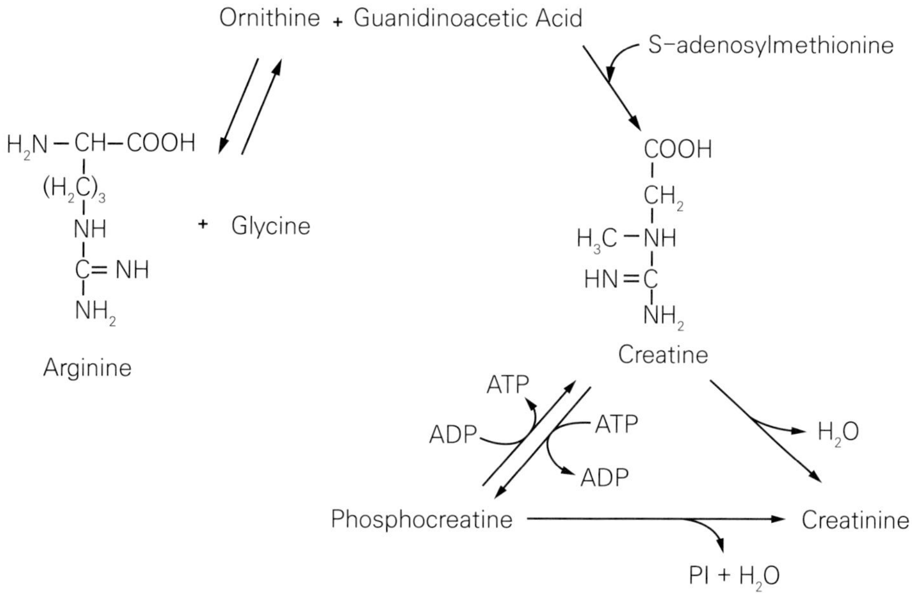

그림 4-2 크에아틴과 크레아티닌 형성과정

Creatinine은 근수축으로 인해 생성되는 노폐물로서 phosphocreatine으로부터 형성된다. 크레아티닌은 크레아틴에서 물분자와 고에너지 화합물인 크레아틴인산(phosphocreatine)에서 물분자 및 인산이 빠지면서 형성된 최종 분해산물이다. 크레아틴은 아르지닌, 글라이신, S-아데노실메티오닌으로부터 형성되어 물분자가 빠지면서 크레아티닌이 되거나 ATP를 사용하여 phosphocreatine으로 형성된다. Liver: Amino acids → Creatine; Muscles: Creatine → Phosphocreatine; Muscles: Phosphocreatine → Creatinine

(*Creatine: 근육과 뇌에서 주로 발견되는 아미노산의 종류이다. creatine을 phosphocreatine으로 바꾸어 근육에 저장하여 에너지 생성을 위해 사용한다.)

Creatinine을 측정방법으로는 Jaffe method와 enzymatic method 등이 있다.

1. Jaffe method

자페 반응(크레아티닌과 picric acid의 반응)은 여전히 가장 오래된 임상 방법이면서 이 반응은 혈액과 소변의 크레아티닌 수치를 결정하기 위해 임상 화학에 사용되는 비색 방법 중의 하나이다. 이 방법의 원리를 보면 크레아티닌은 알칼리성 매질에 형성된 picrate ion과 반응하여 적색-오렌지색을 형성한다. 샘플로부터 생성된 색상은 동일한 조건에서 알려진 양의 크레아티닌에 의해 생성된 색상과 505 nm의 파장에서 비색계로 비교한다.

Jaffe 반응은 혈장의 크레아티닌 측정에 적용될 때 비특이적인 것으로 알려져 있다. 단백질, 포도당, ascorbic acid, 아세톤 및 keto acids을 포함한 많은 화합물이 또한 Jaffe 반응을 형성하고 혈장에서 크레아티닌의 과대평가(overestimation)를 유발할 수 있다. 탈단백질화(deproteinisation)는 혈장의 크레아티닌 측정에서 중요한 단계이다.

Creatinine + picric acid(alkaline solution) → creatinine picrate(red tautomer)

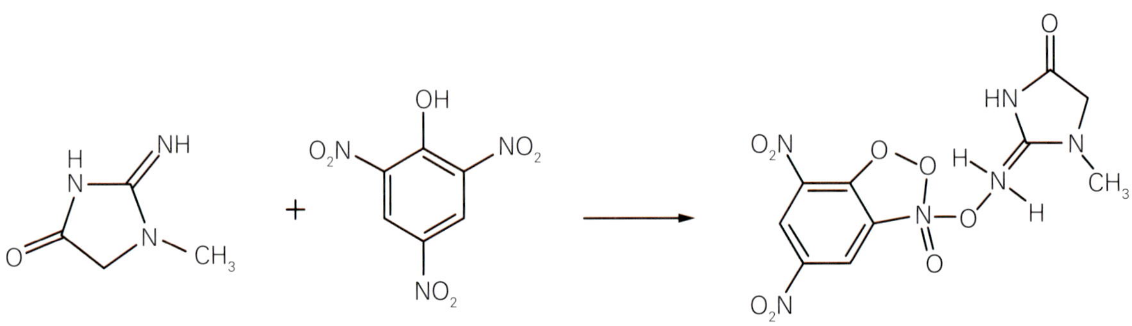

| 그림 4-3 | Jaffe 반응

Creatinine은 picric acid와 결합하여 red-colored complex를 형성하는데 이것을 Janovski complex라고도 한다.
*Reference range: 남자, 0.9~1.3 mg/dL; 여자 0.6~1.1 mg/dL

2. Enzymatic method

효소적방법은 크레아티닌의 정확한 측정, 특히 신생아, 소아과 및 혈액학 파트에서 사용되는 더 나은 임상적 방법의 선택이라 할 수 있다.

크레아티닌에 대한 효소분석은 크레아티닌이 크레아틴으로의 효소적인 전환(creatininase)을 포함하는 일련의 효소적인 반응(creatinase, sarcosine oxidase)이다.

Peroxidase(POD)의 존재 하에서, 과산화수소는 유색염료의 형성에 의해 550 nm에서 정량화된다. 샘플에 존재하는 내인성 크레아틴은 pre-incubation 동안 creatinase와 sarcosine oxidase에 의해 제거된다[A].

[A]

- Creatinine + $H_2O \xrightarrow{\textit{creatininase}}$ creatine
- Creatine + $H_2O \xrightarrow{\textit{creatinase}}$ sarcosine + urea
- Sarcosine + O_2 + $H_2O \xrightarrow{\textit{sarcosine oxidase}}$ glycine + formaldehyde + H_2O_2
- H_2O_2 + indicator (reduced) $\xrightarrow{\textit{peroxidase}}$ indicator(oxidized) + $2H_2O$

크레아티닌 아미도하이드롤라제(creatinine aminohydroloase)는 전체적으로 효소적인 방법에서에서 혈청 크레아티닌을 측정하는 데 사용된다. 가수분해에 의해 생성된 크레아틴은 크레아틴 키나제(creatine kinase), 피루베이트 키나제(pyruvate kinase) 및 락테이트 탈수소 효소(lactate dehydrogenase)에 의해 작용하여 340 nm에서 흡광도의 변화의 결과를 나타낸다[B].

[B]

- Creatinine + $H_2O \xrightarrow{\textit{careatinine aminohydrolase}}$ creatine
- Creatine + ATP $\xrightarrow{\textit{creatine kinase}}$ creatine-P + ADP
- ADP + phosphoenolpyruvate $\xrightarrow{\textit{pyruvate kinase}}$ ATP + pyruvate
- Pyruvate + NADH $\xrightarrow{\textit{lactate dehydrogenase}}$ Lactate + NAD^+

[취급시 주의사항]

크레아티닌의 소변 배설량은 식사나 운동의 영향을 받지는 않지만 성, 근육량, 연령, 비만 등의 영향은 받는다. 체표면적이 일정할 경우 크레아티닌의 소변 배설량은 거의 변동이 없다. 따라라서 사구체여과율(GFR)을 구하는 데는 크레아티닌의 측정이 이용되고 있다.

Creatinine clearance는 GFR(Glomerular filtration rate, 사구체여과율)을 측정하기 위해 사용하고 plasma sample과 24-hour urine을 사용한다.

* Creatinine clearance :

$$C\ (mL/min) = \frac{UV}{P} \times \frac{1.73\,m^2}{SA}$$

P: plasma creatinine mg/dL

U: Urine creatinine mg/dL

V: urine flow in mL/min

SA: body surface area

$1.73m^2$ = average body surface area

〈문제〉

50세 남자가 신기능 검사를 한 후 다음과 같은 결과를 얻었다.
아래 주어진 결과를 통하여 이 환자의 creatinine clearance는?

urine creatinine: 120 mg/dL
serum creatinine: 1.5 mg/dL
total urine volume in 24 hours: 1800 mL

(풀이)

먼저 urine flow(V)값을 구해야 하는데 V의 단위는 mL/min 즉, 분당의 volume이기 때문에 1,800/(60×24) = 1.25 mL/min

$$\frac{120 \times 1.25}{1.5} = 100\ mL/min$$

D. 요산(Uric acid)

Uric acid(요산)는 purine(adenosine과 guanine)의 주요 노폐물이고 간에서 합성이 된다. 이 요산이 수치가 올라갈 때에는 신장이 요산을 효과적으로 제거를 하지 못할 경우이다. 즉 요산은 사구체 여과를 통하여 신장에 의해 조절이 되고 일부는 위장관(gastrointestinal tract)을 통하여 배출되기도 한다.

이 요산의 임상적 의의를 살펴보면 대사의 최종 산물인 요산이 혈액 내에 남아 농도가 높아지는 hyperuricemia(고요산혈증)으로 인해 발생되는 통풍(gout-purine)을 유발한다(그림 4-4).

즉, 혈액 및 관절액 내의 요산은 요산염(urate) 결정으로 남아 있는데 이것이 관절의 윤활막(synovial membrane), 연골, 연골하골(subchondral bone) 및 관절 주위 조직과 피하조직에 침착되고 이로 인해 염증과 통증을 동반하는 질환을 통풍이라고 한다. 납중독, lactic acidosis, 만성신부전증, 급성/만성 사구체 신염에서 요산의 증가를 보여주고 요세관 재흡수 장애(tublar reabsorption disorders)가 있을 경우 요산의 감소를 나타낸다.

또한, 당뇨병 및 암모늄산 요산염 신장결석(ammonium acid urate kidney stones)의 형성을 포함한 다른 의학적 상태와 관련이 있다.

요산을 측정하는 방법으로는 chemical and enzymatic uricase method가 있다.

1. Enzymatic uricase method(그림 4-5)

: 293 nm에서 흡광도 감소율 측정

$$\text{Uric acid} + O_2 + H_2O \xrightarrow{uricase} \text{allantoin} + H_2O_2 + CO_2$$

$$H_2O_2 + \text{4-AAP} + \text{ADPS} \xrightarrow{peroxidase} \text{quinoneamime(red color)} + 4H_2O$$

빌리루빈 간섭을 무효화하기 위해 페로시안화물(ferrocyanide)을 사용한다.

4-AAP(4-aminoantipyrine), ADPS(고수용성 아닐린 유도체-highly water soluble aniline derivative, phenolic compound)

* Reference ranges: 남자가 여자에 비해 높고, 운동 및 음주 후 상승됨

남자: 3.5~7.2 mg/dL, 여자: 2.6~6.0 mg/dL

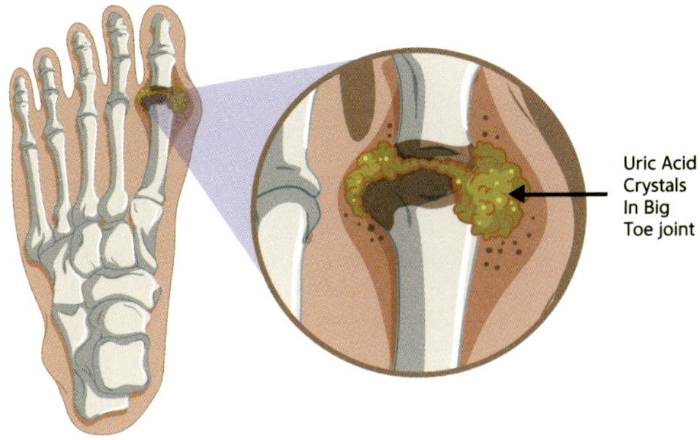

그림 4-4 요산과 통풍

Uric acid crystals이 엄지발가락 관절에 침착되어 있다. 요산은 통풍이 있는 사람에게도 증가할 뿐만 아니라 화학요법을 받고 있는 백혈병 환자의 혈액에서도 증가한다.

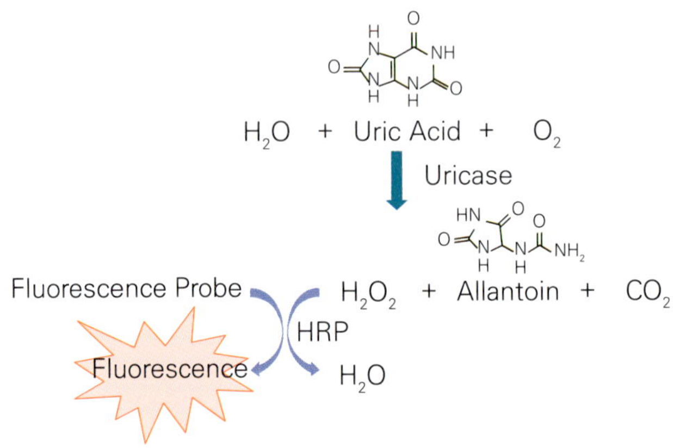

그림 4-5 Uricase를 이용한 Uric acid 측정

효소적인 방법을 이용한 요산의 측정은 uricase에 의한 요산의 특이적인 산화반응의 결과이며 이 uricase는 그 기질을 allantoin으로 전환시킨다. 293nm에서 이들 물질의 흡광도의 차이를 측정한다.

2. Chemical method

Uric acid + phosphotungstic acid + O_2 → allantoin + CO_2 + tungsten blue

Uric acid는 알칼리성 매체에서 환원제(reducing agent)이다. 그것은 인산텅스텐산(phosphotungstic acid)을 텅스텐블루(tungsten blue)로 환원시킨다. 700 nm에서 흡광도를 측정한다(* 현재는 거의 사용하지 않는 방법이다).

E. 암모니아

단백질을 섭취하면 신체가 단백질을 아미노산으로 분해한다. 암모니아는 남은 아미노산에서 생산되며 신체에서 제거되어야 한다. 간은 암모니아를 요소라고 하는 형태로 바꾸는 몇 가지 화학 물질(효소)을 생성한다. 암모니아는 아미노산의 탈아미노(deamination)에 의해 생성되고 간세포(hepatocyte)는 암모니아를 urea로 변형하여 배출한다. 암모니아는 중추신경계에 심한 독성을 보이기 때문에(neurotoxic) 혈중에 극히 소양만이 존재한다.

암모니아의 임상적인 의의를 살펴보면 간장애 혹은 간질환(hepatic failure)와 Reye syndrome일 경우에 암모니아 수치가 높아진다.

(*Reye syndrome: 원인은 아직 알려지지 않은 매우 희귀질병이지만 간과 뇌가 붓는 상당히 위험하고 심각한 상태로 flu나 chickenpox 같은 바이러스성 감염이후 회복하는 단계에서 아이들과 청소년들에게 대부분 발생한다)

다른 비단백질소 성분(요소, 크레아티닌, 요산)을 분석하는 목적은 주로 콩팥기능을 평가하는 것이지만 암모니아는 간 기능을 평가하기 위한 분석이다.

[측정방법]

$$\alpha\text{-ketoglutarate} + NH_4^+ + NADPH \xrightarrow[\textit{dehydrogenase}]{\textit{glutamate}} \text{Glutamate} + NADP^+ + H_2O$$

이 비색분석법은 알파-케토 글루타르산 및 글루타메이트 탈수소효소의 존재하에 NADPH의 NADP로의 산화에 기초한다. 암모니아 수치는 시간에 따른 340 nm에서의 흡광도 감소에 비례하는 NADPH 산화속도를 분석함으로써 결정된다. 가장 특이성이 높고 많이 사용한다.

[취급 시 주의사항]

암모니아 분석에는 정맥혈 혈장이 좋다. 이때 항응고제는 EDTA나 헤파린(암모늄이 아닌 것)을 사용한다.

혈액과 공기에 노출이 되면 안되기 때문에 진공관을 완전히 채워야 하고 채혈 후에는 혈액검체를 바로 얼음위에 올려놓고(*시료 속에 있는 다른 질소화합물이 암모니아로 대사되는 것을 방지하기 위해) 아미노산의 탈아미노 반응을 억제하기 위하여 가능한 빨리 원심분리를 해야한다. 적혈구의 암모니아의 농도는 혈장보다 약 3배나 더 높기 때문에 용혈이 일어난 검체를 사용하면 안된다. 흡연에 의해 암모니아가 증가하기 때문에 채혈 8시간 전부터 금연해야 한다.

간성 뇌병증(Hepatic encephalopathy, HE)

간성 뇌병증은 심각한 간 질환의 결과로 발생하는 뇌 기능의 감소인데 이 상태에서 간은 혈액에서 독소를 적절하게 제거 할 수 없게되어 혈류에 독소가 축적되어 뇌 손상을 일으킬 수 있게된다. 간성 뇌병증은 급성(단기) 또는 만성(장기) 일 수 있고 어떤 경우에는 간성 뇌병증이있는 사람이 반응이 없어 혼수 상태에 빠질 수도 있다(Hepatic coma).

혈액에 암모니아가 증가하면 어떤 대사 변화가 일어날까? 우선 혈중 암모니아가 증가하여 세포 안으로 유입된 암모니아는 글루탐산 탈수소 효소(glutamate dehydrogenase, GLDH)의 작용에 의해 α-케토글루타르산에 결합하여 글루탐산(glutamate)을 형성한다. 암모니아의 증가로 이러한 작용이 심해지면 세포 내에는 α-케토글루타르산이 고갈되고, TCA 회로가 손상된다. 이렇게 되면 세포는, 특히 뇌의 신경세포는 ATP의 결핍으로 정상적인 기능을 수행하지 못하고 더 악화되면 혼수나 사망에 이른다(그림 4-6).

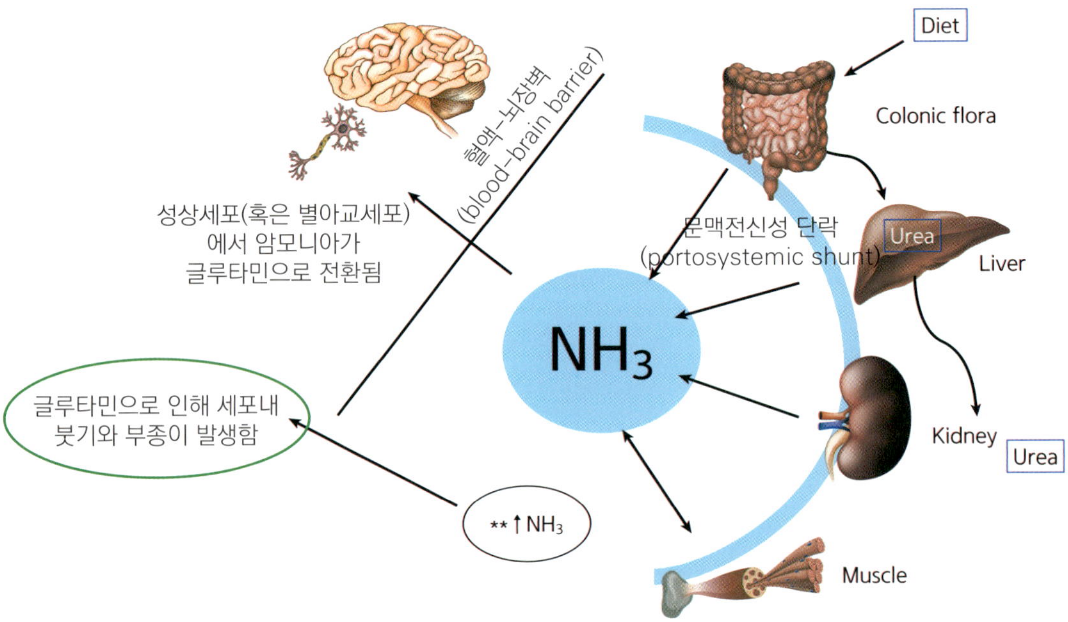

그림 4-6 | 간성 뇌병증의 병리생리학에 관여되는 요소들

암모니아는 장에서 요소(urea)와 단백질의 박테리아 대사와 소장에서 글루타민의 탈아민화에 의해 질소대사물질(nitrogenous products)에서 생성된다. 일반적으로 암모니아는 간과 신장에 의해 제거되고 골격근에서 대사된다. 그러나 간기능장애(liver dysfunction) 및 문맥전신성 단락(portosystemic shunting)의 결과로 암모니아를 적절히 제거할 수 없게 된다. 혈장의 암모니아 수치가 증가하면 성상세포(astrocytes)에서 글루타민(글루타민 합성 효소를 통해)으로의 대사가 증가하여 세포 내 부종 및 부종이 발생하게 된다.

Q & A

1 NPN 성분 중에서 가장 많이 차지하고 있는 성분은?

2 단백질 분해, 아미노산의 탈아미노 반응에 의해 생긴 암모니아로부터 간에서 생성되는 것은?

3 Urea = Urea Nitrogen x ( )?

4 핵산의 퓨린(purine) 염기인 아데닌과 구아닌의 이화작용으로 인한 산물은 무엇인가?

5 고요산혈증(hyperuricemia)과 관련이 있는 질환은?

6 요산은 uricase에 의해 무엇이 생성되는가?

7 Arginine, Glycine, Methionine으로부터 주로 간에서 합성되어 근육등으로 운반되고 크레아틴인산으로 전환되어 고에너지원으로 작용하는 것은?

8 야페반응(Jaffé reaction)법으로 측정하는 것은?

9 8번의 반응에서 크레아티닌은 무엇과 반응하여 최종 색깔이 적색~오렌지색이 되는가?

10 요소 측정에 사용되는 요소 분해효소인 유리에이스(urease)는 무엇에 의해 저해되는가?

Q & A

11 크레아티닌은 어떤 물질로부터 생성되는가?

12 간성혼수(Hepatic comma)와 관련이 있는 NPN 성분은?

13 NPN(Non Protein Nitrogen)에 포함되어 있는 것은?

14 요소가 합성되는 장소는?

15 요산의 생합성 과정에서 요산의 전단계는 무엇인가?

16 NPN 성분 중에서 가장 낮은 농도로 존재하는 것은?

17 Creatinine 측정에서 특이적인 반응(특이성 증가를 위함)을 위하여 첨가하는 시약은?(현재는 사용하지 않음)

18 혈중 암모니아를 측정하기 위해 검체 채혈과정에서 사용되는 적절한 항응고제는?

19 혈중 암모니아를 분석하기 위해 가장 주의할 사항은?

20 Urease/Glutamate dehydrogenase(GLD)에 의한 요소 측정법에서 위양성을 일으킬 수 있는 내인성 물질은 무엇인가?

Q & A

21 사구체여과율(Glomerular Filtration Rate, GFR-1분동안 여과된 혈장량)을 구하기 위해 측정하는 성분은?

CHAPTER

05

효소

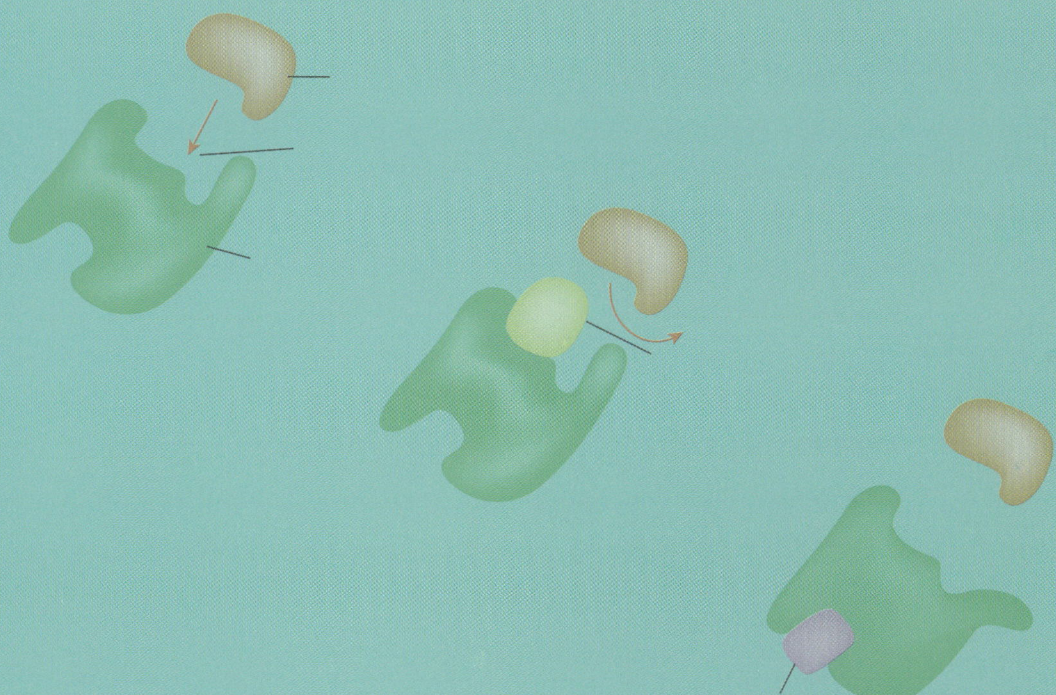

Chapter 5

효소(Enzymes)

학습목표
1. 효소와 기질의 특징
2. 임상에서 측정되는 중요한 효소의 특징
3. 심장에 관한 markers

효소는 단백질의 일종으로 생물학적인 촉매제의 역할을 하고 세포내에서 반응하는 과정동안 소모되거나 영구적으로 변하지 않는다. 세포나 조직들이 손상이 되면 많은 양의 효소들이 증가된 상태로 serum에서 보여진다.

효소학에서 중요한 몇가지 용어들을 살펴보면

① Isoenzyme(동종효소)

체내에서 같은 촉매작용을 할 수 있는 같은 효소의 다른 형태를 말한다. Isoenzyme은 전기영동이동도(electrophoretic mobility)와 열변성에 대한 저항력에 따라 다르게 분획된다.

② Cofactor(공동인자)

이온이나 비단백질로 효소활성이 필요하다.

③ Activator(활성인자)

무기물의 공동인자(inorganic cofactor)로서 효소활성이 필요(예, Mg^{2+}, Zn^{2+} 혹은 Cl^{-})

④ Coenzyme(조효소)

NAD^{+}(nicotinamide adenine dinucleotide)와 같은 유기물의 공동인자(organic cofactor)

⑤ Prosthetic group(보결족)

효소에 단단히 결합되어 있는 organic cofactor

⑥ **Active site(활성부위)**

기질(substrate)과 효소가 결합하는 부위

⑦ **Denaturation(변성)**

효소의 구조가 변경되는 것으로 효소의 활성이 손실된다. 이것은 높은 온도, 급격한 pH의 변화, 그리고 일부 화학물질에 의해 기인된다.

A. 효소작용에 영향을 끼치는 요소들

1. 기질의 농도(substrate concentration)

효소의 촉매 반응은 효소의 기질 특이성과 밀접한 상관을 가지고 있다. 효소 농도를 일정하게 고정하고 기질 농도를 점진적으로 변화시키면서 그 반응 속도를 측정하면 그림 5-1과 같은 곡선을 얻는다. 기질의 농도가 낮으면 효소의 반응 속도가 낮아지고 기질 농도가 높으면 반응 속도가 높아진다. 기질 농도가 높을 때 반응 속도(reaction rate)가 직선으로 비례하여 상승하는 것을 **1차 반응(first order reaction)**이라고 한다.

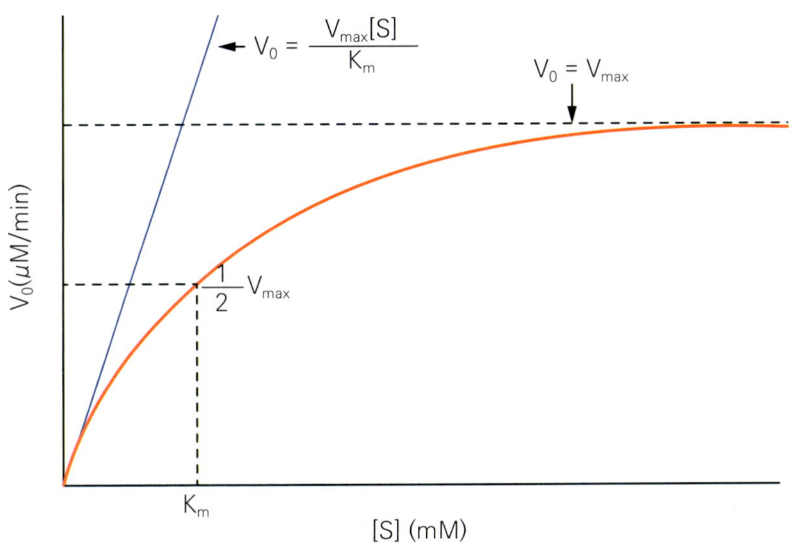

| 그림 5-1 | Michaelis-Menenten 곡선

기질 농도와 반응 속도 사이의 관계를 보여주는 효소 반응에 대한 Michaelis-Menten 포화 곡선

기질 농도가 너무 높으면 효소의 결합 부위가 모두 포화되어 반응 속도는 기질 농도의 변화와 관계없이 일정하게 유지된다. 이러한 상태를 최대 반응 속도(maximum velocity, V_{max})라고 한다. 이러한 포화 현상은 거의 모든 효소에서 찾아볼 수 있다. 최대 반응 속도에서는 효소 반응 속도의 증가가 기질 농도의 증가와 비례하여 변화하지 않으므로 이를 **0차 반응(zero order reaction)**이라고 한다.

효소 반응은 분석하는 동안 0차 반응이 계속 일어나므로 반응에 적당한 기질농도를 유지하는 것이 필요하다. 미카엘리스-멘텐 상수(K_m)는 반응 속도가 제한되지 않는 적당한 [S]를 결정하는 데 유용하다. K_m은 초기 속도가 최대 속도(V_{max})의 1/2일 때, 이에 해당하는 기질 농도(mol/L)를 가리킨다. K_m은 효소의 기질에 대한 친화성(affinity)을 나타내는 지표로 K_m이 작을수록 기질과의 친화 성이 높음을 의미한다(그림 5-2). K_m값은 그림 5-1의 미카엘리스-멘텐 곡선에서 구할 수 있다. 만일 미카엘리스-멘텐 식의 양변에 역수를 취하면 다음과 같은 직선의 1차 방정식을 얻을 수 있다. 이를 라인위버-버크(Lineweaver-Burk) 식이라고 한다(그림 5-2).

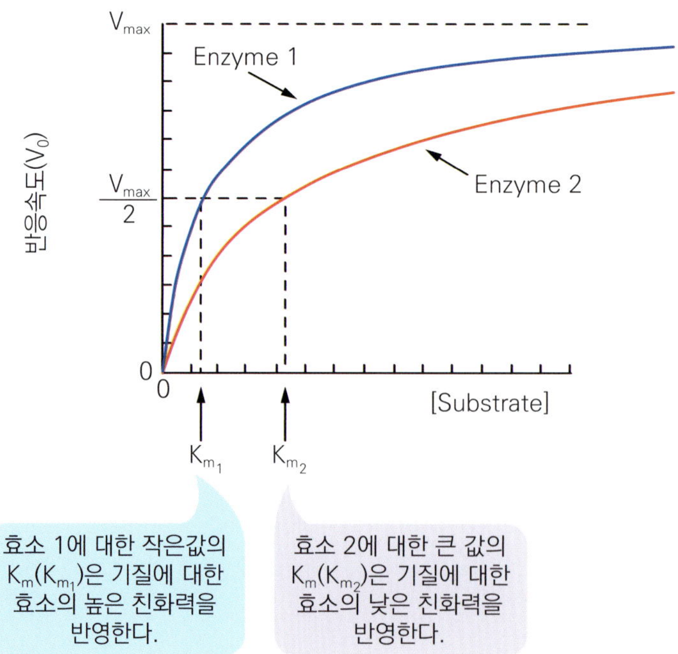

그림 5-2 효소2의 큰 K_m은 기질에 대한 효소의 낮은 친화성을 반영한다. 효소1에 대한 작은 K_m은 기질에 대한 효소의 높은 친화성을 나타낸다.

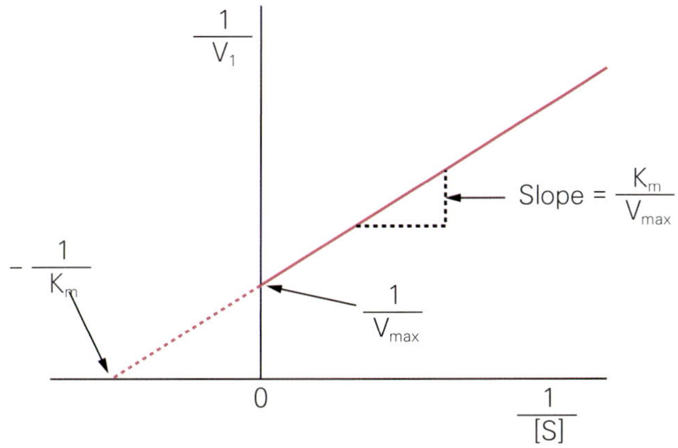

| 그림 5-3 | Liveweaver-Burk plot. x축의 절편은 -1/K_m과 같고 y축의 절편은 1/V_{max}와 같다.

Michaelis-Menten equation은

$$V_0 = \frac{V_{max}[S]}{K_m + [S]}$$

역수를 취하면 $= \frac{1}{V_0} = \frac{K_m + [S]}{V_{max}[S]}$

$\frac{1}{V_0} = \frac{K_m}{V_{max}[S]} + \frac{[S]}{V_{max}[S]}$ 다시 간단하게 하면 $\frac{1}{V_0} = \frac{K_m}{V_{max}[S]} + \frac{1}{V_{max}}$

이러한 식을 Double-Reciprocal 또는 Lineweaver-Burk equation이라고 한다. 이 식을 그래프로 나타내면 그림 5-3과 같다.

2. 효소의 농도(enzyme concentration)

반응속도는 기질의 농도가 효소의 농도를 넘어설 때 효소의 농도와 비례한다.

3. pH

지나친 pH (아주 높거나 혹은 낮거나)는 효소를 변성시키거나 그 이온상태를 변화시키고 활성부위도 변화시키기 때문에 pH가 조절되는 것은 매우 중요하다. 대부분 생리학적인 기능을 하기 위한 효소의 pH는 7.0~8.0이다.

4. 온도(temperature)

올라간 온도는 화학반응의 속도를 증가시켜 주는데 일반적으로 효소반응 속도는 높은 온도로 인해 효소가 변성이 되기 전까지 온도가 10℃가 상승할 때마다 두배가 증가된다. 효소는 최적의 반응온도를 갖는데 대개 37℃이고 변성은 일반적으로 40~50℃에서 일어난다.

5. 저해제(inhibitors)와 저해(inhibition)

저해제는 효소-촉매반응을 방해하는 물질로 세 가지 종류가 있다(그림5-4).

1) 경쟁적 저해(Competitive inhibitor)

활성부위(active site)를 위해 기질과 경쟁한다. 이러한 저해는 원상태로 되돌릴 수 있는 가역적(reversible)이다.

저해제와 기질 모두 활성 부위에 도달하기 위해 경쟁하며, 일단 저해제가 먼저 결합하면 반응 속도가 느려지고 이는 K_m을 증가시킨다. V_{max}는 반응속도를 증가시키기 위해 기질 농도를 증가시킬 수 있기 때문에 영향을받지 않으며, 더 많은 기질은 저해제의 존재 또는 없을 시에 활성부위에 더 많은 결합을 의미한다.

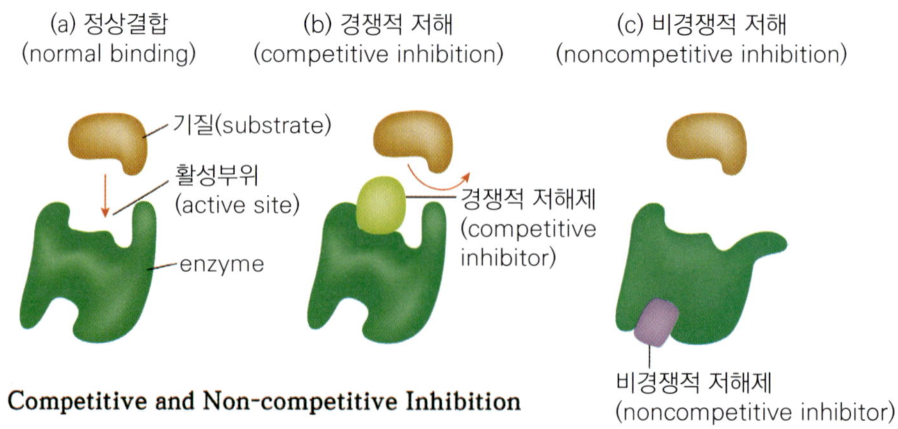

| 그림 5-4 | 저해제의 종류

Competitive inhibition은 competitive inhibitor이 효소의 활성부위와 경쟁을 하여 기질이 효소와 결합을 하지 못하는 것이고 Non-competitive inhibition은 non-competitive inhibitor이 효소의 형태를 변형시켜 효소가 기질과 결합을 하지 못하는 것이다.

2) 비경쟁적저해(Noncompetitive inhibitor)

활성부위로부터 다른 부위(or allosteric site)에서 효소와 결합하여 효소-촉매반응이 일어나지 못하게 한다. 이러한 저해는 가역적 혹은 비가역적이 될 수 있고 만약 활성부위에 영향을 미치게 된다면 (affected) 비가역적이 될 수 있다.

저해제는 다른 부위 또는 알로스테릭 부위(allosteric site)에 결합한다. 이 저해제는 효소 입체 형태를 변형하고 기질의 생성물로의 전환에 영향을 미친다. 효소가 완전히 기능 할 수 없기 때문에, V_{max}는 감소하고 효소기질 반응이 여전히 진행되고 있기 때문에 K_m은 동일하게 유지된다. K_m이 미카엘리스 상수인 경우, 이는 효소로부터 기질의 해리 상수 및 기질에 대한 효소의 친화도를 의미한다.

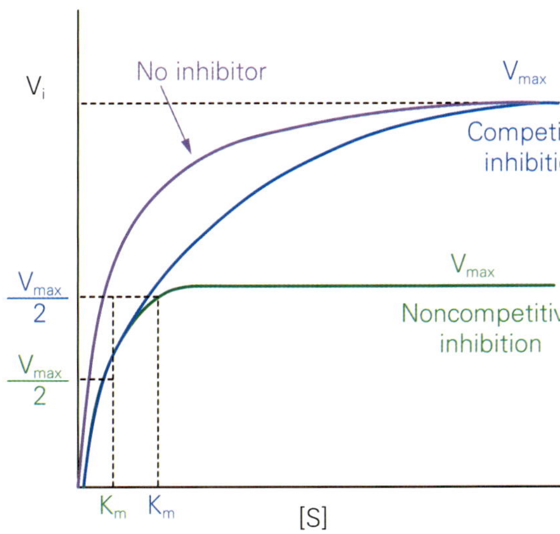

| 그림 5-5 | 반응 속도에 대한 효소 억제제의 효과와 기질 농도에 따른 효소 억제제의 효과 (Michaelis-Menten plot)

경쟁적저해일 경우, K_m값은 커지지만 V_{max}는 변하지 않고, 비경쟁적저해일 경우 K_m은 변하지 않으나 V_{max}는 작아진다.

3) 무경쟁적저해(Uncompetitive inhibitor)

효소-기질 복합체와 결합하는데 그 결과 기질의 농도가 증가되어 더 많은 효소-기질 복합체 형성과 더 많은 저해로 이어지게 된다. 무경쟁적 저해에서 저해제는 유리 효소와는 결합하지 않고 효소-기질 복합체(ES complex)와만 결합하는 것이 특징이다. 무경쟁적 저해도 비경쟁적 저해 때와 마찬가지로 기질 농도가 증가하여도 저해 작용은 감소하지 않는다. 무경쟁적저해에서는 K_m과 V_{max}가 둘 다 작아진다. 저해제가 ES 복합체를 제거하여 효소와 기질은 더 빠르게 ES 복합체를 만든다. 하지만 무경쟁적저해는 자연에서 일어나는 것이 거의 드물다(그림 5-5, 5-6).

저해제는 ES 복합체에 결합하여 ES 복합체가 유리효소 및 생성물을 형성하는 것을 지연시킨다. 이는 ES 복합체가 차단되기 때문에 V_{max}를 감소시키고 K_m도 감소되는데 이것은 효소와 기질을 형성하는 ES 복합체의 평형이 이동(ES 저해제가 결합제에 의해 결합되어 있기 때문에 ES 복합체가 없어짐) 하기 때문이다. 그리고 더 많은 기질에 결합하는 효소에 의해 재확립된다. 기질은 효소에 대한 더 높은 친화력을 나타내고 K_m은 감소한다.

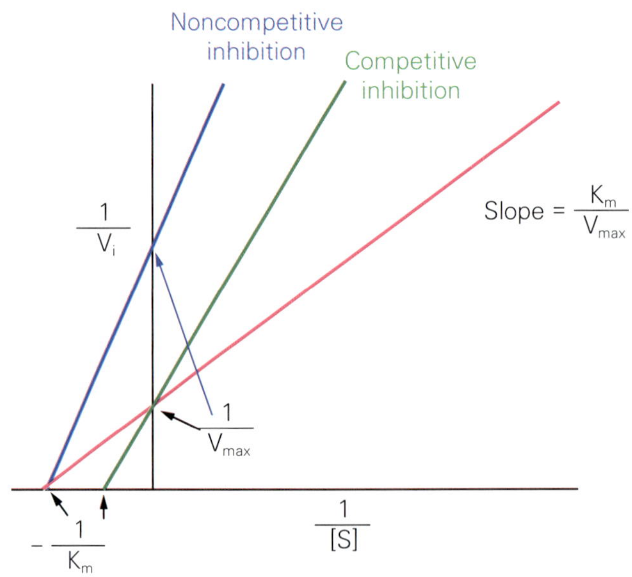

| 그림 5-6 | 반응 속도에 대한 효소 억제제의 효과와 기질 농도에 따른 효소 억제제의 효과 (Liveweaver-Burk plot)

경쟁적저해일 경우, K_m값은 커지지만 V_{max}는 변하지 않고, 비경쟁적저해일 경우 K_m은 변하지 않으나 V_{max}는 작아진다.

B. 효소활성 측정

1. 효소의 반응은 기질을 초과한 상태에서 zero-order kinetics에서 이루어진다.
2. pH와 온도는 변하지 않는 것, 첨가물질(예, cofactors, coenzymes, activators 등)들이 충분한 양으로 존재하는 것은 효소반응에 있어서 매우 중요하다.
3. 효소반응을 측정하기 위해 사용하는 두 가지 방법이 있는데 그것은 종말점(endpoint)와 역동학(kinetics) 등이다.
   a. Endpoint: 이 반응의 타입은 반응물질과 결합하여 고정된 시간(예, 20분)에 반응을 멈추는 것이다. 그리고 형성된 생성물질을 측정하는 방법이다. 이러한 효소의 활성은 최종 흡광도(final absorbance reading)에 기초한다.
   b. Kinetic: 이 반응의 타입은 반응물질과 결합하여 특이적인 시간동안 특이적인 시간 간격(예, 60초 간격)에 따라 흡광도의 변화를 측정하는 것이다. 이러한 효소의 활성은 시간이 지남에 따른 흡광도의 변화(change in absorbance)에 기초한다.
4. 효소는 활성단위(activity units)로 보고가 되는데 효소의 농도 대신에 효소의 활성에 기초하여 측정되기 때문이다.
5. International unit(IU or U)는 효소의 양(quantity)을 의미하는데 특이한 조건 혹은 명시된 상태(예, 온도, pH, 기질 그리고 활성제 등) 하에서 분당 1 micromole 기질의 반응을 촉매반응을 할 수 있는 효소의 양을 측정한다. 결과는 일반적으로 IU/L, U/L 혹은 mU/mL 등으로 보고한다.

C. 효소의 분류

EC number(Enzyme commission number)라고 하는데, 그 번호의 명명법을 보면 효소는 역할별로 크게 6개로 분리되어 있다.

EC 1 - 산화환원효소(Oxidoreductases): 산화환원 반응을 매개하는 효소로 산소, 수소 혹은 전자를 한 물질(substance)에서 다른 물질로 전달하는걸 도움

ex) 탈수소효소(dehydrogenase) 와 산화효소(oxidase)/LD

EC 2 - 전이효소(Transferase): 어떤 물질의 메틸기, 아실기, 아미노기 혹은 인산기 같은 작용기(functional group)를 다른 물질로 전달하는 효소

ex) 아미노기 전이효소(transaminase), 인산기 전이효소(kinase), 메틸기 전이효소(methyltransferase)/GGT, AST, ALT, CK, HK

EC 3 - 가수분해효소(Hydrolases): 하나의 기질(substrate)로부터 가수분해 과정을 통해 두개의 생성물을 만드는 효소

ex) Lipase, amylase, peptidase/ACP, ALP, AMS, ChE, LPS

EC 4 - 절단효소(Lyases): 기질의 C-C, C-O, C-N 또는 C-S결합을 절단하여 원자단의 첨가나 제거를 촉매하는 효소

ex) Adolase, decarboxylase/ALD

EC 5 - 이성질화효소(Isomerase): 물질의 구조를 재배열하는 효소

ex) Isomerase, mutase

EC 6 - 연결효소(Ligase): ATP를 사용하여 두물질 간에 새로운 C-O, C-S, C-N 또는 C-C 결합을 만들어 합성하는 효소

ex) Synthetase, DNA ligase

D. 임상에서 중요한 주요 효소

일반적으로 임상적으로 중요성을 갖는 효소들은 각 조직에서 발견되는데 건강한 상태라면 이러한 효소는 serum에서 매우 낮은 수치로 존재한다. 하지만 어떤 질환이 있거나 세포손상이 있을 경우에 이러한 세포내 효소들은 혈액으로 분비되어 병적인 상태를 나타내는 지표로서 알 수 있게 된다. Serum에서 효소의 양을 측정하는 것은 질병의 존재를 결정하는데 매우 유용하다(표 5-1).

| 표 5-1 | 임상적으로 중요한 serum enzymes

효소	분포	주요질환
Alanine aminotrasferase(ALT)	간	Hepatic aprenchymal disease
Alkaline phosphatase(ALP)	간, 뼈, 장점막, 태반	간담도질환, 뼈질환
Amylase(AMS) (pancreatic isoenzyme)	췌장	췌장질환 Acute pancreatitis
Aspartate aminotransferase (AST)	심장, 간, 골격근, 적혈구	Hepatic aprenchymal disease
Creatine kinase(CK) or Creatine phophokinase(CPK)	골격근, 심장	근육질환
γ-Glutamyltransferase(GGT)	간, 췌장, 신장	간담도질환(hepatobiliary disease) Alcoholism
Lactate dehydrogenase (LD or LDH)	심장, 적혈구, 림프절, 골격근, 간	용혈성 및 거대적아성빈혈, 백혈병, 림프종 Myocardial infarction
Lipase(LPS)	췌장	췌장질환 Acute pancreatitis
Acid Phosphatase(ACP)	전립선	Prostate cancer
5-Nucleotidase(NT)	간	Hepatitis
Aldolase(ALD)	근육	Muscular dystrophy
Pseudocholinesterase(SChE)	간	간질환
Glucose-6-phosphate dehydrogenase(G6PD)	혈액	용혈성 빈혈

1. Lactate dehydrogenase(LD or LDH)

(*참고치: 100-225 U/L at 37℃)

젖산 탈수소효소는 세포의 당을 에너지로 전환시키는 과정에서 필요한 효소이고 주로 간, 심장, 췌장, 신장, 골격근, 림프 조직 및 혈액 세포를 포함하여 신체의 여러 기관 및 조직에 존재한다. 질병이나 부상으로 세포가 손상되면 LDH가 혈류로 방출되어 혈액 내 LDH 수치가 상승 할 수 있다. 혈액에서 높은 LDH 수치는 급성 또는 만성 세포손상을 나타내지만 원인을 발견하려면 추가 검사가 필요하다.

LD isoenzymes(**동종효소는 아미노산 서열이 다르지만 동일한 화학 반응을 촉매하는 효소 혹은 화학적으로는 다르지만 기능적으로 유사한 효소) 4개의 subunits (polypeptide chains)으로 구성되어 있는데 "M"(muscle/liver)과 "H"(heart)라고 표기되는 두 가지 종류의 polypeptides로부터 파생되었다. 각각의 LD isoenzyme은 5가지의 isoenzyme 타입을 갖는 4분자체 (tetramer)이다. 즉, LD-1(H_4), LD-2(H_3M), LD-3(H_2M_2), LD-4(HM_3) 그리고 LD-5(M_4)로 나타낸다(그림 5-7, 5-8).

① LD-1과 LD-2

급성 심근경색(acute myocardial infarction-AMI)와 적혈구파괴(erythrocyte destruction) 등과 관련. 급성 심근경색에서 LD 수치는 8~12시간 이내에 상승하고 24~48시간에서는 최고치를 나타내고 7~10일에서는 정상적으로 회복된다. 비록 LD와 LD isoenzymes을 AMI를 진단하는데는 사용하지는 않지만 동시에 발생되는 liver damage를 평가할 때 LD 패턴을 아는 것에 매우 유용하다.

② LD-3

폐질환(pulmonary disorders), 췌장염(pancreatitis) 그리고 림프구 증가증 (lymphocytosis) 등과 관련

③ LD-4와 LD-5

간(viral hepatitis)과 골격근 관련 질환 등과 관련이 있다.

LD-1 : 심장 및 적혈구
LD-2 : 심장 및 적혈구
LD-3 : 림프 조직, 폐, 혈소판, 췌장
LD-4 : 간 및 골격근
LD-5 : 간 및 골격근

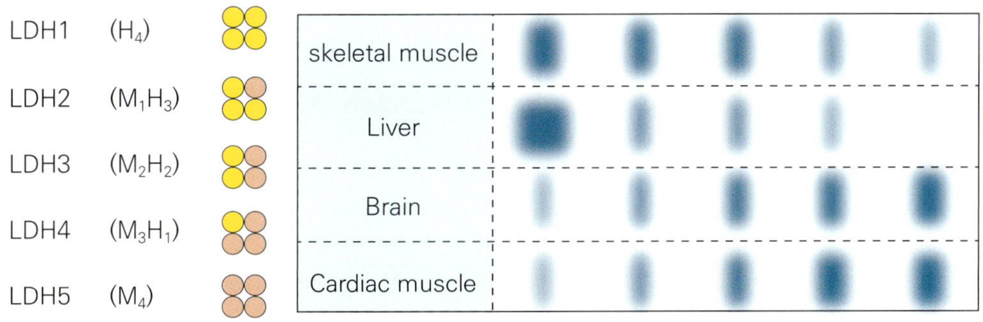

| 그림 5-7 | LD(H)의 전기영동 패턴그림

심근,콩팥, 뇌, 적혈구에는 LD-1이 많고 간이나 뼈대근육에는 LD-5가 많이 존재한다. 위에서의 그림에서는 나타나지 않았지만 폐나 췌장에서는 특히, LD-3가 우세하게 존재한다.

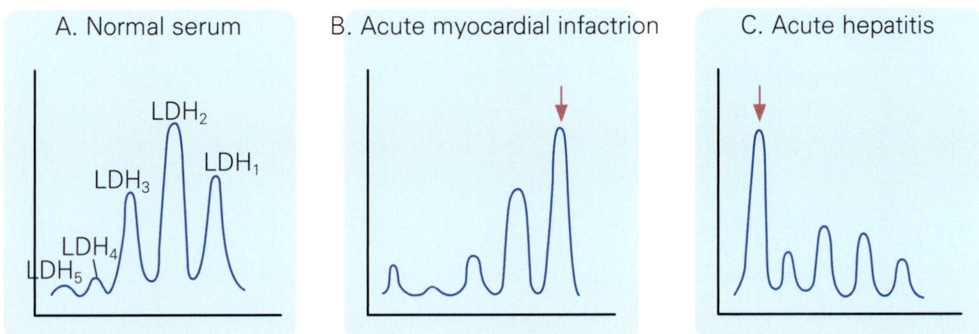

| 그림 5-8 | LD의 isoenzyme의 패턴

급성심근경색(acute myocardial infaction) LD-1이, 급성간염(acute hepatitis)에서는 LD-4, LD-5(특히 간경화증과 폐쇄성 황달의 경우 LD-5가 우세하게 상승)가 증가한다. 거대적아구성 빈혈 및 악성빈혈의 경우에서도 LD-1과 LD-2의 상승을 볼 수 있다(LD-1>LD-2).

[측정원리]

$$\text{Lactate} + \text{NAD}^+ \underset{\text{pH7.4-7.8}}{\overset{\text{LD(pH8.8-9.8)}}{\rightleftharpoons}} \text{pyruvate} + \text{NADH} + \text{H}^+$$

젖산을 기질로 하여 생성된 NADH를 340 nm에서 측정(pH 8.8~9.8) (L → P 반응): IFCC의 새로운 권고법

NADH의 340 nm 흡수 감소를 연속적으로 계측하여 측정(pH 7.4~7.8) (P → L 반응): IFCC의 원칙적인 권고법

[측정 오류(source of error))]

용혈(hemolysis), LD-4와 LD-5는 4℃에서 불안정(labile)

즉, LD-4와 LD-5는 냉장온도에서 쉽게 활성을 잃기 때문에 LD 동종효소를 바로 분석할 예정이라면 실온에 보관하는 것이 좋다.

2. Creatine kinase(CK)와 CK isoenzymes

(*참고치: 총CK: male, 15~160 U/L; female, 15~130 U/L at 37℃
CK-MB: 총 CK에서 〈 6%, mass assay 0~5 ng/mL

골격근, 심근, 뇌조직 등에서 높은 농도로 존재한다(표 5-2).

| 표 5-2 | 조직에 분포되어 있는 Creatine Kinase

조 직	Isoenzymes (%)		
	CK-BB	CK-MB	CK-MM
골격근(type I, red fibers)	〈1	3	97
골격근(type II, white fibers)	〈1	1	99
심장	〈1	22	78
뇌	100	0	0
위장관의 평활근	96	1	3
방광의 평활근	92	6	2

CK는 2개의 subunits으로 구성되어 있는데 M은 muscle 그리고 B는 brain을 의미하고 각 CK isoenzyme은 세 가지 타입으로 하나의 dimer로 표현되는데 CK-MM(or CK-3), CK-MB(or CK-2) 그리고 CK-BB(or CK-1)으로 나타낸다(그림 5-9).

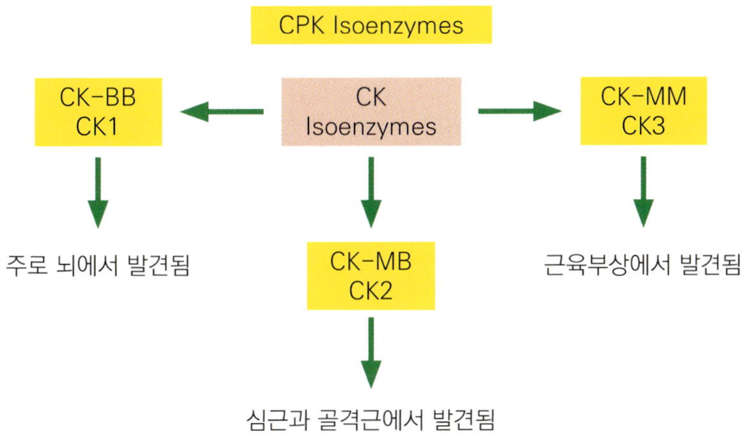

| 그림 5-9 | Creatine kinase(CK) or Creatine phosphokinase(CPK)

CK의 3가지 동종효소가 있는데 CK-MM은 골격근과 심장에서 발견되고 CK-MB은 심장에서 발견되어 심장 근육이 손상되면 상승한다. 또한, CK-BB는 주로 뇌에서 발견될 뿐만 아니라 장이나 자궁과 같은 평활근에서도 발견된다.

건강한 사람의 serum에서 CK-MM이 주요한 isoenzyme이고 CK-MB는 적은양(총 CK에서 6% 미만)으로 존재한 반면에 CK-BB는 정상적으로는 검출되지 않는다.

CK-MB의 증가는 심근손상과 관련이 있고 troponin같은 다른 표식자(marker)와 같이 사용될 때 AMI에서 증가된다. 그러나 CK-MB는 다른 골격근 장애에서도 증가된다.

CK-MM은 골격근질환과 심근장애에서 증가하고 CK-BB는 중추신경계 질환과 전립선을 포함한 여러 기관의 종양에서 증가된다.

총 CK의 6%보다 더 큰 CK-MB 수치는 급성심근경색(acute myocardial infarction, AMI)의 상태를 의미한다. AMI로 의심이 될 때 troponin을 CK-MB와 때로는 myogobin과 함께 같이 분석을 한다. AMI 다음에는 CK-MB의 수치는 4~6시간내에 상승하고 12~24시간에서 최고를 보이고 2~3일 내에 정상으로 회복된다.

결론적으로 임상적으로 크레아틴 키나아제는 CK가 많이 있는 조직들의 손상(damage)들 예를들어 심근경색(myocardial infarction-heart attack), 심각한 근육파손(rhabdomyolysis, severe muscle breakdown), 근육위축(muscular dystrophy), 자가면역 근섬유증(autoimmune myositides) 그리고 급성 신장손상 등의 표지자(marker)로서 분석된다. CK isoenzymes은 전기영동, ion-exchange chromatography, 그리고 몇 가지의 immunoassays(더 민감함)로 측정을 한다.

[측정원리]

CK를 측정하는 원리는 크레아틴포스페이트(creatine phosphate)와 ADP가 CK에 의해서 크레아틴과 ATP로 전환되는 효소결합반응에 기초를 둔다.

생성된 ATP는 헥소키나제(hexokinase)에 의해 포도당을 인산화하여 글루코스-6-포스페이트(glucose-6-phosphate)이 만들어지고 이어서 글루코스-6-포스페이트 탈수소효소(glucose-6-phosphate dehyrogenase)의 존재하에 NADP에 의해 산화된다. 생성 된 NADPH는 340 nm에서 측정이되고 CK 활성에 비례한다.

$$\text{Creatine phosphate + ADP} \xrightarrow[\text{Mg}^{2+}]{\textit{creatine kinase}} \text{creatine + ATP}$$

$$\text{ATP + glucose} \xrightarrow{\textit{hexokinase}} \text{ADP + glucose-6-phosphate}$$

$$\text{Glucose-6-phosphate + NADP+} \xrightarrow{\text{G6PD}} \text{6-phosphogluconate + NADPH + H}^+$$

[측정 오류(source of error)]

약간의 용혈 (hemolysis)

EDTA, 구연산등의 항응고제는 CK의 활성인자인 Mg^{2+}의 효과를 방해하기 때문에 사용해서는 안된다.

3. Aspartate aminotransferase(AST)

(*참고치 5~30 U/L at 37℃)

Aspartate aminotransferase(AST)는 aspartate 및 α-ketoglutarate를 oxaloacetate와 glutamate로 전환을 촉매하는 transminase 효소이다. AST 효소는 이전에 혈청 글루타메이트 옥살레이트 트랜스아미나제(SGOT, serum glutamate oxalate transaminase)로 알려져 있으며 심장, 간 및 골격근에서 가장 높은 농도 수준으로 뼈를 제외한 모든 조직에 존재한다. AST는 간세포질환(hepatocellular disorder) (바이스러성 간염에서 기준치의 100배 이상, 전염성단핵구증에서 기준치의 20배 이상, 간경변에서 기준치의 4배이상), 골격근의 질환 그리고 폐색전(pulmonary emboli-Pulmonary embolism is the sudden blockage of a major blood vessel(artery) in the lung, usually by a blood clot) 그리고 급성 췌장염(acute pancreatitis) 등을 평가하는데 사용한다. 낮은 농도의 AST는 소변에서도 발견되지만 신장손상 진단에는 유용하지 않다.

AMI(급성심근경색)에서 AST는 6~8시간 내에 상승하고 18~24시간 내에 최고정점이 되고 4~5일 내에 정상으로 되돌아 간다. AST는 AMI를 진단하기 위해 사용되는 것은 아니지만 AST 패턴의 의식은 같이 발생하는 liver damage를 포함한 다른 질환들을 배제할 때 매우 유용하게 사용된다.

[측정 원리(NADH oxidation method)]

반응에서, Aspartate aminotransferase(AST)는 aspartate 및 α-ketoglutarate를 oxaloacetate와 glutamate로 전환을 촉매한다. 이어서 oxaloacetate는 NADH의 NAD로의 동시 산화와 함께 말레이트 탈수소효소(malate dehydrogenase)의 존재 하에 malate로 환원된다. 흡광도를 505 nm에서 측정한다.

$$\text{Aspartate} + \alpha\text{-ketoglutarate} \xrightarrow{\text{AST(P-5'-P)}} \text{oxaloacetate} + \text{glutamate}$$

$$\text{Oxaloacetate} + \text{NADH} + \text{H}^+ \xrightarrow{\textit{malate dehydrogenase}} \text{malate} + \text{NAD}^+$$

[측정 오류(source of error)]

용혈(hemolysis)

4. Alanine aminotransferase(ALT)

(*참고치 6-37 U/L at 37℃)

혈청 글루탐산-피루브산 트랜스아미나제(SGPT, serum glutamic-pyruvic transaminase)로도 알려진 ALT는 아미노기의 알라닌에서 α-ketoglutarate의 가역적 이동(reversible transfer)을 촉매하여 pyruvate 및 glutamate를 생성하는 피리독살-포스페이트-의존성 효소(pyridoxal-phosphate-dependent enzyme)이다. ALT는 주로 간과 혈청에서 발견되지만 다른 조직에서도 발견된다. 간세포 손상(hepatocellular injury)은 종종 혈청 ALT의 증가를 초래하고 혈청 ALT는 간 손상의 마커로서 사용될 수 있다.

Liver에 많은 양이 존재하고 kidney, erythrocytes를 포함한 다른 조직에서는 적은 양으로 존재한다. 간세포질환(간염 및 간경변)은 간내 혹은 간외 폐쇄(intra- or extrahepatic obstruction)보다 더 높은 ALT 수치를 나타낸다. ALT는 AST보다 간질환에서 더욱더 특이하게 나타난다. 증가된 AST와 함께 ALT는 AMI진단과 더불어 간관련 질환을 측정하는데 사용한다. 혈액 내 ALT 수치가 높으면 간질환의 징후가 나타나기 전에도 피부와 눈이 노랗게 변하는 황달(jaundice)과 같은 간 문제로 나타낼 수 있다. ALT 혈액 검사는 간 질환의 조기 발견에 도움이 될 수 있다.

[측정 원리]

반응에서, ALT는 alanine 및 α-ketoglutarate를 pyruvate 및 glutamate로 가역적 전환을 촉매한다. 이어서 pyruvate는 NADH에서 NAD로의 동시산화(concurrent oxidation)와 함께 lactate dehydrogenase(LDH)의 존재하에 lactate로 환원된다. 고정시간 간격동안 340 nm에서 흡광도 변화율을 모니터한다. 흡광도 변화율은 시료의 ALT 활성에 정비례한다.

ALT 측정은 간 및 심장 질환의 진단 및 치료에 사용된다.

$$\text{Alanine} + \alpha\text{-ketoglutarate} \xrightarrow{\text{ALT(P5'P)}} \text{pyruvate} + \text{glutamate}$$

$$\text{Pyruvate} + \text{NADH} + H^{+} \xrightarrow{\text{LD}} \text{lactate} + \text{NAD}^{+}$$

[측정 오류(source of error)]

약간의 용혈 (hemolysis)은 결과에 방해가 되지 않는다.

5. Alkaline phosphatase(ALP)-알카리성 포스파테이스

(*참고치 성인: 50~115 U/L at 37℃, 4~15세의 아이들: 54~369 U/L at 37℃)

알칼리 포스파타제(ALP)는 신체 전체의 여러 조직에서 발견되는 효소이고 가장 높은 농도의 ALP는 뼈와 간을 구성하는 세포에 존재한다. 혈액 내 ALP 수치가 높아지면 간질환이나 뼈 질환이 가장 흔하게 발생한다(그림 5-10).

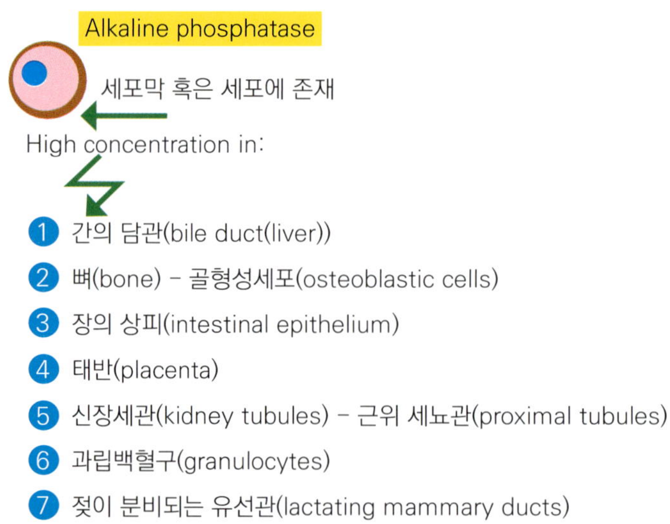

| 그림 5-10 | Alkaline phosphatase(ALP)의 조직내 분포

ALP는 인체 전체에서 발견되는 효소이지만 간, 뼈, 신장 및 소화기관에서 주로 발견된다. 간이 손상되면 ALP가 혈류로 누출 될 수 있다. 높은 수치의 ALP는 간질환 또는 뼈질환을 나타낼 수 있다.

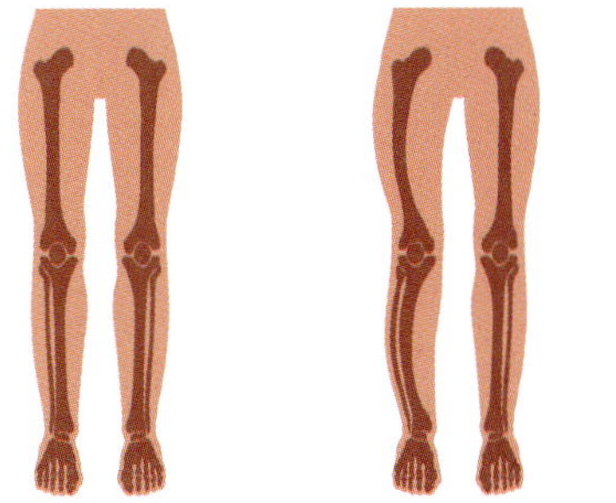

그림 5-11 Paget disease

새로운 골조직이 노후된 골조직과 점차적으로 바뀌는 정상적인 재생과정을 방해하는 질병. 시간이 지나면 뼈가 약해지고 기형적으로 변한다

ALP의 임상학적 의의를 살펴보면

ALP는 간담즙성질환(hepatobiliary disease) 그리고 골질환에서 증가되는 것을 보인다. 이 간담즙성질환에서 증가된 수치는 폐쇄성으로 인한 것이고 ALP 수치는 ALT와 AST 보다도 더 의미있는 증가를 보여준다. 담도장애(biliary tract obstruction)에서는 ALP 합성은 cholestasis에 의해 유도되는데 ALP 수치를 기준치의 3~10배 이상 증가한다. 이러한 증가는 간내폐쇄와 비교했을 때 간외폐쇄의 경우에 더 커지는 것을 볼 수 있다. 간염과 간경변 상태에서는 ALP는 기준치의 3배이상 증가한다.

가장 높은 ALP의 증가는 Paget disease에서 볼 수가 있다(그림 5-11).

저인산증(hypophosphatasia)에서는 ALP의 감소를 볼 수가 있는데 이것은 ALP bone isoenzyme의 부족으로 인한다. 골(뼈)의 재생 및 무기질화작용의 장애가 일어나고 충분하지 않는 골석회화(bone calcification)가 특징이다.

골성장으로 인해 ALP는 성인보다 아이들에게서 더 높은 수치를 보여준다.

태반(placenta)은 ALP의 근원이기 때문에 수치는 임신기간 동안의 여자들에게 정상적으로 높게 나온다.

[측정원리]

표준화 된 방법에 따른 비색 분석.

마그네슘 및 아연 이온의 존재하에 ρ-nitrophenyl phosphate는 phosphatase에 의해서 phosphate와 ρ-nitrophenol로 분해된다. ρ-nitrophenol은 ALP 활성과 직접적으로 비례관계이고 409 nm에서 흡광도의 증가를 측정함으로써 결정된다.

$$\rho\text{-Nitrophenylphosphate} + H_2O \xrightarrow{ALP(pH\,10.2)} \rho\text{-nitrophenol} + \text{phosphate ion}$$

(colorless) (yellow)

[측정 오류(source of error)]

용혈 (hemolysis)

6. Acid phosphatase(ACP)-산성 포스파테이스

(*참고치: Total ACP: male 2.5~11.7 U/L; female 0.3~9.2 U/L at 37℃
Prostatic ACP: male 0.2~5.0 U/L; female 0.0~0.8 U/L at 37℃

전립선(prostate gland)에 가장 높은 농도로 존재하고 뼈(osteoclast-파골세포), liver, spleen, erythrocytes, platelets에는 적은 양이 존재한다.

임상적 의의를 살펴보면 전립선암, 양성전립선비대증(benign prostatic hypertrophy), 뼈질환, Paget disease, 유방암(breast cancer), 혈소판 손상 등에서 ACP가 증가된다.

특히, 정액(seminal fluid)이 포함되는 질액(vaginal washings)에서 ACP 활성을 나타내기 때문에 강간(rape)과 관련된 과학수사 사례(forensic case)에서 매우 유용하게 사용된다.

전립선 산 포스파타제(PAP, prostate acid phosphatase)의 수치는 전립선 암의 지표로 오랫동안 사용되어 왔으며, 타르트레이트 내성 산성 포스파타제(TRAP, tartrate resistant acid phosphatase)의 증가 된 수치는 종종 골질환을 나타낸다.

[측정원리]

ACP 분석은 효소에 대한 발색기질로서 ρ-nitrophenyl phosphatate(ρNPP)를 사용한다.

첫 번째 단계에서 AP는 ρNPP를 탈인산화(dephosphorylation)을 하고 두 번째 단계에서는 페놀성 OH-기(phenolic OH-group)는 알칼리성 조건 하에서 탈양성자화(deprotonation)되어 ρ-nitrophenolate을 생성하여 짙은 노란색을 형성하고 405~414 nm에서 측정한다.

$$\rho\text{-Nitrophenylphosphate} \xrightarrow{ACP(pH\,4.9)} \rho\text{-nitrophenol} + NaOH \xrightarrow{pH\,11.0} \text{quinoid form(410 nm)}$$

Prostatic ACP = Total ACP - ACP after tartrate inhibition(주석산염 저해)

측정오류: 용혈, 실온에서 1~2시간 방치 시 활성 손실

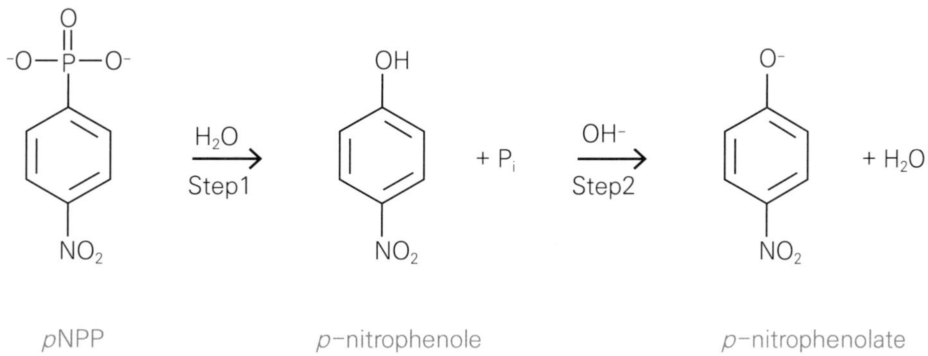

| 그림 5-12 | ACP assay의 과정

Step 1에서 p-nitrophenyl phosphate(pNPP)에서 acid phosphatase에 의해 물이 첨가되고 알카리 조건에서의 p-nitrophenol로 된다. Step 2에서 p-nitrophenolate가 알카리 조건에서 yellow가 되고 이 컬러를 405 nm에서 측정한다. p-nitrophenol은 acidic 상태에서 무색이지만 알카리 상태에서는 yellow가 된다. pH의 조절은 NaOH를 첨가한다.

7. Gamma-glutamyltransferase(γ-GGT, 감마-글루타밀기 전이효소)

(*참고치 Male: up to 55 U/L; female: up to 38 U/L at 37℃)

GGT는 간(간세포의 세관(canaliculi)과 담도배출관(biliary ductules) 따라 있는 상피세포), kidneys, pancreas, intestine 그리고 다른 많은 조직에서 발견되지만 골격근의 조직이나 뼈에서는 GGT가 발견되지 않는다.

임상학적인 의의를 살펴보면 Gamma-glutamyl transferase는 신장 조직에서 먼저 확인되었다. 신장조직에서 가장 높은 GGT의 수치를 보이더라도 혈청에 존재하는 효소는 주로 간 담즙계 (hepatobiliary)에서 유래하는 것으로 보이고, GGT는 많은 형태의 간 질환에서 상승된다.

GGT 수치의 상승은 조기에 나타나고 폐쇄성 황달(obstructive jaundice) 및 전이성 신생물(metastatic neoplasm)의 경우 다른 간 효소보다 더 두드러지게 나타난다.

모든 간담즙성질환(hepatobiliary disease, 특히, viral hepatitis, alcoholic cirrhosis)에서 GGT의 수치는 참고치의 2~5배정도 상승한다. 이와 같이 감염성 간염(infectious hepatitis)에서는 약간의 상승(정상보다 약 2~5배)만 관찰되므로 GGT 측정은 이 감염성 간염 조건에서는 transaminase 측정보다 진단적으로 유용하지는 않다.

간내의 담도(intrahepatic biliary tract)와 간뒤쪽의 담도(posthepatic biliary tract)에서 기준치의 5~30배 이상 증가된 높은 수치가 관찰되고 또한, GGT 활성은 약품(phenobartital과 phenytoin)과 알코올 섭취에 의해서도 유발된다.

증가한 ALP는 간질환 혹은 골질환에 의한 원인이지만 GGT는 정상이고 ALP가 증가되었다면 간질환 보단 골질환에 가까운 것이다.

[측정 원리]

반응에서, GGT는 무색의 기질인 gamma-glutamyl-ρ-nitroaniline으로부터 gamma-glutamyl group이 착색 된 생성물인 ρ-nitroaniline의 생성과 더불어 수용체인 glycylglycine의 전달을 촉매한다. 고정시간 간격 동안 410 nm에서 흡광도 변화율을 모니터링한다. 흡광도 변화율은 GGT의 활성에 정비례한다.

$$\gamma\text{-Glutamyl-}\rho\text{-nitroanilide(colorless)} + \text{glycylgycine} \xrightarrow{\text{GGT}} \gamma\text{-Glutamyl-glycylgycine} + \rho\text{-nitroaniline(yellow)}$$

[측정 오류(source of error)]

용혈은 간섭받지 않는다.

8. Amylase(AMS, 아밀레이스)

(*참고치: 28~100 U/L at 37℃)

AMS는 췌장, 침샘(salivary gland), 소장(small intestine) 그리고 자궁관(fallopian tube)에서 발견된다.

임상학적인 의의를 살펴보면 증가된 AMS 수치는 급성 췌장염(acute pancreatitis)에서 볼 수 있고 고통이 시작된 후 2~12시간 안에 수치가 상승하며 24시간에 최고치(peak value)를 보이며 3~4일 후에 정상으로 돌아온다. 또한 유행성 이하선염(볼거리-mumps), 천공된 위궤양(perforated peptic ulcer), 장폐색(intestinal obstruction), 담낭염(cholecystitis), 급성 맹장염(acute appendicitis) 등에서도 AMS가 증가되는 것을 볼 수 있다.

[측정 원리]

전분분해법(amyloclastic method): 녹말기질의 감소를 측정

당생성법(saccharogenic method): 녹말(maltose)로 생성된 생성물질을 측정

색소생성법(chromogenic method): 색소염료와 결합한 가용성의 녹말단편들을 측정

효소법(enzymatic method): 분명한 기질이 coupled-enzymatic reactions 에서 사용

[측정 오류(source of error)]

고지혈증(hyperlipidemia)인 경우 중성지방(triglyeride)이 AMS 활성을 억제한다.

모르핀(morphine)과 아편제(opiate)들은 AMS 수치의 거짓상승(false elevate)을 일으킨다.

9. Lipase(LPS, 라이페이스)

(*참고치: up to 38 U/L at 37℃)

LPS는 주로 췌장에서 발견되며 위점막(gastric mucosa)과 장점막(intestinal mucosa), 지방조직(adipose tissue)에서 약간 발견된다.

임상학적인 의의를 살펴보면 증가된 LPS 수치는 급성 췌장염(acute pancreatitis)에서 볼 수 있고 고통이 시작된 후 4~8시간 안에 수치가 상승하며 24시간에 최고치(peak value)를 보이며 8~14일 후에 정상으로 돌아온다.

천공된 위궤양(perforated peptic ulcer), 십이지장궤양(duodenal ulcer), 장폐색(intestinal obstruction), 담낭염(cholecystitis) 등에서도 LPS가 증가되는 것을 볼 수 있다.

[측정 원리]

Oleic acid emulsion (0.8%) + $H_2O \xrightarrow{LPS}$ fatty acids (measured decreased turbidity)

[측정 오류(source of error)]

Hemoglobin이 LPS 활성을 방해하기 때문에 Hemolysis를 주의

10. Cholinesterase

(*참고치(PChE serum): male 40~78 U/L at 37℃, female 33~76 U/L at 37℃)

Cholinesterase는 신경계의 기능에 관여하고 독성있는 화학물질들을 방해하는데 관여하는 중요한 효소이고 acetylcholine(신경전달물질-neurotransmitter)를 acetic acid와 choline으로 나누는데 사용된다. 이것은 유전적인 요소와 독성물질에 영향을 받는다.

근육이 수축을 일으키는 것은 신경근접합부(neuromuscular junction)에서 acetylcholinesterase에 의해서 야기되는데 cholinesterase가 분비되어 acetic acid와 choline으로 나뉘게 되어 수축한 근육이 긴장된 상태로 남는 것 보다 긴장이 풀려지는 상태가 되는 것이다.

유기인산화합물(organophosphate) 혹은 카르밤삼염 살충제(carbamate pesticides)에 노출이 되면 cholinesterase가 저해된다. 이 효소에는 두 가지 종류가 있는데 하나는 acetylcholinesterase(AChE)/true cholinesterase라고 하고 다른 하나는 acylcholine acylhydrolase(PChE)/pseudocholinesterase 등이 있다(그림 5-13).

True cholinesterase는 적혈구, 폐, 비장, 뇌의 회백질 그리고 신경말단 등에서 발견되는 반면에 pseudocholinesterase는 간, 췌장, 심장, 뇌의 백질 그리고 serum에서 발견된다.

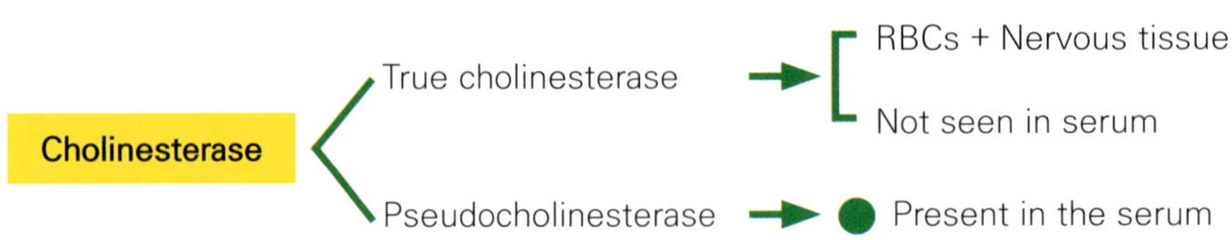

그림 5-13 Cholinesterase의 types

Cholinesterase는 두 가지 종류가 있는데 Acetylcholinesterase(true cholineseterase)와 Pseudocholinesterase가 있다. Cholinesterase는 아세틸 콜린(acetylcholine)을 분해하고 Acetylcholinesterase는 신경조직, 적혈구, 폐 및 비장에서 발견된다. Butyrylcholinesterase 또는 plasma cholinesterase로 알려진 Pseudocholinesterase는 신경이 신호를 보내는데 필요한 화학물질을 분해하는데 도움을 준다. 진행성 간 질환 환자에서 Pseudocholinesterase의 수치가 감소될 수 있다.

임상학적 의의를 살펴보면 Pseudocholinesterase는 간엽세포질환에서 수치가 감소되는 것이 발견되는데 이것은 감소된 합성(hepatitis나 cirrhosis로 인한 pseudocholinesterase) 때문에 그렇다.

감소된 PChE는 살충제 중독 시 일어난다.

PChE 검사는 수술에 사용되는 근육이완제에 장시간 반응할 위험이 있는 비정형 형태의 환자를 식별한다.

Plasma cholinesterase 수치는 급성(short-term) 노출에서 사용되는 것이 더욱 유용한 반면에 적혈구 수치는 만성(long-term) 노출에서 사용 시 더욱 유용하다.

[측정 원리]

Butyrylthiocholine + $H_2O \xrightarrow{\text{PChE}}$ thiocholine + butyric acid

Thiocholine + 5,5'-dithiobis-(2-nitrobenzoic acid) →
5-mercapto-2-nitrobenzoic acid + mixed disulfide

[측정 오류(source of error)]

용혈(hemolysis)

11. Glucose-6-phosphate dehydrogenase(G6PD)

*참고치(성인기준): 8-14 U/g Hgb

G6PD는 적혈구가 정상적으로 기능을 하기 위해 필요하고 감염 혹은 어떤 약물로 인한 해로운 부산물로부터 적혈구를 보호하는 역할도 한다. G6PD가 결핍이 되면 hemolysis가 쉽게 되는 적혈구가 되는 것이다.

임상적 의의를 살펴보면 G6PD 결핍은 유전적인 질환이고 그 결과 X-관련 열성 전달(X-linked recessive transmission)을 가져오고 그 의미는 여성과 반대로 남성에게 영향을 줄 가능성이 훨씬 크다.

G6PD의 결핍은 용혈성빈혈(hemolytic anemia)을 초래하고 G6PD test는 이 용혈성빈혈의 원인을 결정하는데 주로 사용된다.

G6PD는 위에서 언급했듯이 산소가 풍부한 적혈구를 ROS(Reactive Oxygen Species)라고 불리는 여러 화학물질로부터 보호를 한다.

이러한 ROS는 열이 나거나 감염이 있을 때, 어떤 약을 복용했을 경우 그리고 fava bean(누에콩)을 먹었을 경우에 우리 몸에 쌓이게 된다. 만약 G6PD의 수치가 낮으면 적혈구들은 위의 ROS에 대한 보호를 받지 못하여 적혈구가 파괴되어 빈혈을 초래하게 된다.

[측정 원리]

$$\text{Glucose-6-phosphate} + \text{NADP}^+ \xrightarrow{\text{G6PD}} \text{6-phosphogluconate} + \text{NADPH} + \text{H}^+$$

[측정 오류(source of error)]

G6PD 결핍은 적혈구 용혈물(RBC hemolysate)의 분석이 필요하다.
G6PD 상승에 대한 분석은 serum이 필요하다.

12. Aldolase(ALD, 알돌레이스)

인체는 포도당을 에너지로 전환한다. 이 과정 중에 중요한 성분이 바로 aldolase이다. Aldolase는 glucose를 에너지로 바꾸어주는 효소이다. Aldolase는 몸 전체에서 발견 될 수 있지만, 특히 골격근과 간에서 농도가 가장 높다.

직접적인 상관 관계는 없지만 근육이나 간이 손상되면 혈액 내 높은 aldolase의 수치가 발생할 수 있다. 상승 된 ALD는 일반적으로 근육 또는 간 손상의 징후를 나타낸다.

예를 들어, 심장 마비로 인한 근육손상은 ALD를 대량으로 방출하고 간염이나 간경변과 같은 간 손상도 ALD의 수치가 상승한다.

과거에는 이 ALD 검사는 간 또는 근육 손상을 찾기 위해 사용되었지만 지금은 CK, ALT 같은 구체적인 혈액검사를 실시한다

ALD test는 더 이상 일상적으로 사용되지 않지만 muscular dystrophy(근육위축증)이 있을 경우에 검사를 할 수도 있다. 또한 피부근염(dermatomyositis) 및 다발성근염(PM, polymyositis)과 같이 드문 유전적인 골격근의 장애를 평가하는 데 사용할 수도 있다.

13. 5'-Nucleotidase(5'-NT)

5'-nucleotidase(5NT)는 뉴클레오타이드의 가수분해를 촉매하고, 간에 의해 생성되는 단백질이다. 혈액 내 5'-nucleotidase의 농도는 간 문제의 징후를 보이는 개인의 간기능 검사로 종종 사용된다. 혈청 5'-NT와 alkaline phosphatase(ALP) 활성에 대한 조합 된 분석법은 혈청 5'-NT 활성이 폐쇄성 간담즙성 장애(obstructive hepatobiliary disorders)에서 증가하기 때문에 진단을 감별하는데 아주 유용하지만 뼈장애에서는 그렇지 않다. 그와 반면에 ALP의 활성은 두 장애에서 일반적으로 모두 증가한다. 다시 말해, 이 검사는 증가된 단백질 수치가 골격손상(skeletal damage) 또는 간손상(liver damage)에 의한 것인지를 판단하는 데 사용된다.

14. Leucine aminopeptidase(LAP)

류신 아미노펩티다제(LAP)는 폴리펩티드 사슬의 아미노말단으로부터 아미노산 잔기의 가수 분해를 촉매하는 exopeptidase(폴리펩티드 사슬의 말단부를 순차적으로 가수 분해 하여 아미노산을 한 개씩 잘라 내는 효소)이다. LAP는 광범위하게 분포되어 있으며 어디에나 존재하며 단백질 분해에서의 역할로 인해 생물학적으로 중요하다.

LAP는 펩티드 소화(peptide digestion) 및 류신 방출(leucine release)의 표지자이며, 소장에서의 아미노산 흡수를 나타낸다. 소장의 점막에 의해 분비된다는 사실을 넘어서 이 LAP의 기능에 대해서는 알려진 바가 거의 없다.

간이 손상되었는지 확인하기 위해이 검사를 할 수 있지만 gamma-GGT 같은 다른 검사가 정확하고 사용하기 쉽기 때문에 거의 수행되지 않는다. 간세포가 손상되거나 간종양이 있는 경우 과량의 LAP가 혈액으로 방출된다.

E. 심장에 관한 개요(Cardiac Profile)

환자가 응급실에 도착하였을 때, 기본적인 값(baseline value)을 확립하기 위하여 cardiac profile이 요구된다. 그런 다음 cardiac profile 검사를 위해 12-24시간에 걸쳐서 3~8시간 간격으로 몇 가지 samplings이 시행되어야 한다. 첫 12시간 동안에는 분석을 위해 매 3시간 간격으로 자주 혈액을 채취해야만 한다. AMI(급성 심근경색, acute myocardial infarction)를 평가하기 위해서는 cardiac troponin T 혹은 I, CK-MB 그리고 때때로 myoglobin의 검사를 포함시키지만 많은 검사실에서 일단 cardiac troponin의 상승이 나타나면 부가적인 sampling과 검사를 멈추고 상승한 cardiac troponin을 토대로 신속히 AMI로 진단한다.

1. Troponin

(*참고치: cTnI 〈 0.40 ng/mL, cTnT , 0.03 ng/ml 검사실마다 약간씩의 오차가 있고 어떤 측정 방법을 선택하여 측정을 했는가에 따라서 오차가 발생할 수 있다)

Troponin에는 Troponin Inhibitory Unit(TnI), Troponin Tropomyosin binding unit(TnT) 및 Troponin Calcium binding unit(TnC)의 세 가지 하위단위가 있다. 근육수축에서 칼슘은 트로포닌을 따라 전달되어 트로포마이오신(tropomyosin)의 형태변화를 일으키고 액틴(actin)과 마이오신(myosin)이 상호작용하여 수축을 일으킨다. 그렇다면 왜 심근손상을 측정하기 위해 TnI를 사용할까?

TnI는 심장 및 골격근에서 상이한 유전자에 의해 암호화된다. 심장 TnI(cTnI, cardiac TnI)는 N-말단에 추가적인 31개의 아미노산 잔기를 함유하고 있다. TnI 상승은 흉통이 시작된 후 4~8시간에 발생하고 12~16시간에 최고점에 도달하며 5~9일 동안 계속 상승한다.

골격근과 심장근육에서 발견되는 TnC 형태는 동일하므로 심장 손상을 표적으로 하는 마커로 사용할 수는 없다. TnT는 심장과 골격근육의 두 가지 형태가 있다. 분석은 심장 TnT(cTnT)에 특이적인 항체를 사용하고 있지만 cTnT는 근육수축증(muscular dystrophy) 및 신부전(renal failure)과 같은 상태에서 상향 조절(up-regulated) 되는 것으로 나타났다.

크레아틴 키나아제 MB(CK-MB) : 2개의 사슬(M 및 B)은 3개의 동종효소 CK-MB, CK-MM 및 CK-BB를 형성한다. CK-MM 및 CK-MB는 골격근에서 발견되므로 골격근 질환은 CK-MM 및 CK-MB 상승과 관련이 있다. CK-MB는 증상이

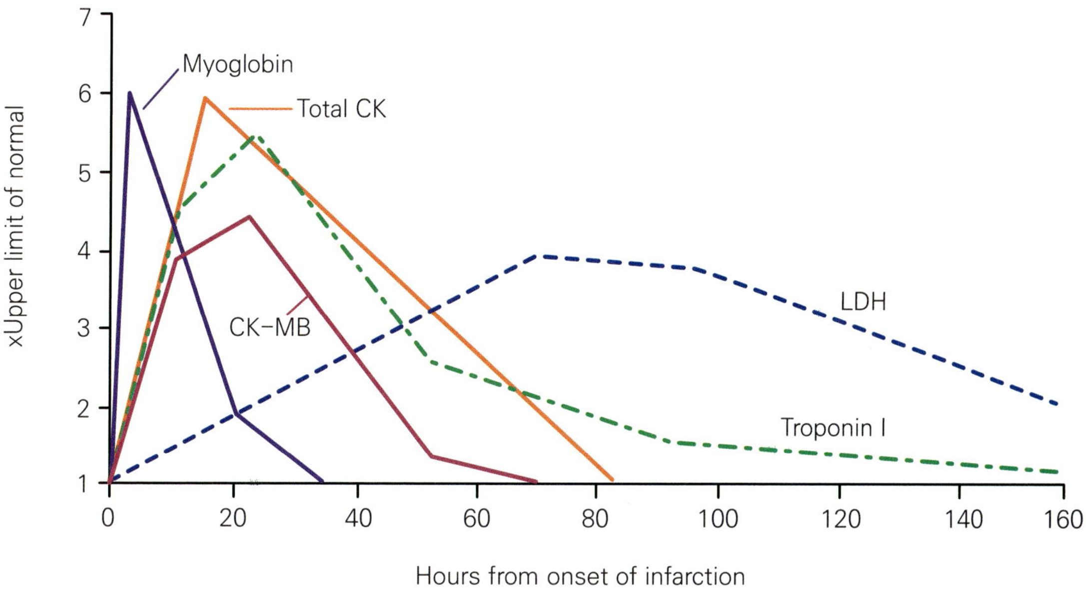

그림 5-14 **심근경색과 연관된 Cardiac markers의 패턴**

미오글로빈은 일반적으로 심근경색 발병 후 2~4시간 동안 증가하고 6~12시간에서 최고점에 도달하며 24~36시간 내에 정상으로 돌아온다. TnI 상승은 흉통이 시작된 후 4~8시간에 발생하고 12~16시간에 최고점에 도달하며 5~9일 동안 계속 상승한다.
CK-MB는 주로 심장 근육에서 방출되는 동종 효소이며, 수년 동안 심근 경색의 유일한 지표로 사용되었다. 경색 후, CK-MB는 4~6시간에 정상 수준 이상으로 상승하여 ~24시간에 최고점에 도달하고 ~72시간까지 정상 수준으로 되돌아간다.

시작된 후 4~6 시간 후에 상승하고 약 12 시간 동안 최고치이며 상승을 나타내는 진행성 CK-MB 결정은 AMI를 나타낸다.

CK-MB는 증상 발생 후 4~6시간 후에 상승하며, 12시간 정도에 최고치를 보인다(그림 5-14). 상승 후 감소를 나타내는 진행형 CK-MB(progressive CK-MB determination)은 AMI를 나타낸다.

더 이상 사용되지 않거나 임상적 관련성이 불확실한 심근경색의 다른 바이오 마커에는 젖산 탈수소 효소(LD, lactate dehydrogenase), 미오글로빈(myoglobin), 탄산 탈수효소(carbonic anhydrase), 글리코겐 포스포릴라제(glycogen phosphorylase), 심장 지방산 결합 단백질(heart fatty acid binding protein), 허혈성 변형 알부민(ischemia modified ablumin) 등이 포함된다.

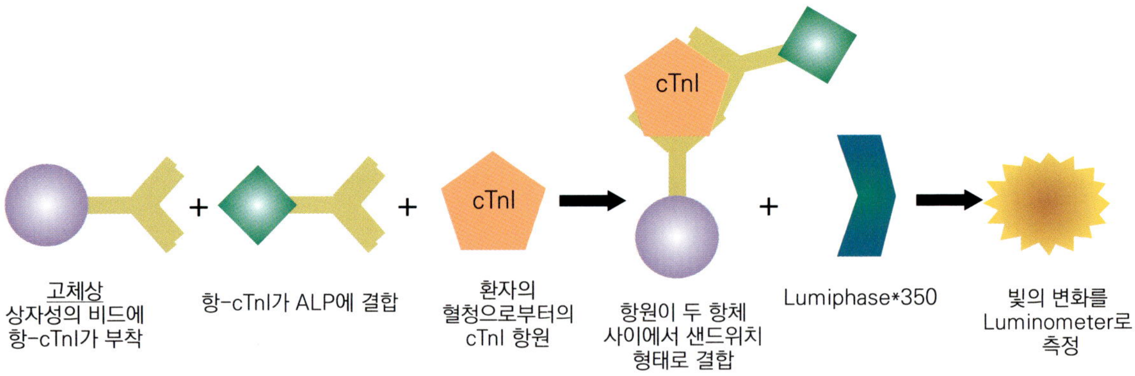

그림 5-15 Troponin Assay. Heterogeneous noncompetitive sandwich assay

(*Obtained from Beckman Coulter Access 2 Troponin Assay Procedure Manual. October 7, 2011).

[측정원리]

하나의 cTnI epitope에 대한 특이성을 갖는 anti-cTnI 항체가 알칼리성 포스파타제(ALP)에 접합 된 다른 epitope에 대해 특이성을 갖는 anti-cTnI 항체와 paramagnetic beads(solid phase)에 접합되어 cTnI가 의심되는 환자의 혈청과 혼합되는 이종 비경쟁 샌드위치 분석(Heterogeneous noncompetitive sandwich assay)법이다. 결합 후, Lumiphase*350이 첨가되어 ALP와 반응하여 광도계(luminometer)로 측정되고 이것은 농도에 직접 비례한다(그림 5-15).

2. Myoglobin

(*참고치: male 430-490 ng/mL, female 〈 50 ng/mL)

Myoglobin은 심장근과 골격근에서 발견된다.

임상학적인 의의를 살펴보면 골격근의 손상, 근육위축병(muscular dystrophy) 그리고 AMI 등에서 myoglobin이 상승한다. AMI의 경우 초기 단계에서 myoglobin이 분비가 되어 1~3시간 내에 상승하고 5~12시간에 최고점에 이르고 18~30시간 내에 정상으로 돌아오지만 조직에 특이적이진 않다.

F. 나트륨이뇨 펩타이드(Natriuretic peptide)

(*참고치: 성인 〈 100 pg/mL)

Natriuretic peptide에는 ANP(Atrial NP), BNP(Brain NP), 그리고 CNP (C-type NP) 등의 세 가지 형태가 있는데, 효과들은 미비하지만 사구체 여과율을 증가시키고 sodium의 세뇨관 재흡수를 감소시켜서 sodium과 물의 배출을 촉진시키는 기능을 하고 있다.

B-type(brain) natriuretic peptide(BNP)는 심실부피확장(ventricular volume expansion)과 압력과부하(pressure overload)에 반응하여 심근의 심실에서 합성되어 분비된다. BNP는 혈관확장을 일으키며 sodium과 물의 손실을 촉진하여 심장기능을 향상시키기 위하여 유체하중(fluid load)을 감소시킨다.

BNP 분비는 심실용적 증가 및 압력과부하(스트레스)에 반응하여 심실에서 주로 분비되어 다른 natriuretic peptide보다 심실기능 이상을 잘 반영할 수 있고 강력한 혈관확장과 나트륨 이뇨작용을 한다. BNP는 울혈성 심부전(congestive heart failure, CHF)에서 증가한다.

심장에 의한 이들 펩타이드의 방출은 심방(atrial) 및 심실(ventricular) 팽창뿐만 아니라 일반적으로 심부전(heart failure)에 대한 반응으로 신경 외상자극(neuro-humoral stimuli)에 의해 자극된다. 나트륨 이뇨 펩티드의 주요 생리학적 작용은 혈액량 및 전신 혈관저항(systemic vascular resistance)을 감소시켜 동맥압을 감소시키는 것이다.

G. High-sensitivity CRP(hs-CRP)

(*참고치: male 0.3~8.6 mg/L, female 0.2~9.1 mg/L)

C-reactive protein(CRP)는 염증반응에 대하여 간에서 생산되는 물질이다.

C-reactive protein(CRP)의 수치가 높다는 의미는 염증(inflammation)이 있다는 것이다. 이것은 감염부터 암 등 다양한 범위에서 원인이 될 수 있다. 그리고 높은 CRP의 수치는 또한 심장의 동맥에 염증이 있다는 것을 의미하고 이것은 심장마비(heart attack)를 일으킬 수 있는 위험이 있다는 의미가 된다.

CRP의 다른 이름은 high-sensitivity C-reactive protein(hs-CRP) and ultra-sensitive C-reactive protein(us-CRP)이다.

CRP는 심혈관계 질환에 대한 예측변수(predictor)로서 사용한다. 염증, 감염, 스트레스, trauma, 그리고 AMI에서 높은 수치를 보인다.

*** 심혈관계 질환 분류(Cardiovascular risk classification)**

Low risk	〈 1.0 mg/L
Average risk	1.0~3.0 mg/L
High risk	〉 3.0 mg/L

H. Homocystein

(*참고치: 성인 5~15 μmol/L)

Homocystein는 methionine에서 cystein로 전환되는 과정에서 생기는 대사중간체이다.

이것은 혈장과 뇨에서 심각한 증가가 특징이지만 아주 드문 상염색체 열성질환(autosomal recessive disorder)이다.

임상적 의의를 살펴보면 증가된 homocystein의 수치는 동맥벽(arterial wall)에 손상을 가져와 plaque형성을 진행시키기 때문에 동맥염증(areterial inflammation)의 지표(indicator)로 사용된다.

Q & A

1 효소의 반응에서 K_m이 의미하는 것은?

2 효소 저해제의 종류에서 경쟁적 저해일 경우 K_m과 V_{max}의 값은?

3 효소 저해제의 종류에서 비경쟁적 저해일 경우 K_m과 V_{max}의 값은?

4 효소의 1단위(U/L)을 정의 한다면?

5 효소의 분류 중에서 EC2인 전이효소의 예는 무엇이 있는가?

6 효소의 분류 중에서 EC1인 효소의 명칭은 무엇이고 예는?

7 AST나 ALT 활성을 측정 할 시 사용되는 조효소는?

8 Michaelis-Menten equation은?

9 Lineweaver-Burk plot은?

10 CK(creatine kinase) 반응 시 필요한 활성인자는?

11 CK의 동종효소에는 어떤 종류가 있고 그 효소들이 주로 분포되는 곳은 어디인가?

Q & A

12 AST와 ALT의 임상적 의의(무엇을 측정)는 무엇인가?

13 뼈질환과 관계가 깊고 소아기 때 성인보다 더 높은 수치를 갖는 효소는?

14 심근경색 진단을 위한 표지자(단백질 및 효소 중심)에는 무엇이 있는가?

15 유기인 제제의 농약이나 간경화 등에서 활성이 감소하는 효소는?

16 해당과정에서 최종 단계에서 작용하는 산화환원 효소는?

17 젖산 → 피루브산 과정에서 LD가 작용할 때의 pH와 사용하는 조효소는?

18 LD의 동종효소 중에서 전기영동시 (+)으로 가장 빨리 이동하는 것은?

19 LD의 동종효소 중에서 특히, 냉장온도에서 활성이 빨리 상실하므로 바로 분석을 할 수 없을때는 실온에 보관하는 것은?

20 LD의 동종효소 중에서 바이러스성 간염, 간경화 그리고 폐쇄성 황달일 경우 특히 어떤 것이 증가하는가?

21 LD1과 LD2가 특히 많이 상승하였다면 예측 할 수 있는 질환은?

Q & A

22 Amylase가 포함하고 있는 금속이온은? 그리고 활성화 물질은 무엇인가?

23 Amylase의 임상적 의의는?

24 간담도계 질환(특히, 알코성 간 질환, 담즙울체를 일으키는 질환, 담즙성 간경화, 약물성 간 장애), 간암등에서 상승하는 효소는?

25 전립선암에서 상승하는 효소는?

26 5'-NT(nucleotidase)의 임상적 의의는?

27 근육 및 간 질환에 관련이 있고 Zn^{2+}를 포함하고 있는 효소는?

28 급성 췌장염, 만성 췌장염등의 췌장 질환에서 상승하고 중성지방을 가수분해하여 MG(monoglyceride), Glycerol, fatty acid를 생성하는 효소는?

29 LD의 동종효소 중에서 악성 빈혈이나 급성 심근경색에서 많이 증가하는 것은?

30 급성 심근경색에서 증가하는 것은 AST, CK, LD가 있는데 빨리 증가하는 순서는?

31 간 기능을 평가하기 위해 측정하는 효소는?

Q & A

32 AST와 ALT 측정시 사용되는 기질은 각각 무엇인가?

33 젖산 + NAD^+ $\xrightarrow{\text{LD, pH 9.5}}$ (　　) + NADH + H^+ (　)에 들어갈 것은?

34 녹말을 분해하여 당을 생성시키는 효소는?

35 기질로서 ATP를 필요로 하는 효소는?

36 효소에 대한 각각의 기질은 무엇인가? (Amylase, AST, Lipase, LD, Cholinesterase)

37 CK 효소 분석에서 혈청의 내인성 저해제인 Ca^{2+}을 제거하는 시약성분은?

38 Amylase 분석에서 오염으로 증가 할 수 있는 것은?

39 전립샘 ACP 저해제는 무엇인가?

40 LD 동종효소에서 가장 높은 농도의 분획은 무엇인가?

41 AST, ALT 분석법에서 reference method는?

CHAPTER

06

전해질

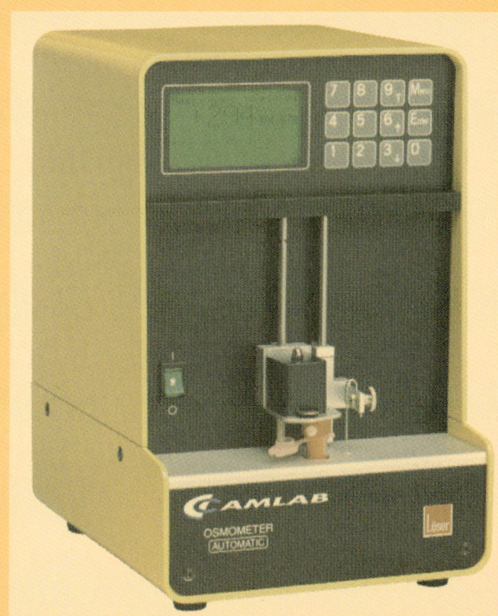

Chapter 6

전해질(Electrolytes)

학습목표

1. 전해질의 정의와 종류 및 각각의 특징
2. Osmolarity 와 Osmolality
3. 임상에서의 주요 전해질의 측정방법

전해질이란 우리 몸속에 들어있는 미네랄을 말하며 전하를 가지고 있다. 즉, 물과 섞어주면 전기를 띄게 되는 화학물질이다. 전해질은 혈액, 뇨, 조직 그리고 체액에 존재하는데 다음과 같은 이유로 매우 중요하다.

① 전해질은 우리 몸에서 물의 양을 조절하고

② 산과 염기의 평형을 유지하고

③ 세포로 영양분을 전달하고 세포밖으로 노폐물을 배출한다.

전해질의 종류로는 sodium, potassium, calcium, bicarbonate, magnesium, chloride, phosphate 등이 있는데 이 중에서 일반적으로 전해질로 측정되는 물질은 나트륨, 칼륨, 염소, 중탄산염의 4가지이다. 혈액 속에서 전해질의 수치가 너무 높거나 너무 낮은 경우 불균형(imbalance)을 초래하게 된다. 즉, 전해질은 체액에서 매우 좁은 범위의 농도에서 항상성(homeostasis)을 이루고 있으며 이 범위 안에서 체내 거의 모든 대사과정을 조절하는 기능을 가지므로, 전해질의 농도를 측정함으로써 전해질 불균형을 초래하는 각종 질병의 감별진단에도 쓰이며, 전해질 불균형의 크기를 파악하여 전해질의 농도를 교정하는 기준으로 삼을 목적으로 측정한다.

전해질 조절에 관계가 깊은 신장의 질환과 신장에서의 전해질 대사를 조절하는 내분비 기관의 질환, 그리고 그 외에 간, 심장, 소화기질환에서도 전해질의 불균형을 초래할 수 있으며 이뇨제 등 각종 약물들의 사용도 전해질 검사와 관련이 있다.

운동하는 동안 땀을 통해 sodium과 potassium이 손실될 수 있고 설사나 구토 등으로 전해질 농도에 영향을 끼칠 수가 있는 것이다. 이러한 전해질들은 반드시 건강한 상태로 다시 되돌려 져야 하는데 신장과 몇몇 호르몬들이 각각의 전해질의 농도를 조절해준다. 즉, 어떤 물질의 농도가 높으면 신장은 신체로부터 그것을 걸러내어 배출하고 그 수치의 밸런스가 맞도록 다른 호르몬들이 작용을 하는 것이다.

A. Osmolarity(오스몰농도)

1. 총괄성질(colligative property)

총괄성질은 용액속에 존재하는 분자수에 의해 영향을 받는 용액의 성질을 의미하지만 각각의 구성물질을 의미하는 것은 아니다. 총괄성질에는 4가지가 있는데 끓는점(boiling point), 어는점(freezing point), 삼투압(osmotic pressure) 그리고 증기압(vapor pressure)등이 있다.

2. 삼투질농도, 몰랄삼투압(Osmolality)

Osmolality는 용액 속에 녹아있는 입자들의 수를 측정하는 것인데 osmoles per kilogram of water(Osm/kg)로 표현된다. 혈청 osmolality는 milliosmoles/kg으로 나타태고 그 정상범위는 275~295 mOsm/kg이다.

Osmolality는 갈증에 대한 느낌과 항이뇨호르몬(antidiuretic hormone, ADH)의 분비를 자극하는 신호를 통하여 시상하부(hypothalamus)에 의하여 조절이 된다.

참고사항

Osmolality = mOsm/kg of solvent

Osmolarity = mOsm/liter of a solution

osmolarity이란 용어는 용액 1 리터당 용질 입자의 수를 나타내며, Osmolality란 용어는 용매 1 kg 당 용질 입자의 수를 의미한다.

측정된 osmolality(measured osmolality)는 계산 된 삼투압(calculated osmolality)을 10 mOsm/kg 이상 초과해서는 안된다.

osmolarity와 osmolality은 오스몰 농도와 오스몰랄 농도이다. osmolarity은 오스몰 농도로 용액의 particle/L 로 1 L당 들어있는 particle(입자) 수이고 osmolality는 오스몰랄 농도로 용액의 particle/kg으로 1 kg의 물에 들어있는 particle 수이다. 물 1 L가 거의 1 kg이기 때문에 별 차이가 없지만 오스몰랄농도는 온도와 압력에 변화하지 않기 때문에 오스몰농도보다는 좀더 정확하다고 할수 있다. 액체의 무게를 재는 것이 부피를 재는 것보다 더 힘들고 귀찮기 때문에 실험실에서는 주로 오스몰농도를 사용하고 이 둘이 비슷하기 때문에 같다고 생각하고 사용하는 것이 보통이다.

혈액의 osmolality가 증가하면 두 가지의 과정이 발생하는데

a) 더 많은 양의 물을 소비하므로 osmolality가 감소할 것이며

b) 뇌하수체 후엽에서 ADH의 분비는 신장의 물의 재흡수가 이루어져 결국 osmolality가 감소하게 된다.

Osmolality의 측정은 Osmometry(Osmometer) (그림 6-1)에 의하는데 용액 속의 모든 입자들(분자와 이온들)을 측정한다. 현재는 자동으로 측정을 하고 있지만 다음과 같은 식에 의해서 osmolality이 계산되어 측정된다.

1.86Na + glucose/18 + BUN/2.8 + 9 = mOsm/kg

2Na + glucose/20 + BUN/3 = mOsm/kg

건강한 성인에서는 계산된 osmolality와 측정한 osmolality는 동일하다.

Osmolal gap이란 측정된 값과 계산된 값과의 차이를 말한다. 즉 measured and calculated osmolality의 차이값인데 반드시 〈15 이하가 되어야 한다. 이 차이는 beta-hydroxbutyrate가 지나치게 많이 생성될 경우, ethylene glycol 같은 독성물질을 섭취했을 경우 혹은 지나치게 많은 알코올을 섭취했을 경우에 이러한 osmolal gap이 생길 수가 있다.

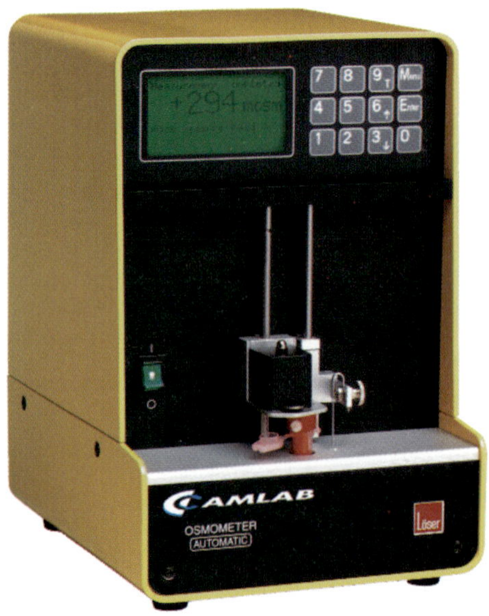

그림 6-1 Osmometer(Osmolality 측정기)

삼투압계는 용액, 콜로이드 또는 화합물의 삼투압을 측정하는 장치이다. 종류에는 증기압 삼투압계(vapor pressure osmometer), 막삼투압계(membrane osmometer) 그리고 어는점 강하 삼투압계(Freezing point depression osmometer) 등이 있다. 증기압 삼투압계는 용액의 증기압을 감소시키는 삼투 활성입자의 농도를 결정하고 막 삼투압계는 반투과성 막에 의해 순수한 용매로부터 분리 된 용액의 삼투압을 측정한다. 그리고 어는점강하 삼투압계는 삼투 활성화합물이 용액의 어는점을 저하시키기 때문에 용액의 삼투압을 측정 할 수 있다.

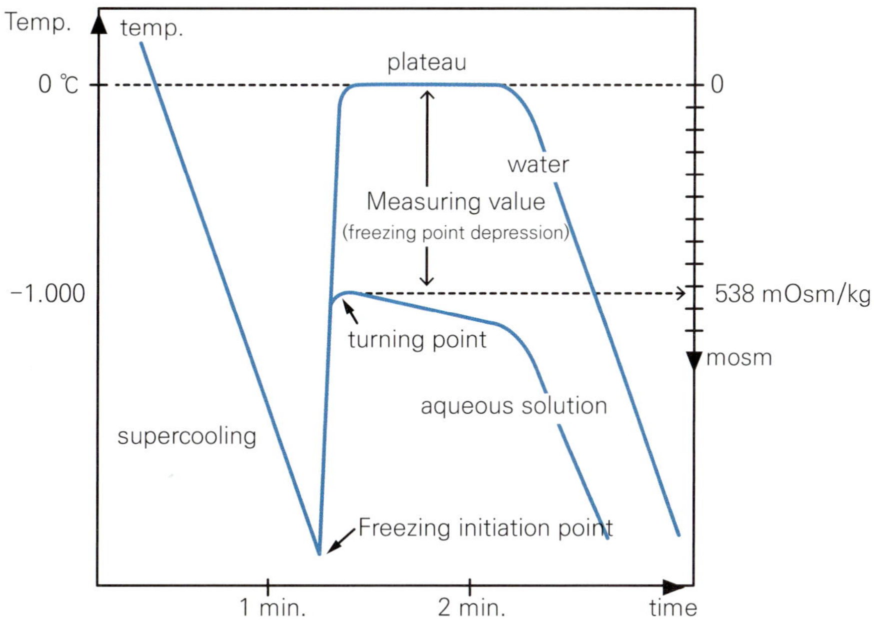

| 그림 6-2 | 전형적인 물과 수용액의 냉각 곡선

수용액의 동결점을 측정한다. 순수한 물과 비교한 동결점 강하는 삼투압 농도의 직접적인 척도다. 순수한 물은 섭씨 0도에서 얼고, 1 Osmol/kg H_2O(1000 mOsm/kg)인 수용액은 섭씨 1.858℃에서 언다. 1kg의 H_2O에 용해된 물질의 1M 은 이상적인 용액이고 물질이 해리되지 않는 경우에만 삼투압 농도가 1 osmol/kg H_2O인 용액으로 나타난다. Osmolality와 동결점(freezing point) 사이의 선형 상관관계(linear correlation)로 인해 결빙점(동결점) 측정은 삼투압의 결정이며 결과는 mosm/kg H_2O로 표시된다. 삼투압계에서 빙점 온도 측정은 과냉각 후 (supercooling) 얼음 결정이 형성되면서 융합열이 방출 (Heat of fusion released)되고 온도가 안정화되어 평형상태(plateau)가 되면 온도가 판독 되고 이것이 오스몰랄 농도로 기록된다. 즉, 융합열 방출이 일정해질 때 측정된다.

위의 곡선에서 물은 0℃에서 얼지만 538 mOsm/kg의 수용액은 빙점을 1℃ 낮춘다.

(*NaCl 1 mol/L에서 NaCl은 Na^+와 Cl^-로 해리되므로 1Mx2를 한 것이 Osm이 되므로 NaCl 1mol/L는 2.0 Osm/L가 된다.)

3. Osmolality 측정(표 6-1)

용액내의 용질의 총합으로 삼투압은 각각의 용질농도에 입자 수를 곱하여 표시한다. 체액의 이온의 농도(mOsmol/kg)로 삼투압을 간접적으로 표시한다. 혈액의 삼투압은 곧 조직액의 삼투압과 같고 이것은 세포막 사이의 삼투압과 같다. 그러므로 혈중에 가장 농도가 높은 나트륨, 염소, 중탄산염이 주를 이루고 다음으로 당, 요소가 영향을 미친다. 단백의 무게는 크지만 혈액 중 총 농도가 매우 작기 때문에 단백의 변화는 삼투압 농도에 큰 영향을 주지 못한다. 삼투압 측정방법에는 수증기압(vapor pressure), 끓는점(boiling point), 어는점(freezing point) 등의 세 가지 방법이 있다. 용액의 삼투압이 증가하면, 수증기압은 낮아지고, 끓는점은 올라가며, 어는점은 낮아지게 되는 특성을 이용하는 것이다. 이 중 어는 온도를 측정하는 방법이 간단하고 주위 온도에 영향을 덜 받으므로 많이 사용되고 있다.

a. Serum과 urine의 osmolality 측정

전해질에 의한 장애와 산-염기 상태를 평가(측정)하는데 유용하다. serum osmolality에 의해 측정되는 주요한 분자들은 sodium, chloride, glucose 그리고 urea등이 있다.

b. Freezing point depression osmolality(어는점강하 혹은 빙점강하, 빙점방식 삼투압 측정) 측정

용액속의 입자들은 순수한 물의 어는점을 일으켜 감소하게 되는데 온도가 내려가는 것은 직접적으로 존재하는 전체 입자수에 비례한다.

즉, 용액 중에 포함된 비이온성 물질 1M은 1Osmol에 해당되며 이것은 어는점(빙점)을 1.86℃ 낮추는 원리에 근거하여 삼투압을 측정한다.

c. Vapor pressure depression osmolality(증기압력식, 이슬점방식 삼투압 측정)

용질이 물에 존재할 때 물의 증발은 감소하는데 이것은 용액의 삼투압과 증기압 사이의 반비례 관계에 의해 표현된다.

| 표 6-1 | Osmometer의 종류 및 특징

Osmometer type	장점	단점
Freezing point osmometry (FPO)	산업체에서 사용 적합 조작 간단하고 신뢰성 있음	점도가 너무 높은 검체의 측정에 부적합, 검체에 미립자 또는 점도가 있을 경우 측정값이 상승 따라서 삼투압 측정의 정확도와 재현성은 검체 종류에 따라 영향을 받음
Vapor pressure osmometry (VPO)	매우 넓은 범위의 물질을 측정가능, 용액의 검체에서 결과값은 매우 높은 점도, 이물질, 미립자의 존재 유무에 영향을 받지 않음. 전혈을 직접 사용하여 검사 할 수 있어 STAT에 적합하고 미량의 검체를 사용하기 때문에 신생아 및 소아의 검사에 매우 유용	정확도가 FPO에 비해 떨어짐 휘발성 물질에는 적합하지 않음
Membrane osmometry (MO)	콜로이드 용액에 적합 거대분자의 분자량을 알 수 있음	시간이 오래 걸리고 작동이 어려움 많은 양의 쌤플이 필요

B. 전해질(Electrolytes)

전해질은 혈액과 같은 액체에 용해 될 때 전하를 운반하는 미네랄이라고 할 수 있는데 혈액 전해질(나트륨, 칼륨, 염화물 및 중탄산염 등)은 신경 및 근육 기능을 조절하고 산-염기 균형(acid-base balance)과 물 균형(water balance)을 유지하는 데 도움을 준다.

전해질, 특히 나트륨은 구획에 포함 된 유체의 양이 전해질의 양(농도)에 따라 다르므로 신체가 유체 구획(fluid with cells, fluid in the space around cells and blood)에서 정상적인 유체 수치를 유지하도록 도와준다. 전해질 농도가 높으면 유체가 해당구획으로 이동하는데 이러한 과정을 삼투(osmosis)라 한다. 마찬가지로, 전해질 농도가 낮으면 유체가 해당 구획 밖으로 이동하게 된다.

이러한 유체 수치(fluid levels)을 조절하기 위해 신체는 전해질을 세포 내외부로 능동적으로 이동할 수 있어서 격실들 사이의 유체 균형을 유지하는 데 적절한 농도의 전해질(전해질 균형-electrolyte balance이라고 함)을 갖는 것이 중요하다.

신장은 혈액에서 전해질과 물을 걸러 내고 일부는 혈액으로 되돌아 오며 소변으로 과량을 배출하여 전해질 농도를 유지하는 데 도움을 주고 있기 때문에 신장은 일일 소비량과 전해질과 물의 배설 사이의 균형을 유지하는 데 도움이 된다.

전해질 균형이 방해되면 장애가 발생할 수 있다. 예를 들어, 전해질 불균형은 다음과 같은 결과로 발생할 수 있게된다.

- 탈수(dehydrated 또는 과수화(overhydrated) 되었을 때
- 특정 약물 복용하였을 때
- 특정 심장, 신장 또는 간 질환이 있는 경우에
- 부적절한 양의 정맥주사액을 공급하였을 경우이다.

전해질은 세포내외액 및 세포간액에서 발견되는 전하를 띤 이온을 말하는데 cations(양전하를 띤 이온)과 anions(음전하를 띤 이온) 등이 있는데 전자에는 sodium, potassium, calcium과 magnesium 등이 있고 후자에는 chloride, bicarbonate(HCO_3^-), phosphate, sulfate, organic acids 그리고 단백질 등이 포함된다.

임상에서 전해질검사라는 오더가 나왔을 때는 통상적으로 serum sodium, potassium, chloride 그리고 total carbon dioxide(bicarbonate)의 측정을 의미한다. 위의 4가지 전해질 검사와 용액내 삼투압을 대변하는 삼투압(osmolality) 검사, 측정된 양이온과 음이온의 차이를 보는 음이온차(anion gap) 검사 등이 있다.

그러므로 전해질을 측정하기 위한 검체로는 혈액에서의 농도를 측정하지만 소변에서 측정하여 혈액 전해질의 불균형의 원인에 대한 정보를 얻을 수 있다.

이러한 주요 4가지 전해질의 농도는 이온선택 전극법(ion-selective electrodes-ISEs)에 의해 측정되는데 가장 많이 사용되고 있으며 발광광도계(flame emission spectrophotometer, FES), 원자흡수광도계(atomic absorption spectrophotometer, AAS) 또는 효소법 등이 있으나 일반 검사실에서는 측정이 번거로워 많이 사용하지 않는다.

이온선택 전극법은 특정 이온을 선택적으로 통과시키는 막으로 덮힌 전극이 자극을 받으면 기준 전극과의 전위차가 발생하고 이 전위차가 검체 내의 측정하려는 이온의 농도와 비례하는 것을 이용하여 측정한다(전위차 분석법-potentiometry).

나트륨을 측정하기 위해서는 흔히 유리 선택(glass membrane), 칼륨 측정을 위해서는 valinomycin이 포함된 액체 이온교환 선택막(liquid ion exchange membrane)이 전극에 덮여있다. 염소측정을 위해서는 용매 중합 선택막(solvent polymeric membrane)이 이용된다.

이온선택 전극법은 간접법과 직접법의 두 가지 형태로 나눌 수가 있는데 간접법은 소량의 검체를 크기가 큰 전극에 적용시키기 위해 검체를 다량의 완충액으로 희석해서 사용한 것이며, 직접법은 전극의 크기가 축소된 이후 가능해진 것으로 검체를 희석하지 않는다.

1. Sodium(Na^+)

1) 나트륨의 기능

나트륨은 동물과 인간의 세포외액에서 주요한 양이온이다. 다른 조직의 혈장 및 세포외액과 같은 이러한 체액은 세포를 세척시키고 영양분과 폐기물을 위한 수송기능을 수행한다. 비록 몸에 최적의 염분과 물의 균형을 유지하기 위한 복잡한 시스템이지만, 인체가 몸의 수분 손실을 추적하는 주요 방법 중 하나는 시상하부의 삼투수용체(osmoreceptor)가 나트륨과 세포외액의 수분 농도의 균형을 감지하는 것이다.

체액(body water)의 상대적 손실은 나트륨 농도가 정상보다 높아지는데, 이를 고나트륨혈증이라고 하며 갈증을 유발한다. 반대로, 음주로 인한 과도한 체액은 혈중 나트륨이 너무 적어(hyponatremia), 시상하부에서 다시 감지되어 뇌하수체 전엽에서 바소프레신 호르몬 분비가 감소하고 결과적으로 소변을 통한 체액의 손실이 일어나 혈액 나트륨 농도를 정상으로 회복시키는 작용을 한다.

바다 또는 사막 생존상황에서 구출 된 사람들과 같이 심하게 탈수 된 사람은 대개 혈중 나트륨 농도가 매우 높다. 너무 빠른 고삼투압(hypernatremia)의 교정은 물이 삼투압 함량이 높은 세포로 갑자기 이동함에 따라 세포 팽창(cellular swelling)으로 인한 뇌 손상을 초래할 수 있기 때문에 이들은 매우 조심스럽게 천천히 천천히 정상으로 돌아와야 한다.

또한, 높은 염분섭취는 산화질소(nitric oxide-혈관 항상성에 기여) 생성을 약화시킨다.

- 세포외액에서 중요한 cation(양이온)
- 혈장 삼투압 유지에 가장 중요한 작용을 함
- 정상범위: 136~145 mmol/L
- plasma volume에 따라 sodium의 변화가 있음
- plasma volume의 가장 큰 주요 구성물질
- 만약 serum sodium에 대한 신역치(renal threshold)값이 110~130 mmol/L 초과되면 sodium이 소변으로 배설된다.

[임상적 의의]

Hyponatremia (저나트륨증)	sodium 값이 〈135 mmol/L 이하로 나올 경우 발생한다. 고갈저나트륨혈증(depletional hyponatremia): 이뇨제(diuretics), Addison disease, 설사 혹은 구토와 심한 화상으로 인함 희석저나트륨혈증(dilutional hyponatremia): 수분과잉, 간경변, 울혈성 심부전증(congestive heart failure), 항이뇨호르몬 분비이상 증후군(syndrome of inappropriate antidiuretic hormone, SIADH), 신장증후군 등으로 인함
Hypernatremia (고나트륨증)	sodium 값이 〉150 mmol/L 이상으로 나올 경우 발생한다. 설사, 과도한 땀, 요붕증(diabetes insipidus) 등으로 인한 수분의 손실이 일어날 때 발생

① Regulation of Salt and water balance

나트륨과 물의 균형은 내분비계(endocrine system)에 의해 정확하게 조절된다. 뇌하수체의 후엽에 의해 분비되는 항이뇨호르몬(ADH, antidiuretic hormone)에 대한 반응으로 신장에 의한 수분 배출을 조절함으로써 세포외액의 삼투질 농도를 모니터링하고 조정한다.

혈액 삼투압의 불변성은 세포 부피의 불변성을 보장하지만, 그것이 물 보유량을 조정함으로써만 달성된다면, 혈관 부피는 광범위하게 변동할 것이다. 따라서, 혈액량 또한 신체 조직의 관류를 보장하기에 충분하지만 너무 높아져서 혈압이 상승하지 않도록 정밀하게 조절되어야 한다.

나트륨은 세포 외액의 주요 전해질이기 때문에 혈관 부피의 유지는 나트륨 균형의 유지에 달려 있다. 나트륨의 보유 또는 손실을 제어하는 신장 메커니즘은 레닌-안지오텐신-알도스테론 시스템(Renin-Angiotensin-Aldosterone system, RAAS) 및 심방 나트륨이뇨인자(Atrial natriuretic factor or peptide-여과된 나트륨과 수분의 배설을 촉진시켜 혈액량의 감소를 일으킨다)에 의해 조절된다. ADH는 또한 체적 조절(volume regulation)에 직접적으로 기여하며, 삼투질(osmolality) 농도의 불변성에 대한 요구가 부피의 불변성에 대한 요구와 충돌할 때 후자가 우선한다. 이 호르몬 메커니즘은 신장 기능을 조절함으로써 크게 작동하지만 소금과 물 섭취도 조절한다.

② Renin-Angiotensin-Aldosterone system, RAAS(그림 6-3)

레닌-안지오텐신 시스템(RAS) 또는 레닌-안지오텐신-알도스테론 시스템(RAAS)은 전신 혈관 저항뿐만 아니라 혈압과 체액 및 전해질 균형을 조절하는 호르몬 시스템이다. 신장 혈류가 감소하면 콩팥 토리곁세포(juxtaglomerular cells)가 전구체 prorenin(혈액에 이미 존재 함)을 레닌으로 전환시켜 이를 순환으로 직접 분비한다. 그 다음 혈장 레닌은 간에서 방출되는 안지오텐시노겐을 안지오텐신 I로 전환시킨다. 이어서 안지오텐신 I은 혈관 내피 세포 표면 (surface of vascular endothelial cells), 주로 폐의 안지오텐신 전환효소(ACE, angiotensin-converting enzyme)에 의해 안지오텐신 II로 전환된다.

안지오텐신 II는 혈관을 좁혀 혈압을 높이는 강력한 혈관 수축성펩티드(vasoconstrictive peptide)이다. 안지오텐신 II는 또한 부신피질(adrenal cortex)에서 알도스테론의 분비를 자극하고 알도스테론은 신장 세뇨관이 전해질 균형을 유지하기 위해 혈액으로 나트륨과 물의 재흡수를 증가시키는 동시에 칼륨의 배설을 유발한다. 이것은 신체의 세포외액의 양을 증가시켜 혈압을 증가시킨다.

RAS가 비정상적으로 활성화되면 혈압이 너무 높아진다. 이 시스템에는 혈압을 낮추기 위해 여러 단계를 방해하는 약물이 많이 있다. 이 약물은 고혈압, 심부전, 신부전 및 당뇨병의 유해한 영향을 제어하는 주요 방법 중 하나이다. 레닌은 간에서 생산 된 안지오텐시노겐을 절단하여 안지오텐신 I을 생성하여 레닌-안지오텐신 시스템을 활성화시킨다. 안지오텐신 I은 주로 폐의 모세혈관 안에 있는 ACE (angiotensin-converting enzyme)에 의해 안지오텐신 II로 전환된다.

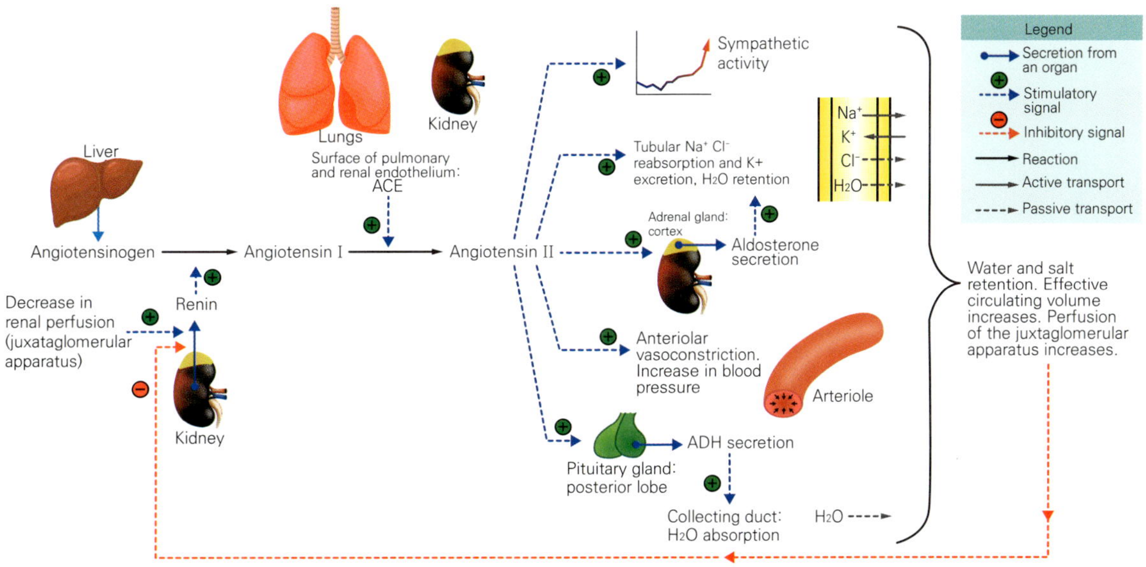

| 그림 6-3 | Rennin-Angiotensin-Aldosterone system

레닌은 신장의 사구체(신장의 여과 단위 인 신장 모세관 네트워크) 입구에서 동맥을 둘러싸는 특수 세포에서 혈액으로 분비되는 효소이다. 사구체(토리)에 가까운 장치를 구성하는 레닌-분비 세포는 혈류 및 혈압의 변화에 민감하다. 레닌 분비증가의 주요 자극은 신장으로의 혈류 감소로, 설사, 지속적인 구토 또는 과도한 땀배출의 결과로 생긴 나트륨과 물의 손실 또는 신장 동맥이 좁아짐으로 인해 발생할 수 있다. 레닌은 안지오텐시노겐(angiotensinogen)이라 불리는 혈장단백질을 안지오텐신 I(angiotensin I-10개의 아미노산으로 구성)으로 변환하는 것을 촉매한다.

혈청 내 안지오텐신 전환효소(ACE, angiotensin-converting enzyme)라는 효소는 안지오텐신 I을 안지오텐신 II라고하는 옥타펩티드 (octapeptide, 8개의 아미노산으로 구성)로 변환시킨다. 안지오텐신 II는 부신에서 수용체를 통해 작용하여 신장에 의한 소금과 수분의 재 흡수를 자극하는 알도스테론의 분비와 혈압을 증가시키는 작은 동맥 (동맥)의 수축을 자극한다.

안지오텐신 II는 부신에서 수용체를 통해 작용하여 신장에 의한 소금(나트륨)과 수분의 재흡수를 자극하는 알도스테론(aldosterone)의 분비와 혈압을 증가시키는 소동맥의 수축을 자극한다. 안지오텐신 II는 호르몬 노르에피네프린의 신경 말단으로의 재흡수에 대한 억제작용을 통해 혈관을 더욱 수축시킨다. 안지오텐신 II의 형성을 차단하는 ACE 억제제는 소동맥의 과도한 수축에 의해 생성되는 고혈압치료에 사용되고 안지오텐신 II와 그 수용체의 결합을 차단하는 약물도 사용될 수 있다.

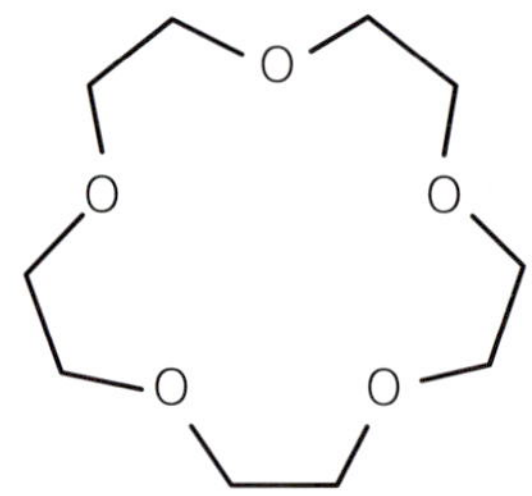

그림 6-4 15-Crown-5

크라운 에테르는 여러 에테르 그룹을 포함하는 고리로 구성된 고리형 화학 화합물(cyclic chemical compounds)이다. 18-크라운-6은 칼륨 양이온에 대해 높은 친화력, 나트륨 양이온에 대해 15-크라운-5, 및 리튬 양이온에 대해 12-크라운-4를 갖는다.

2) 측정방법

이온선택 전극법(ion selective electrode, ISE)은 Na 이온을 선택적으로 통과시키는 유리막 내외에 전위(potential)가 생기고, 일정한 전위를 갖는 기준 전극(reference electrode)과의 사이에 전위차가 발생한다. 이 전위차가 검체내 Na 이온의 농도와 비례하는 것을 이용하여 측정한다.

산화 알루미늄(Al_2O_3), 산화 붕산(B_2O_5) 등을 소량 첨가한 유리로 만든 유리 전극은 양이온에 대한 선택성이 높아 이것으로 Na^+의 전위를 측정한다. 최근에는 크라운 에터막(crown ether membrane)과 같은 선택성이 높은 유기 화합물막이 개발되었다.

이온선택 전극법은 액상 시료를 직접 측정하며, 분석기기의 구성이 간단하며, 자동화에 적용하기가 쉬워 널리 이용되고 있다. 그러나 이온선택성이 완전하지 않아 다른 이온의 영향을 받으며, 단백질에 의해 전극이 오염되어 감도가 저하하며, 시간 경과에 따른 변동을 보이는 등의 문제점을 지니고 있다.

2. Potassium(K^+)

칼륨(K)은 세포내액의 양이온 전해질 중 가장 많은 양을 차지하는 성분이며, 마그네슘(Mg)과 함께 세포 활동, 신경·근육의 흥분성 유발에 중요한 역할을 한다. 혈장 K^+은 Na^+, Cl^-와 마찬가지로 알도스테론에 의해 조절되고 있으나, 그 동향은 Na^+과 반대로 변동한다. 혈청 K^+은 알도스테론의 증가에 의해 감소하고, 반대로 부신겉질저하증(애디슨병, Addison's disease)에서는 높게 증가한다.

- 주요한 세포내의 양이온
- 정상범위: 3.4~5.0 mmol/L
- 적혈구에서 potassium의 농도가 serum에서 보다 더 높기 때문에 용혈(hemolysis)은 potassium의 결과가 거짓증가(falsely increase)의 결과를 초래한다.
- 혈청의 칼륨수치는 전혈이나 혈장보다 0.1~0.7 mmol/L 정도 더 높은데 이는 혈청에서 응고과정 중의 혈소판 붕괴에 의해서 칼륨이온이 분리되어 나오기 때문이다. 또한 용혈이 있을 경우, 적혈구로부터 유리된 칼륨에 의해 수치가 증가될 수 있다.

[임상적 의의]

Hypokalemia (저칼륨증)	〈 3.0 mmol/L 이하일 경우에 발생하는데 감소한 식이섭취, 고알도스테론과잉증(hyperaldosteronism), 이뇨제, 구토, 설사, 설사제 남용 그리고 과잉 인슐린(potassium의 흡수를 증가시킴) 등의 결과로 발생
Hyperkalemia (고칼륨증)	〉 5.0 mmol/L 이상일 경우 발생하는데 증가한 섭취량, 신부전증, hypoaldosteronism, metabolic acidosis, 증가된 적혈구 용해, 백혈병 등의 결과로 발생

1) 측정방법

Ion Selective Electrode(ISE, 이온선택전극법)을 이용하여 측정한다.

발리노마이신(valinomycin)은 세포막 내 나트륨 이온에 비해 칼륨 이온에 대해 매우 선택적이다. 이것은 칼륨-특이적 수송체(potassium-specific transporter)로서 기능하고 전기 화학적 전위구배를 "아래로" 낮추는 지질막을 통한 칼륨이온의 이동을 촉진한다.

칼륨-발리노마이신 복합체(potassium-valinomycin complex)에 대한 안정성 상수 K는 나트륨-발리노마이신 복합체에 비해 거의 100,000 배 더 크다. 이러한 차이는 생물학적 시스템에서 칼륨이온(나트륨 이온이 아닌)의 수송을 위한 발리노마이신의 선택성을 유지하는데 중요하다.

이 밖에도 크라운에테르(crown ether), 모나크린(monactine) 등의 유기화합물을 포함한 고체막 혹은 액막 전극을 이용하여 선택적으로 K^+을 측정한다.

2) 측정 시 유의사항

칼륨은 혈청, 혈장에 비해 적혈구에 20~25배가 더 많이 함유 되어 있기 때문에 약간의 용혈에 의해서도 혈청 농도가 증가한다. 따라서 보고서에 용혈의 유무를 기록해야 한다.

온도에 따라 평형 상태가 현저히 변화하여, 특히 저온(15℃ 이하)에서는 적혈구로부터 혈장으로의 유출이 커지기 때문에 용혈이 없는 상태에서도 혈장 K이 증가한다. 이것은 저온에서 Na^+- K^+ 펌프를 작동시키는 ATPase의 활성 저하로 K^+이 세포 내로 들어가지 못하는 반면 혈구 내의 K^+은 확산 작용에 의해 혈장으로 유출되기 때문이다. 이 때문에 전혈을 그대로 냉소에 보존해서는 안 된다.

3. Chloride(Cl^-)

염화물(chloride)은 세포외액(ECF, extracellular fluid)에서 가장 풍부한 음이온이다.

Cl^-은 ECF 부피, 정상적인 음이온 갭(anion gap) 및 산-염기 및 K^+ 균형을 유지하는 데 중요한 필수적인 세포외 음이온(extracellular anion)이다. 염화물은 또한 신장역류기전(renal countercurrent mechanism)에서 소변 생산량과 농도를 유지한다. Cl^-은 소변에서 90% 배설되며 대변과 땀에서도 배설된다. 염화물은 Cl^--HCO_3^- 또는 나트륨으로 능동적 및 수동적으로 수송되고 소장과 대장 모두에서 흡수된다.

염화물의 주요 기능은 신장에 소변을 집중시키는 것이다. 염화물의 재흡수는 신장 세뇨관에서 나트륨으로 수동적으로 일어나며 헨리 루프에서 활발하게 일어난다. 이 능동운송은 "역류(countercurrent)"소변 농축 메커니즘에 필요한 운송구배를 설정한다. ADH가 없을 때, 이 "역류"메커니즘은 신장이 집합관(collecting ducts)에 물없이 용질을 흡수할 수 있게 하며, 필요한 경우 소변이 더 희석되게 한다.

혈장에서 Cl^-과 HCO_3^-의 상호변화는 산-염기 균형을 유지하는 데 도움이 된다.

즉, Cl^-은 혈장의 전기화학적 중성을 유지하기 위해 항상 HCO_3^-과 반대로 변동한다. 적혈구 안으로 들어간 CO_2는 물과 결합하여 H_2CO_3를 형성하며, 이것은 HCO_3^-와 H^+로 해리된다. H^+은 디옥시헤모글로빈과 결합하고, HCO_3^-은 혈장으로 확산되어 나간다. 이때 Cl^-이 세포의 전기적 중성을 유지하기 위해 세포안으로 들어간다. 이것을 염화물 이동(chloride shift)라고 한다.

- 세포외액에서 중요한 음이온
- 정상범위: 98~107 mmol/L(mEq/L)
- Chloride의 수치는 sodium의 수치와 비례한다.

- 혈청과 혈장에서 염소는 안정된 형태로 존재하며, 용혈이 있는 경우에도 결과값에 큰 영향을 주지 않는다.

[임상적 의의]

Hypochloremia	〈 98 mmol/L 이하가 될 때 발생하는데 지나친 구토, 이뇨제 사용, 화상 그리고 aldosterone 부족시 발생된다.
Hyperchloremia	〉 107 mmol/L 이상이 될 때 발생되는데 설사가 지속되거나 신세뇨관질환, 탈수, 그리고 과도한 bicarbonate 손실 등의 경우에 발생한다.

Cystic fibrosis(CF-낭포성 섬유증-지속적인 폐 감염을 유발하고 시간이 지남에 따라 호흡이 제한되는 진행성 유전질환)에서는 cystic fibrosis transmembrane conductance regulator-CFTR) chloride channel에 결함이 있으며, Cl^-이 sweat duct cells에 재흡수되는 것을 허용하지 않기 때문에 결과적으로, 더 많은 chloride가 duct에 남아 있고, 더 많은 chloride가 땀 속에 남아 있다. 그러므로 땀 속의 chloride의 농도는 낭포성 섬유증을 가진 사람에게서 높아진다.

1) 측정방법

Chloridometer(염소측정계)는 용액 내 Cl^-의 농도를 측정하는 데 사용되는 측정기기이다.

그것은 혈청, 혈장, 소변, 땀 및 뇌척수액을 포함한 생물학적 체액에서 Cl^-의 농도를 측정하기 위한 결정하기 위한 전기화학적 기준법(electrochemistry reference method)인 전(기)량 적정법(coulometric titration) 또는 정전류법(amperostatic coulometry)으로 알려진 공정을 사용한다. 이 Coulometry(전기량 측정법)은 silver ions을 생성하는데 이것은 Cl^-와 반응하여 염화은(AgCl)을 형성한다.

또한, Cl^-은 할로젠 전극으로 측정하며 Na^+, K^+과 동시에 측정된다. Cl^- 측정용 전극막은 Ag_2S와 AgCl로 구성된다.

2) 측정 시 주의사항

Cl^-도 Na^+과 마찬가지로 높은 정밀도가 요구되는 항목이다. Coulometry에서는 항상 전극을 청결하게 유지해야 하며, 전극법에서는 전극의 보존과 감도가 떨어지는 것에 주의해야 한다.

4. Bicarbonate(HCO_3^-)

- 세포외액에서 두 번째로 많은 음이온
- 정상범위: 22~29 mmol/L
- 임상학적으로 HCO_3^-를 측정하기 어렵기 때문에 total carbon dioxide($ctCO_2$)의 농도를 측정한다. $ctCO_2$는 주로 HCO_3^-로 구성되어 있고 소량의 carbonic acid(H_2CO_3), carbamino-bound CO_2 그리고 용해된 CO_2로 구성되어 있다. HCO_3^-는 측정된 $ctCO_2$의 약 90%를 차지한다.
  Bicarbonate는 많은 H^+에 대하여 완충 역할을 할 수 있어서 혈액에서 중요한 완충제로 작용한다.
- 중탄산염의 측정을 위해서는 진공 채혈관에 채혈되어야 하는데 공기 중에 노출이 되면 시간당 약 6 mmol/L의 이산화탄소가 공기 중으로 소실된다.

[임상적 의의]

Decreased $ctCO_2$	대사성 애시도시스(metabolic acidosis), 당뇨병성케토애시도시스(diabetic ketoacidosis), salicylate 독성으로 인해 감소한다.
Increased $ctCO_2$	대사성 알카로시스(metabolic alkalosis), (폐)기종(emphysema), 심각한 구토에 의하여 증가한다.

5. Calcium

Calcium은 plasma에서 3가지 형태로 존재하는데 50%는 자유로운(ionized) 상태, 40%는 단백질과의 결합상태, 10%는 음이온과의 결합상태로 존재하는데 이 중 free form이 생물학적인 활동적인 상태이다. 감소된 free(ionized) calcium 수치는 근육의 경련(spasm)을 일으키거나 억제할 수 없는(uncontrolled) 근육 강직성 경련(tetany)을 일으킨다.

Serum calcium은 부갑상선 호르몬(parathyroid hormone), vitamin D 그리고 calcitonin에 의해서 조절된다(그림 6-5).

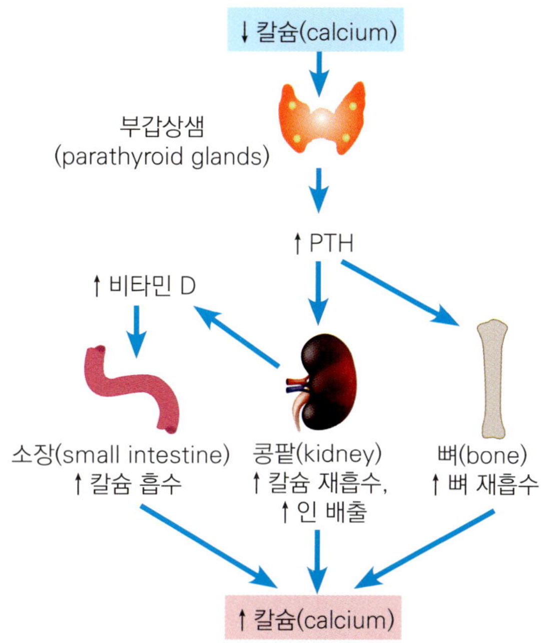

| 그림 6-5 | Calcium 조절 메커니즘(Hormonal Control of Blood Calcium levels)

혈중 칼슘수치는 부갑상선(parathyroid glands)에 의해 생성되는 부갑상선 호르몬(PTH), parathyroid hormone)에 의해 조절된다. 낮은 혈중 칼슘수치에 반응하여 PTH가 분비된다. 골격, 신장 및 장(intestine)을 목표로하여 칼슘수치를 증가시킨다. 골격에서, PTH는 뼈로부터 혈액으로 칼슘을 방출하여 뼈를 재흡수하게하는 세포인 파골세포(osteoclasts)를 자극한다. PTH는 또한 뼈를 침착시켜 뼈에 칼슘침착을 감소시키는 골아세포(osteoblasts)를 억제한다. 장에서 PTH는 식이칼슘(dietary calcium) 흡수를 증가시키고 신장에서는 PTH가 칼슘의 재흡수를 자극한다. PTH는 신장에 직접 작용하여 칼슘 재흡수를 증가시키지만 장에 미치는 영효과는 간접적이다. PTH는 식이칼슘의 흡수를 증가시키기 위해 내장에 작용하는 비타민 D의 활성형태인 칼시트리올(calcitriol) 형성을 유발한다. 혈중 칼슘수치가 상승하면 PTH 분비가 억제된다.
비타민 D는 햇빛에 반응하여 신체에 섭취되거나 합성된다. 간과 신장에서 하이드록실화 과정 (hydroxylation)을 거쳐 생물학적 활성형태인 $1,25(OH)_2$ vitamin D로 전환하고 $1,25(OH)_2$ 비타민 D는 장에서 칼슘흡수를 증가시키고 신장에서는 뼈 회전율 증가 및 칼슘 분비감소로 혈청 칼슘 수치를 조절한다. 혈청 칼슘 수치가 높으면 부갑상선 호르몬(PTH)이 분비되고 비타민 D가 활성 형태로 전환되는 것을 증가시킨다.

1) Parathyroid hormone(PTH)

free(ionized) calcium이 감소가 되면 부갑상선에 의해서 PTH 분비를 자극하여 free calcium을 증가시켜 결국에는 PTH 분비가 된다. 뼈의 경우, PTH가 calcium 분비와 더불어 osteoclast를 뼈로 break down이 되도록 활성화한다.

신장에서의 경우, PTH는 calcium의 세뇨관 재흡수를 증가시켜 vitamin D의 hydroxylation(*hydroxyl group -OH을 유기화합물에 끼우는 화학반응으로서 공기 중의 유기화합물을 산화적으로 분해하는 첫 단계)을 자극하여 calcium을 active form(free form)으로 변경한다.

2) Vitamin D(cholecalcifirol)

- 음식물이나 햇빛에 노출을 통해서 얻어진다.
- 처음에 vitamin D는 간으로 운반이 되어 수산화(hydroxylation) 되지만 아직은 비활성을 나타낸다. 그 다음에 hydroxylated form으로 신장으로 운반되어 vitamin D의 활성화 형태인 1,25-dihydroxycholecalciferol로 변한다.
- 장에서의 calcium 흡수는 vitamin D에 의해서 증가가 되고 PTH는 신장에서의 세뇨관의 calcium 재흡수를 증가시킨다.

3) Calcitonin

serum calcium 수치가 증가할 때 갑상선의 Parafollicular cells(소포곁세포)에 의해 분비된다. 이 calcitonin은 vitamin D와 부갑상선 호르몬의 활성을 억제하여 serum calcium을 감소시킨다. 갑상선의 속질(수질) 암종(medullary carcinoma)은 parafollicular cell의 종양(neoplasm)이고 결국 calcitonin의 수치가 상승하는 결과를 보여준다.

[임상적 의의]

Hypocalcemia	hypoparathyroidism, hypoalbuminemia, 만성신부전증, 마그네슘 결핍 그리고 vitamin D 부족 등의 결과로 calcium 수치 감소
Hypercalcemia	primary hyperparathyroidism, 급성 아드레날 결핍, 뼈와 관련된 암 그리고 신부전 등에 의한 calcium 수치 증가

① 측정방법

a. Total serum calcium 측정 방법:

Spectrophotometric(ortho-cresolphthalein complexone, arsenazo III dye) 법: 금속지시약(metallochromic indicator)을 사용하는데 이것은 calcium과 결합하여 색깔변화를 일으킨다.

이러한 방법은 쉽게 자동화로 되어 있다.

이 칼슘 ortho-CPC 절차는 알칼리성 용액에서 ortho-크레졸프탈레인 콤플렉손(ortho-cresolphthalein complexon)과 반응하는 칼슘이온 (Ca^{2+})을 기반으로 577 nm에서 최대로 흡수되는 강렬한 보라색 착색착물을 형성한다. 8-하이드록시 퀴놀린(8-hydroxyquinoline)을 첨가하여 마그네슘과 철에 의한 간섭을 제거한다. 이 방법에서 Ca-ortho-CPC 복합체의 흡광도를 측정은 이중 염색성으로(bichromatically) 570/660 nm에서 측정하고 반응 혼합물의 흡광도 증가는 샘플의 칼슘농도에 정비례한다.

Ca^{2+} + ortho-CPC $\xrightarrow{\textit{S-hydroxyquinoline}}$ Ca-ortho-CPC complex(violet)

Ion-specific electrode (ISE) 법: Total calcium을 측정하기 위해서는 시료는 단백질 결합과 복합 calcium이 free form으로 전환되기 위해서는 반드시 산성화 (acidified)가 되어야 한다.

Atomic absorption(표준측정법-reference method) 법

b. Free(ionized) serum calcium 측정법:

ISE은 calcium의 free form을 측정하는데 온도에 매우 민감하여 일반적인 분석은 37℃에서 이루어진다.

② 측정 시 주의사항

Oxalate, citrate 혹은 EDTA 같은 항응고제를 사용할 수 없다. Spectrophotometric method에 대한 간섭은 용혈, 황달(icterus) 그리고 지질혈증(lipemia) 등이 포함되고 ISE 방법에 대한 간섭은 분석하기 전에 electrode에 단백질 형성, 혈액내의 pH 변화 등이 있다.

③ Reference ranges

Total calcium(adults): 8.6~10.3 mg/dL
Free calcium(adults): 4.6~5.3 mg/dL

4) Parathyroid hormone과 Calcium

부갑상선 호르몬은 세포외액에서 칼슘과 인 농도의 가장 중요한 내분비 조절자이다. 이 호르몬은 부갑상선 세포에서 분비되며 뼈와 신장에서 주요 표적세포를 찾는다. 다른 호르몬인 부갑상선호르몬 관련 단백질(parathyroid hormone-related protein)은 부갑상선 호르몬과 동일한 수용체에 결합하며 발달에 큰 영향을 가진다.

대부분의 다른 단백질 호르몬과 마찬가지로 부갑상선 호르몬은 preprohormone으로 합성된다. 부갑상선 호르몬은 84개 아미노산의 선형 단백질(linear protein)으로 분비된다.

부갑상선 호르몬은 세포 외액의 칼슘이온 농도가 정상 이하로 떨어지면 정상 범위내로 되돌리는 기능을 한다. 칼슘농도 증가와 함께 혈액 내 인산 이온 농도는 감소한다.

부갑상선 호르몬은 최소한 세 가지 이상의 과정을 자극하여 이러한 일을 수행한다.

a. 뼈에서 칼슘의 동원(Mobilization of calcium from bone):

메커니즘이 불분명 한 상태이지만, 부갑상선 호르몬의 효과는 파골세포(osteoclasts)가 뼈 미네랄을 재흡수하도록하여 칼슘을 혈액으로 방출하는 것이다.

b. 소장에서 칼슘 흡수 향상(Enhancing absorption of calcium from the small intestine) :

소장에서 칼슘 흡수를 촉진하면 혈중 칼슘 수치를 높이는 데 분명히 도움이 된다. 부갑상선 호르몬은이 과정을 자극하지만 신장에서 활성 형태의 비타민 D 생성을 자극함으로써 간접적으로 진행이된다. 비타민 D는 장의 상피세포에서 칼슘을 혈액으로 효율적으로 흡수하는 칼슘 결합 단백질(calcium-binding protein)의 합성을 유도한다.

c. 소변에서 칼슘 손실 억제(Suppression of calcium loss in urine):

뼈와 장에서 혈액으로 칼슘의 흐름을 자극하는 것 외에도 부갑상선 호르몬은 urine에서 칼슘의 배출을 제동(brake)하여 혈액에서 칼슘을 보존한다. 이 효과는 칼슘의 세뇨관 제흡수를 자극함으로써 매개됩니다. 부갑상선 호르몬이 신장에 미치는 또 다른 효과는 urine에서 인산 염(phosphate)의 손실을 자극하는 것이다.

6. Phosphorus

인은 세포막과 핵산의 필수 구조 성분이지만 골 무기질화(bone mineralization), 에너지 생산(energy production), 인산화 반응을 통한 세포 신호전달(cell signaling) 및 산-염기 항상성 조절을 포함한 여러 생물학적 과정에도 관여한다.

혈액 속의 인산염(phosphate)은 음식물로부터 흡수가 되어 세포나 뼈로부터 분비가 이루어진다. 신장의 재흡수 혹은 배출에 의해서 조절이 이루어진다.

대부분의 조절하는 중요한 호르몬은 PTH(그림 6-6)인데 신장의 인산염 배출을 증가시키며 vitamin D는 장흡수와 신장재흡수를 통하여 인산염을 조절한다.

식이 인(dietary phosphorus)은 소장에서 쉽게 흡수되며 건강한 사람은 부갑상선 호르몬(PTH), 비타민 D 및 섬유아세포 성장인자-23(FGF-23, Fibroblast growth factor) 같은 내분비 호르몬들의 조절작용하에서 신장에 의해 과도한 인이 배출된다.

혈중 칼슘 및 인 농도의 급성조절(acute regulation)은 PTH의 작용과 비타민 D의 활성 형태를 통해 제어된다. 부갑상선에 의한 감지로 약간의 혈중 칼슘 수치감소(예 : 부적당 한 칼슘 섭취의 경우)로 인해 PTH의 분비 증가가로 이어지고 이것은 칼슘의 소변 배설이 급격히 감소하지만 인의 소변 배설이 증가하고 뼈 흡수를 자극한다. 이로 인해 뼈 미네랄(칼슘 및 인산염)이 방출되어 혈청 칼슘 농도를 회복시키게 된다.

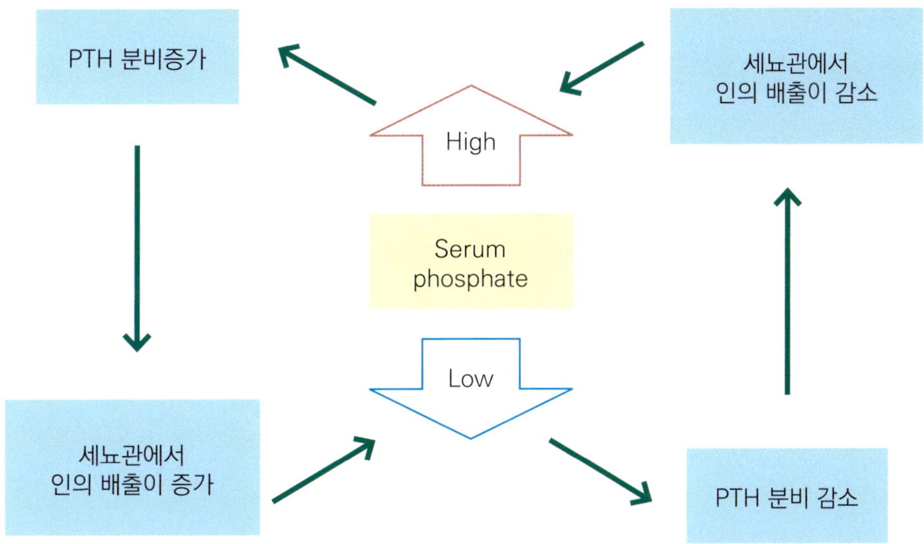

| 그림 6-6 | 부갑상선 호르몬(PTH)에 의한 인산염 조절

높은 수치의 인산염은 PTH를 자극하여 신세뇨관(renal tubular)에서 인산염의 더 많은 배설을 유도한다. 한편, 인산염 수치가 낮은 상태에서는 신세뇨관에서 인산염의 배설이 PTH 분비 감소로 인해 감소 할 것이다.
(*인 (phosphorous)과 인산염(phosphate)의 주요 차이점은 인은 원소이고 인산염은 음이온이라는 것이다)

작용이 즉각적인 것은 아니지만, PTH는 또한 신장에서 비타민 D의 활성형태(1,25-디하이드 록시 비타민 D; 칼시트리올, 1,25-dihydroxyvitaminD; calcitriol)로의 전환을 자극한다.

순환하는 1,25-디하이드록시 비타민 D의 증가는 차례로 칼슘과 인의 증가된 장흡수를 자극한다.

세 번째 호르몬인 FGF-23은 인 항상성에 중요한 역할을 하는데 FGF-23은 인 섭취의 증가에 반응하여 골형성세포(osteoblasts/osteocytes, 골아세포/골세포)에 의해 분비된다.

음성되먹임고리(negative feedback loop)에서, FGF-23은 1,25-디하이드록시 비타민 D의 생성을 억제하고 1,25-디하이드록시 비타민 D의 분해를 자극 할뿐만 아니라 PTH 및 1,25-디하이드록시 비타민 D와는 독립적으로 소변 인 배출의 증가를 촉진한다.

[임상적 의의]

Hyperphosphatemia	신부전증, hypoparathyroidism, 종양질환(neoplastic disease), 림프모구 백혈병(lymphoblastic leukemia) 그리고 격렬한 운동(intense exercise)을 했을 경우 증가한다.
Hypophosphatemia	diabetic ketoacidosis, hyperparathyroidism, 천식 (asthma), 알코올중독 그리고 흡수장해증후(malabsorption syndrome)로 인해서 감소한다.

① 측정방법

Ammonium molybdate + phosphate ions → phosphomolybdate complex (colorless) read at 340 nm

Aminonaphtholsufonic acid가 복합체를 환원하기 위해서 사용될때는 색깔을 가진 product가 생성이 되고 600~700 nm에서 측정하게 된다.

$$\text{Phosphomolybdenum} \xrightarrow{+\ electrons} \text{molybdenum blue}$$

② 측정 시 주의사항

Oxalate, citrate 혹은 EDTA 같은 항응고제를 사용할 수 없다. 용혈, 황달(icterus) 그리고 지질혈증(lipemia) 등이 측정시 오류를 일으킬 수 있다.

③ Reference ranges

Phosphorus(adults): 2.5~4.5 mg/dL

****Calcium 과 Phosphate**

인산염 검사(Phosphate test)는 혈액 샘플에서 인산염의 양을 측정한다. 인산염은 미네랄 인을 포함하는 하전입자(charged particle, 이온)이다. 인체는 뼈와 치아를 만들고 수리하고, 신경기능을 돕고, 근육을 수축시키기 위해 인이 필요하다. 인산염에 포함 된 인의 대부분(약 85 %)이 뼈에서 발견되고 나머지는 몸 전체의 조직에 저장된다.

신장은 혈액 내 인산염의 양을 조절하는 데 돕는다. 여분의 인산염은 신장에 의해 여과되어 소변의 신체 밖으로 배출된다. 혈액 내 높은 수치의 인산염은 일반적으로 신장 문제로 인해 발생하게 된다.

혈중 인산염의 양은 혈액의 칼슘 수준에 영향을 미친다. 인체의 칼슘과 인산염은 반대 방식으로 반응하는데 혈중 칼슘 수치가 상승하면 인산염 수치가 떨어진다.

부갑상선 호르몬(PTH) 호르몬은 혈액 내 칼슘과 인의 수준을 조절하는데 인의 수치를 측정 할 때 비타민 D, 때로는 PTH 수치도 동시에 측정한다. 비타민 D는 몸이 인산염을 섭취하는 데 필요하다. 칼슘과 인산염의 관계는 일부 질병이나 감염에 의해 방해받을 수 있기 때문에 이러한 이유로 인산염과 칼슘 수치는 대개 동시에 측정을 한다.

7. Magnesium

마그네슘은 체내에서 4번째로 풍부한 양이온(cation)이고 2번째로 가장 풍부한 세포내 양이온이다. Magnesium은 혈장에서 세 가지 형태로 존재하는데 55% free(ionized), 30% 단백질과의 결합, 15% 복합체 등으로 구성되어 있다. calcium과 마찬잔가지로 free form이 활성을 가진 형태이다.

마그네슘 항상성(magnesium homeostasis)은 장흡수(intestinal absorption), 저장소 역할을하는 뼈 및 마그네슘 배설을 담당하는 신장에 의해 촉진된다. 신장에 부하가 증가함에 따라 소변으로의 마그네슘 배설이 증가하기 때문에 지속적인 고마그네슘 혈증(hypermagnesium)은 보통 정상적인 신장의 마그네슘 배설 기능이 있을 때는 발생하지 않는다.

[임상적 의의]

Hypermagnesemia	신부전증과 탈수, Addison's disease, uremia(요독증)일 경우 증가
Hypomagnesemia	만성신부정증, 만성알코올중독증, hyperthyroidism, malabsorption의 경우 감소

① 측정방법

칼마가이트(calmagite)법과 자일리딜블루(xylidyl blue)법 등이 이용되고 있다.

a. 칼마가이트(calmagite)법

마그네슘은 알칼리성 상태에서 Calmagite와 결합하여 적색 착합물을 형성하고 특정 킬레이트제와 세제를 첨가하여 칼슘과 단백질의 간섭을 제거한다. 형성된 색상의 강도는 샘플에 존재하는 마그네슘의 양에 정비례한다. 530-550 nm에서 형성된 적색 착합물을 측정한다.

$$\text{Magnesium} + \text{Calmagite} \xrightarrow[\textit{medium}]{\textit{alkaline}} \text{Red colored complex}$$

b. 자일리딜블루(xylidyl blue)법

혈청 마그네슘 이온은 알칼리성 용액에서 자일리딜 블루와 반응하여 적색 착물을 생성하고 이것을 분광광도법으로 550 nm에서 측정한다. 생성 된 색의 강도는 마그네슘 농도와 직접 비례한다. 칼슘 간섭은 EGTA를 사용하여 사실상 제거되며 계면활성제(surfactant)는 단백질 간섭을 제거한다.

Total serum magnesium을 측정하는 방법: Calmagite, methylthymol blue, atomic absorption spectrophotometry(표준방법)

Free(ionized) serum magnesium 측정법: Ion-selective electrode

② 측정 시 유의사항

용혈, oxalate, citrate, EDTA 항응고제를 사용하지 말 것

③ Reference range(성인 기준)

1.7~2.4 mg/dL

8. Serum Iron and Total Iron-Binding Capacity

혈청 철은 트랜스페린-transferrin(90%) 및 혈청 페리틴-ferritin(10%)에 결합 된 순환 철의 양을 측정하는 검사법이다. 철분부족(빈혈 및 기타 문제를 일으킬 수 있음)에 대해 우려 할 때 이 검사를 실시한다.

인체의 철분의 65%가 적혈구의 헤모글로빈 분자에 결합되어 있고, 약 4%가 미오글로빈(myoglobin) 분자에 결합되어 있다. 몸에 있는 철의 약 30%는 비장(spleen), 골수(bone marrow) 및 간(liver)에서 페리틴(ferritin) 또는 헤모시드린 (hemosiderin)으로 저장된다.

그러나 일부 철은 혈청에서 순환하고 있다. 트랜스페린은 간에서 만들어 지는데 이것은 하나 또는 두 개의 철(III) 이온(즉, ferric ion, Fe^{3+})와 결합을 한다. 저장된 철을 옮기고 사용하려면 트랜스페린이 필수적이다. 혈청 철에 대한 검사는 정맥에서 채혈 한 혈액을 사용하여 트랜스페린에 결합되어 혈액에서 순환하는 철분을 측정한다.

트랜스페린 분자상의 부위가 철 이온으로 채워지는 정도는 트랜스페린 포화퍼센트(percent transferrin saturation)로 알려진 또 다른 유용한 임상지표 일 수 있다. 다른 실험실 테스트는 샘플을 포화시켜 트랜스페린의 총량을 측정한다. 이 검사를 TIBC(Total Iron-Binding Capacity)라고 한다. 이 세 가지 검사(serum iron test, percent transferrin saturation, TIBC)는 일반적으로 동시에 수행되며, 빈혈(anemia), 철분결핍 빈혈(iron deficiency anemia), 만성 질환의 빈혈(anemia of chronic disease) 및 혈색소 침착(haemochromatosis)과 같은 상태에 대한 진단 과정의 중요한 부분이다.

① Iron은 hemoglobin과 myoglobin의 구성물질로 ferritin과 hemosiderin 형태로 저장되고 transferrin에 의해 운반된다.

② Serum iron은 일일변화(diurnal variation-fluctuations that occur during each day)를 보이면서 아침에 제일 높은값을 나타낸다.

③ Transferrin은 철결핍성 질환(iron-deficiency disorders)에서 증가하고 철이 너무 많거나(iron overload), 혈색소 침착증(hemochromatosis) 그리고 심한 감염에서 감소된다. 이 transferrin은 면역화학적인 방법을 통하여 측정되고 reference range는 200-360 mg/dL이다.

④ Ferritin은 철저장(iron store)을 반영하는데 초기 철결핍성 질환에서 감소되고 질환의 초기 지표로 이용된다. 철의 과부화, hemochromatosis 그리고 심한 감염에서 증가된다. Ferritin은 급성기 단백질(acute-phase protein)으로서 직접적인 면역화학적 방법으로 측정한다. Ferritin의 정상범위는 20-250 ng/mL(남성), 10-120 ng/mL(여성)이다.

⑤ 트랜스페린의 측정은 면역 측정법을 이용하여 중량 농도(mg/dL)로 표현하기도 하지만, 임상화학에서는 철 대사와 관련하여 트랜스페린이 완전히 철로 포화된 상태에서의 철결합량으로 표현하는 방법을 채택하고 있다. 이렇게 측정된 트랜스페린량을 철결합능(iron binding capacity)이라고 부른다.

⑥ 혈장에는 철과 결합한 결합형 트랜스페린과 아직 철과 결합하지 않은 유리형 트랜스페린이 함께 존재하는데, 후자의 양을 철결합능으로 측정한 것을 불포화 철결합능(unsatulated iron binding capacity, UIBC)이라고 하고, 전체 트랜스페린량은 총철결합능(total iron binding capacity, TIBC)이라고 한다.
따라서, TIBC = UIBC + 혈청 철의 관계가 성립된다.
또한 트랜스페린 포화율(transferrin saturation %)은 다음 식으로 구한다.

트랜스페린 포화율(%) = 총혈청 철 / TIBC × 100

임상적 의의(표 6-2)

식사에 의한 철 섭취량이 부족한 경우나 혹은 출혈에 의해 헤모글로빈이 소실되어 철이 부족하게 되면, 혈청 철의 농도가 저하하여 철결핍성 빈혈을 일으킨다.

철 결핍성 빈혈에서는 생리적 반응에 의해 철 수송 단백질인 트랜스페린이 상승하고, 이로인해 TIBC와 UIBC도 상승한다. 반대로 용혈성 빈혈에서는 헤모글로빈의 분해에 의해 철이 유리되어 혈청 철이 상승하고, 악성 빈혈이나 재생불량성 빈혈에서는 골수에서의 철 이용률이 저하하기 때문에 혈청 철이 상승한다. 또한 급성 간염에서는 간세포의 괴사에 의해 저장 철이 혈장으로 방출되어 혈청 철이 상승하며, 트랜스페린도 상승하고 따라서 TIBC도 상승한다.

Increased serum iron	철 과다복용, 철아구성빈혈(sideroblastic anemia), 바이러스성 간염 그리고 hemochromatosis로 인해 증가한다.
Decreased serum iron	철결핍성 빈혈(iron-deficiency anemia), 영양실조(malnutrition), 혈액손실 그리고 만성 감염 등으로 감소한다.

표 6-2 철 대사와 관련된 병적인 상태

검사	철 결핍성	영양실조	철 과다복용	혈색소 침착증
Serum iron	감소	감소	증가	증가
% 포화도	감소	다양함	증가	증가
TIBC(indirect transferrin)	증가	감소	감소	감소

① 측정방법

a. Total iron content(serum iron)

Transferrin에 결합된 Fe^{3+}를 측정한다. 산성용액(acid solution)은 transferrin에서 Fe^{3+}를 떨어뜨리는데 사용하고 환원제에 의해 Fe^{3+}는 Fe^{2+}로 환원된다. Fe^{2+}는 bathophenanthroline 혹은 ferrozine 같은 발색제(chromogen reagent)와 복합체를 형성한다.

b. Total iron-binding capacity(TIBC)

Transferriin의 모든 결합부위가 결합되어 있다면(occupied)(예, iron이 포화상태) transferrin에 결합된 iron의 양을 측정한다. Fe^{3+}는 transferrin을 포화상태로 만들기 위해 serum에 첨가하고 $MgCO_3$는 결합하지 않은 Fe^{3+}를 제거하기 위하여 첨가한다. 혼합물을 원심분리하고 상층액(supernatant)을 serum iron 과정에서 사용한다.

c. Percent transferrin saturation

이것은 transferrin이 결합 할 수 있는 능력을 가진 iron의 양을 나타내는 계산된 값이다.

serum iron과 TIBC를 사용하여 계산을 하면

% transferrin saturation = serum iron(μg/dL) / TIBC(μg/dL) × 100%

d. 혈청 철 측정 과정

i. 분리: 산(염산, TCA) 처리로 단백질과 결합한 Fe^{3+} 분리

ii. 환원: 아스코르브산 같은 환원제로 Fe^{3+}→Fe^{2+}로 환원

iii. 발색: 페로자인(ferrozine, 적색), 바소페난트롤린(bathophenathroline, 적색)으로 발색

② 정상범위(reference ranges)

Serum iron: 45~160 μg/dL

TIBC: 250~425 μg/dL

% saturation: 15~55%

9. Copper(Cu)

구리는 시토크롬을 포함한 많은 효소의 필수 보조인자이지만, 결합되지 않은 형태로 인체에 유독하다. 대부분의 혈청구리는 95%이상 세룰로플라스민(ceruloplasmin)에 결합되어 수송되고 나머지는 알부민, 구리운반단백질(transcuprein) 및 구리-아미노산 복합체(copper-amino acid complexes)에 결합된다.

낮은 수치의 혈청구리(low serum copper)는 철분과 아연 섭취량이 많고 드물게 식이 구리결핍으로 인해 성장에 심각한 장애와 적혈구 장애(impaired erythropoiesis)가 발생한다.

낮은 수치의 혈청 구리는 또한 간실질변성(hepatolenticular degeneration, Wilson disease)에서 관찰되는데 이것은 세룰로플라스민의 합성 감소 및 세포의 금속 이온수송체에서의 변이 때문이다. 윌슨병에서는 알부민 결합 구리(albumin-bound copper)는 실제로 증가 할 수 있지만, 세룰로플라스민 결합 구리는 낮아서 혈청 구리가 낮아지게 된다.

구리는 필수 미량 원소이다. 구리함유 효소는 철 및 카테콜아민 대사, 자유 라디칼을 소거 및 헤모글로빈, 엘라스틴 및 콜라겐의 합성에서 중요한 역할을 한다.

구리는 주로 간에서 세룰로플라스민에 존재하고 낮은 수치의 구리는 정신지체(mental retardation), 색소 침착(depigmentation), 빈혈(anemia), 저산소증(hypotonia) 등에 관련이 있고 구리의 수치는 콜라겐 합성 감소로 인한 윌슨 병, 미세 세

포성 저색소성 빈혈(microcytic hypochromic anemia) 및 뼈 질환과 같은 질병의 주요 진단 지표이다.

혈청 철과 마찬가지로 3단계 과정을 통해 분석된다.

① 분리 : 세룰로플라스민으로부터 Cu^{2+}의 분리와 단백질 제거(제단백)

② 환원 : $Cu^{2+} \rightarrow Cu^{+}$ (환원제 : 염산하이드록실아민, 아스코르브산)

③ 발색 : 다이에틸디티오카밤산염(diethyldithiocarbamate), 바소큐프로인(basocuproine) 등으로 Cu^{+} 발색

10. 음이온 차(Anion gap)

혈액에서 흔히 측정하는 전해질 4가지 이온 중 양이온과 음이온의 차이를 말하며, 혈액에는 일반적으로 음이온 및 양이온이 각각 약 155 mmol/L로 존재하며 이 중 양이온은 140 mmol/L, 음이온은 125 mmol/L 정도가 실제로 측정된다.

즉, 측정된 양이온과 측정된 음이온 사이의 수학적 차이를 통해 단백질, 황산염, 인산염, 유기산과 같은 측정되지 않은 음이온의 분포를 측정한다. 또한 음이온 차이는 분석장치를 평가하고 정도관리를 하는데 이용되기도 한다.

이것은 체액의 전기적 중성(electroneutrality)을 증명하기 위해 사용되는 수학적인 식(formula)인데, 전해질의 양을 수량화 했을 때 양이온(cations)과 음이온(anions)의 차이를 나타내지만 실제적으로 분석학적으로는 측정되지 않는다. 측정되지 않은 cations은 calcium과 magnesium인 반면에 anions은 phosphate, sulfate, 유기산 그리고 단백질 등이 있다.

참고치는 10^{-17} mmol/L 정도이다.

- 일반적으로 사용되는 2가지의 식은

  $Na^{+} - (Cl^{-} + HCO_3^{-})$ = anion gap(*추정되는 anion gap은 7~16 mmol/L)

  $(Na^{+} + K^{+}) - (Cl^{-} + HCO_3^{-})$ = anion gap(*추정되는 anion gap은 10~20 mmol/L)

[임상적 의의]

Increased anion gap	요독증(uremia), lactic acidosis, ketoacidosis, hypernatremia 그리고 methanol, ethylene glycol 또는 salicylate등을 섭취 하였을 경우로 인하여 증가
Decreased anion gap	알부민과소혈증(hypoalbuminemia, 고칼슘혈증 (hyper-calcemia) 로 인하여 감소

- 음이온 갭은 측정법 오류뿐만 아니라 콩팥 기능상실, 케톤산증, 살리실산염 중독에 의해서도 영향을 받는다.

Q & A

1 세포외액에서 가장 많은 양이온은?

2 세포내액에서 가장 많은 양이온은?

3 o-CPC(cresolphthalein complexone)법으로 측정하는 전해질은?

4 위의 방법에서 Mg^{2+}의 영향을 없애기 위해서 무엇을 사용하는가?

5 타이탄옐로우(Titan yellow)법, 자일리딜블루(Xylydyl blue)법으로 측정하는 것은?

6 몰리브덴블루법(Fiske-Subbarow법)으로 측정하는 것은?

7 발색제로 ferrozine(적색), bathophenanthroline황산 나트륨(적색, 국제표준법)으로 발색을 사용하여 측정하는 것은?

8 K^+을 측정하는 전극은?

9 에디슨병(*부신 겉질 호르몬-코르티솔 및 알도스테론이 감소하는 질환)에서 혈장의 Na와 K의 변화는 어떤 것인가?

10 비색법으로 혈청 Mg^{2+}을 측정할 때 EGTA을 첨가한다. 무엇의 영향을 없애기 위함인가?

Q & A

11 체내에서 철이 가장 많이 함유되어 있는 형태는 어떤 것이 있는가?

12 [TIBC가 증가, 혈청 철은 감소, 트랜스페린 포화율과 혈청 페리틴은 감소] 이와 같은 검사 결과가 나왔을때의 상태는?

13 세포내의 주된 양이온으로 혈구가 혈청보다 약 20-25배나 더 많기 때문에 미세한 용혈에서도 유의하게 상승하는 전해질은?

14 세룰로플라스민에 결합하는 것은?

15 체내에서 주로 저장 철의 형태는 어떤것인가?

16 혈액의 이온 농도가 떨어졌을 때 테타니 (tetany)를 일으키는 것은?

17 갑상샘 호르몬의 성분은?

18 유리모세관막 전극으로 측정하고 유리에 Al_2O_3, B_2O_5가 포함된 전극은?

19 부갑샘샘호르몬 (PTH), 1,25$(OH)_2D_3$ 그리고 칼시토닌 (calcitonin) 같은 호르몬은 어떤 전해질을 조절하는가?

20 일내변동이 크며 아침에 높고 저녁에 낮기 때문에 채혈시간은 이른 아침 공복시간에 해야 한다...이와 관련이 있는 전해질은?

Q & A

21 철을 정량할 때 발색시약이 2가 철과 반응하므로 3가철은 2가 철로 환원시켜야 하는데 ($Fe^{3+} \rightarrow Fe^{2+}$) 이때 사용하는 주요 산화제는?

22 혈청 칼슘 농도를 측정하였더니 12mg/dL였다. 이것을 mEq/L로 환산하면? (단, Ca의 분자량은 40)

23 혈청 철 + [ ] = TIBC에서 [ ]에 들어갈 것은?

24 콩팥 요세관에 작용하여 Na^+의 재흡수를 촉진시켜 혈액 삼투 농도를 증가시키는 호르몬은?

25 철 3가 이온 (Fe^{3+})을 운반하는 것은?

26 음이온 갭 성분 중에서 가장 큰 성분은?

27 세포내액에 가장 많은 양이온이면서 신역치가 없는 것은?

28 세포외액의 주된 음이온이며 할로젠 전극으로 측정되는 전해질은?

29 다음 연결을 확인하세요!!
자일리딜블루, 타이탄 옐로우-마그네슘
바소큐프로인-구리
바소페난트롤린, ferrozine-철
발리노마이신-칼륨
몰리브덴산-무기인
o-CPC-칼슘

CHAPTER

07

산-염기 평형 및 혈액가스

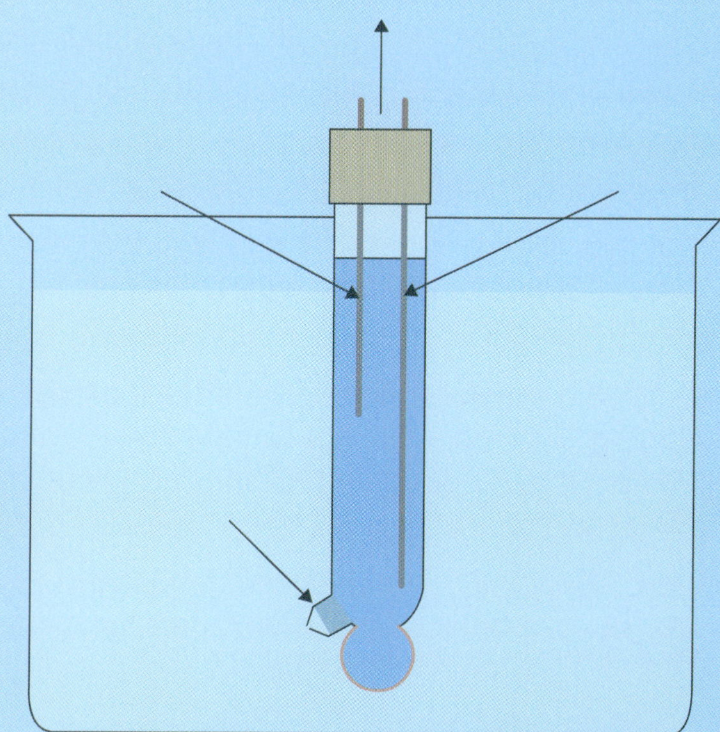

Chapter 7

산-염기 평형 및 혈액가스 (Acid-Base Balance and Blood Gas)

학습목표

1. 산-염기의 대사에 관한 질병
2. 산-염기 평형의 대사
3. 보상작용
4. 혈액가스분석

Clinical Chemistry

인체에서 일어나는 대사작용은 효소에 의해 촉매되는데 효소는 적정한 pH에서 작용하며 체액의 pH는 일반적으로 7.35~7.45의 매우 좁은 범위에서 유지되고 이를 유지하기 위해서 완충계(buffer system), 호흡계(respiratory system) 그리고 신장이 서로 함께 작용하고 있다.

매일 먹는 음식 및 그에 대한 대사작용에 의하여 매일 많은 양의 산이 생산되며 이들의 대부분인 탄산(H_2CO_3)은 적혈구 내의 Hemoglobin과 결합하여 폐로 이동되어 배출되며 그 외 케톤산(keto acid) 황산(sulfuric acid), 인산(phosphoric acid) 등은 혈액을 통하여 신장으로 배설된다.

동맥혈의 pH, 이산화탄소분압(PCO_2), 중탄산염을 측정하여 체내 산염기상태를 파악하고 이를 조절하는 완충계, 호흡계, 신장의 산염기상태를 파악하고 이와 함께 산소분압(PO_2)을 측정하여 체내 산소공급상태를 평가하는 검사를 동맥혈액가스검사 (arterial blood gas analysis, ABGA)라 부른다. 동맥혈액 가스검사를 시행하는 대부분의 기기에서는 측정된 pH와 이산화탄소분압을 가지고 Henderson-Hasselbalch 공식에 따라 중탄산염을 계산하여 측정하는 것이다.

A. 산-염기 평형 (acid-base balance=blood gas analysis, BGA)

1. 주요 Buffer systems

1) Buffer: pH 변화에 저항하는 시스템이고 약산(weak acid) 혹은 약염기(weak base)와 여기에 부합되는 염(salt)로 구성되어 있다.

2) 전혈에서 임상학적으로 중요한 네가지의 buffer system이 존재한다.

① Bicarbonate(HCO_3^-)-carbonic acid(H_2CO_3) buffer system

혈장과 적혈구에서 pH의 변화를 최소화 하기 위해 HCO_3^-와 H_2CO_3을 사용하는데 혈장에서 가장 중요한 buffer system이다.

② Protein buffer system

혈액에서 pH의 변화를 최소화 하기 위해 혈장 단백질(plasma protein)을 사용한다.

③ Phosphate buffer system

혈장과 적혈구에서 pH의 변화를 최소화 하기 위해 HPO_4^{2-}와 H_2PO^{4-}를 사용한다.

④ Hemoglobin buffer system

혈액에서 pH의 변화를 최소화 하기 위해 적혈구 내에 있는 hemoglobin을 사용하는데 세포내 buffer system에서 가장 중요하다.

2. 중요한 용어

1) 호흡(Respiration)

대사과정을 위해서 세포에 산소를 공급하고 대사과정 동안 생성된 이산화탄소를 제거하는 과정

2) 부분압(partial pressure)

혼합가스에서 부분압은 각 가스에 의해 생긴 압력의 양과 혼합가스에서 생성된 전체압력의 비율을 의미한다.

3) pH

혈액의 산염기 상태를 나타내며 동맥혈의 pH가〈7.35 이하일 경우에 산혈증(acidemia), 동맥혈의 pH가〉7.45 이상일 경우에 알카리혈증(alkalemia)이라고 한다. 산혈증은 호흡성 혹은 대사성 산증(acidosis)에 의하여 생기며 알카리혈증은 호흡성 혹은 대사성 알카리증(alkalosis)에 의하여 생긴다. 정상 참고범위는 pH 7.35~7.45이다.

4) 이산화탄소분압(PCO_2)

혈중 이산화탄소의 양을 나타내며 이는 폐에서 호흡에 의한 이산화탄소 배출의 정도를 반영한다. 35 mmHg이하인 경우 저이산화탄소혈증 (혹은 저탄산혈증, Hypocapnia)이라 하며 과호흡(hyperventilation) 혹은 호흡성 알카리증을 의미하고 45 mmHg 이상인 경우 고이산화탄소혈증, 혹은 탄산과잉증(Hypercapnia)이라 하며 저호흡 혹은 호흡성 산증을 의미한다.

정상적인 참고범위는 35~45 mmHg이다.

5) 산소분압(PCO_2)

혈액 중 산소의 양을 나타내며 110 mmHg 이상인 경우에는 고산소혈증 (hyperoxemia)이라고 하며, 80 mmHg 이하인 경우는 정도에 따라 세분하여 60 mmHg 까지는 경도, 40 mmHg까지는 중등도, 40 mmHg 이하는 고도 저산소혈증 (hypoxemia)이라 한다.

혈액 중 산소를 감소시키는 질환은 폐뿐만 아니라 심장질환, 뇌질환 등이 있고 산소 부족은 호흡을 증가시켜 호흡성 알카리혈증을 유발하기도 하며, 조직에 산소의 공급부족으로 대사상 산혈증을 유발하여 산염기질환에 관련이 있다. 정상 참고범위는 80~110 mmHg이다.

6) 중탄산염(bicarbonate)

혈액 중 가장 대표적인 중탄산염 완충계를 표시하는 지표로 28 mmHg 이상인 경우 대사성 알카리증, 22 mmHg이하인 경우 대사성 산증을 의미한다. 정상참고범위는 22~26 mmHg이다.

7) 부분 이산화탄소 압력(Partial pressure of carbon dioxide, PCO_2)

이산화탄소의 부분압력(PCO_2)은 동맥혈이나 정맥혈 내 이산화탄소의 측정값이다. 그것은 종종 폐 내에 충분한 폐포 환기의 마커 역할을 한다. mmHg의 단위로 혈액에서 측정

8) 용해된 이산화탄소의 농도(Concentration of dissolved carbon dioxide, $cdCO_2$)

분리되지 않은 H_2CO_3(carbonic acid)와 혈액 속에 용해되어 있는 CO_2(carbon dioxide)를 포함한다. PCO_2로 나타냄

9) 총 이산화탄소 농도(Concentration of total carbon dioxide, $ctCO_2$)

Bicarbonate(일차 구성성분), carbamino-bound CO_2, carbonic acid 그리고 용해된 이산화탄소를 포함

B. 산-염기 평형의 조절(Acid-Base Balance)

혈장의 pH는 두 가지의 독립적인 변수의 기능을 하고 있는데 하나는 부분 이산화탄소의 압력(partial pressure of carbon dioxide, PCO_2)인데 이것은 폐에 의해서 조절이 되고(respiratory mechanism) 다른 하나는 bicarbonate(HCO_3^-)의 농도인데 이것은 kidney에 의해서 조절이 된다(renal mechanism, metabolic mechanism).

이산화탄소는 bicarbonate, carbamino(** 카바미노는 아미노산 또는 단백질에서 자유아미노 그룹을 가진 이산화탄소 첨가에 의해 구성된 화합물(예, $Hb \cdot CO_2$-카바미노헤모블로빈)) 복합체(serum protein과 hemoglobin에 부착) 그리고 용해된 이산화탄소의 형태로 운반된다.

비록 이러한 형태들이 이산화탄소를 운반하지만 pH를 유지하려는 buffer로서 작용을 하고 있다.

1) Henderson-Hasselbalch equation

$$pH = pK' + \log \frac{[HCO_3^-]}{H_2CO_3} \quad (* pH = pK' + \log \frac{[salt]}{[acid]},\ pH = pK' + \log \frac{[A^-]}{[HA]})$$

$$pH = 6.1 + \log \frac{cHCO_3^-}{cdCO_3}$$

$cdCO_2 = PCO_2 \times \alpha$($CO_2$의 용해도 계수) ($\alpha$ = 0.03 mmol/L per mm Hg)

정상적인 $cHCO_3^-$: $cdCO_2$의 비율은 20:1(HCO_3^- : H_2CO_3 = 20:1)

그러므로 bicarbonate 농도 혹은 용해된 이산화탄소 농도(H_2CO_3 포함한)에서 어떠한 변화도 혈액속의 pH는 변하는 결과를 가져오게 된다. 실험실에서는 총 이산화탄소 농도($ctCO_2$)를 측정하기 때문에 이 값은 $cHCO_3^-$로 대체가 된다.

만약 $ctCO_2$ = 24 mmol/L이고 PCO_2 = 40 mm Hg일 경우 pH 값을 구한다면?
(단, log 20=1.3)

$$pH = 6.1 + \log \frac{ctCO_2}{PCO_2 \times \alpha}$$

$$pH = 6.1 + \log \frac{[24mmol/L]}{[40 mmHg \times 0.03mmol/L/mmHg]}$$

$$pH = 6.1 + \log \frac{[24]}{[1.2]}$$

$$pH = 6.1 + \log \frac{[20]}{[1]}$$

$$pH = 6.1 + 1.3 = 7.4$$

2) 동맥혈액에 대한 가스분석의 정상범위

pH	7.35~7.45
CO_2	35~45 mmHg
PO_2	80~100 mmHg
HCO_3^-	22~26 mmHg
O_2 saturated (산소포화도)	95~100%

C. Acid-Base Balance에 관한 장애(disorder)

호흡계의 주기관인 폐질환 및 폐에 혈액을 공급하는 심장질환, 폐를 조절하는 뇌질환으로 인한 산염기 불균형과 신장계의 주기관인 신장질환 및 신장을 조절하는 내분비 기관의 질환 그리고 완충계의 주 요소인 중탄산염을 직접 소실하는 소화기질환, 신장질환, 강산을 대량 생산하여 완충계를 소모시키는 당뇨병, 허혈성 쇼크들도 산염기의 불균형을 초래할 수 있다.

Acid-base balance에 관한 장애는 metabolic acidosis, metabolic alkalosis, respiratory acidosis, 그리고 respiratory alkalosis 등 4가지로 분류할 수가 있다(표 7-1).

Metabolic acid-base disorder은 주로 bicarbonate 농도에 관련이 있고

Respiratory acid-base disorder은 용해된(dissoved) CO_2 농도와 연관되어 있다.

즉, metabolic acidosis는 주로 bicarbonate가 부족하고 metabolic alkalosis는 bicarbonate가 많은 상태이다. 또한, respiratory acidosis는 $cdCO_2$가 많아서 PCO_2가 증가(hypercapnia)가 되고 respiratory alkalosis는 $cdCO_2$가 부족하여 PCO_2가 감소(hypocapnia)된다(그림 7-1).

표 7-1 산-염기 평형의 이상

종류	pH	H_2CO_3	HCO_3^-	보상	질환
호흡성 산증 (Respiratory Acidosis)	↓	↑	≒	HCO_3^- ↑	폐기종, 폐렴, 폐결핵, 천식, COPD (chronic obstructive pulmonary disease)
호흡성 알카리증 (Respiratory Alkalosis)	↑	↓	≒	HCO_3^- ↓	과호흡(hyperventilation), 뇌염
대사성 산증 (Metabolic Acidosis)	↓	≒	↓	H_2CO_3 ↓	만성신부전증 , 심한설사 당뇨성 케톤산증(diabetic ketoacidosis)
대사성 알카리증 (Metabolic Alkalosis)	↑	≒	↑	H_2CO_3 ↑	구토, 소화제 다량섭취

$$pH = pKa + \log \frac{[HCO_3^-]}{[H_2CO_3]} \quad \text{또는 } pH = pKa + \log \frac{[HCO_3^-]}{PCO_2 \times 0.03}$$

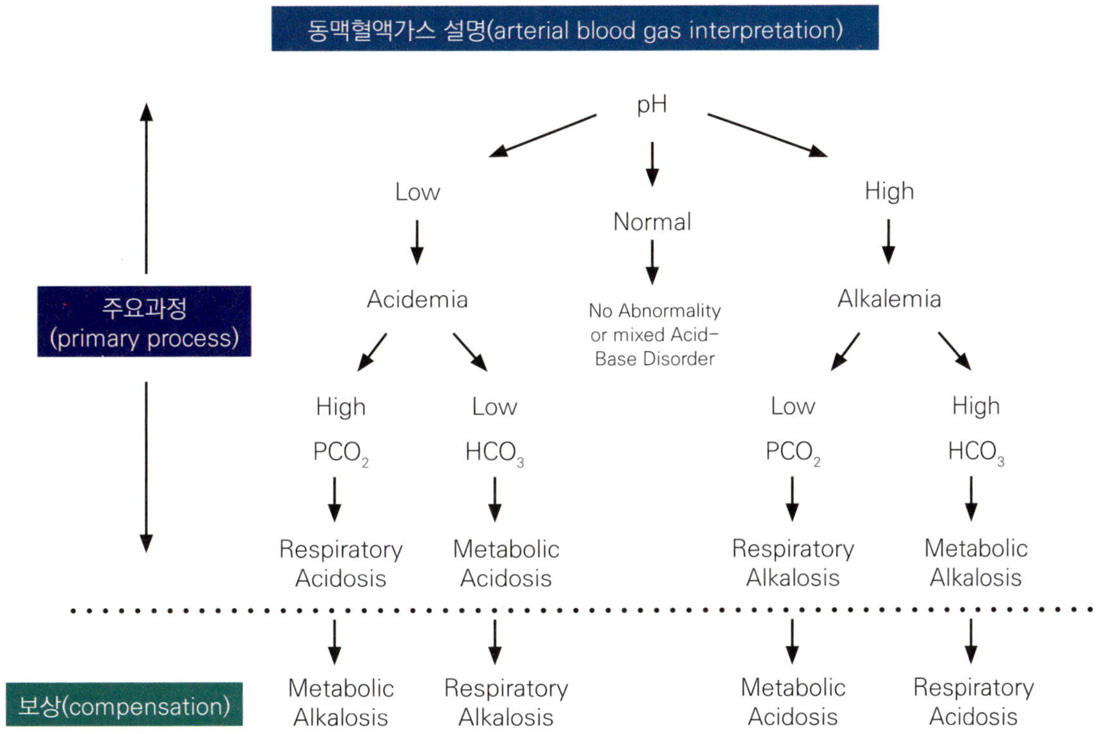

그림 7-1 The Four-step ABG analysis

step 1) PO_2 및 포화O_2를 검사하여 산소 상태를 확인할 것
PO_2 및 포화O_2 값이 감소하면 환자는 저산소 혈증(hypoxamia)이 있고. 정상 또는 약간 상승 된 PO_2 및 포화O_2수치는 환자가 잘 산소화되었음을 나타낸다.

step 2) 산증 또는 알칼리증의 존재를 확인하려면 pH 값을 결정한다. 산증은 pH 〈7.35로, 알칼리증은 pH 7.7로

step 3) PCO_2 및 HCO_3^- 값을 확인할 것. PCO_2 값이 비정상적이고 HCO_3^-/BE(base excess) 값이 정상이면 호흡 불규칙이 존재하고 반대로, 비정상적인 HCO_3^-/BE 값과 정상 PCO_2는 대사 불규칙성을 나타낸다.
많은 혈액 가스의 경우 네 번째 단계는 필요하지 않지만 PCO_2와 HCO_3^-/BE가 모두 비정상인 경우 계속해야 한다.

step 4) 모든 보상의 경우 호흡 및 대사 매개 변수가 다른 방향으로 움직인다.
따라서 pH가 산성(낮음)이고 HCO_3^-가 산성(낮음)이고 PCO_2가 알칼리성(낮음)이면 결과적으로 대사성 산증이 부분적으로 보상된다. pH가 정상 범위로 돌아 오지 않았기 때문에 이것은 부분적으로 보상 될 것이다.
간단히 말해서, 중탄산 이온(HCO_3^-) 농도 및 염기과잉(BE)은 혈액에 얼마나 많은 알칼리가 있는지에 대한 정보를 제공한다. 이것은 신장 기능과 밀접한 관련이 있는 환자의 신진대사 시스템이 얼마나 잘 작동하는지를 나타내는 것이다.

1. 대사성 산증-Metabolic acidosis(primary bicarbonate deficit)

대사성 산증 상태에서 bicarbonate 농도는 감소하여 $cHCO_3^-$와 $cdCO_2$ 사이의 20:1의 비율이 감소하여 결국에는 혈액의 pH가 내려가게 된다.

($ctCO_2$ =감소, PCO_2 = 정상, pH =감소)

Metabolic acidosis에 관한 장애는 유기산의 생성 혹은 섭취가 배설비율을 초과할 때 발생하며, 다음과 같은 상태에서 발생한다.

- acetoacetic acid와 β-hydroxybutyric acid 생성으로 인한 diabetic keto-acidosis
- lactic acid 생성으로 인한 lactic acidosis
- salicylate, ethylene glycol 그리고 methyl alcohol 같은 중독(음독)
- 신부전증 혹은 세뇨관 acidosis로 인한 감소된 산 배설(acid excretion)
- 설사 혹은 지나친 신장 배설로 인한 bicarbonate의 손실 등이 있다.

pH가 내려가게 되면 과호흡(hyperventilation)의 원인이 되기 때문에 PCO_2가 낮아져 다시 pH가 상승하는 결과를 가져온다. 이것은 $cHCO_3^-$와 $cdCO_2$의 20:1의 비율이 증가하게 되어 결국 pH가 올라간다. 이러한 작용을 호흡보상메커니즘(respiratory compensatory mechanism)이라고 한다.

($ctCO_2$ =감소, PCO_2 = 감소, pH =정상)

케토산 혹은 젖산 등의 과다생성 및 강산의 약제(아스피린, 메탄올 등)를 섭취한 경우 산에서 발생된 수소이온과의 결합으로 중탄산염이 감소된다. 또한, 설사, 신세뇨관성 산혈증 등에 의하여 중탄산염이 체외로 직접 소실된 경우 혹은 보통 양으로 생기는 수소이온이 신부전 등에 의하여 혈중에 농도가 증가하여 중탄산염을 감소시키는 경우도 있다.

호흡성 보상작용에 의하여 과호흡을 하므로 이산화탄소분압이 감소하고(10 mmHg까지 감소) 산소분압이 증가하는 경우를 보인다.

2. 대사성 알카리증-Metabolic alkalosis: primary bicarbonate excess

이러한 metabolic alkalosis 상태에서는 bicarbonate 농도가 증가하고 $cHCO_3^-$와 $cdCO_2$ 사이의 20:1의 비율이 증가하여 결국에는 혈액의 pH가 올라가게 된다.

($ctCO_2$ =증가, PCO_2 = 정상, pH =증가)

Metabolic alkalosis에 관한 장애는 지나친 base의 섭취, 감소된 base 제거 혹은 acidic fluids 손실 등에 의한 원인으로 생각된다. 이로 인한 다음과 같은 상태에서 발생한다.

- 과도한 알카리(제산제-antacid) 섭취
- bicarbonate의 정맥내 투여
- 장기간 이뇨제 사용
- 구토후 위에서 hydrochloric acid의 손실
- Cushing syndrome에서처럼 지나친 glucocorticoid가 생성되는 경우 등이다.

pH가 증가하는 것은 호흡이 저하되는 저환기(hypoventilation)를 가져오게 되어 폐에 의해 보유된 CO_2의 양이 증가하게 된다. 이렇게 증가된 CO_2 보유는 H_2CO_3(carbonic acid)가 증가가 되고 용해된 더 많은 CO_2가 혈액 속에 남게 된다. carbonic acid는 pH를 낮추게 되어 $cHCO_3^-$와 $cdCO_2$ 사이의 20:1의 비율이 감소하여 결국에는 혈액의 pH가 내려가게 된다. 이러한 작용을 "Respiratory compensatory mechanism"이라고 한다.

($ctCO_2$ =증가, PCO_2 = 증가, pH =정상)

구토나 치료적 위액 제거 등에 의하여 위액의 염산이 과다하게 소실되는 경우가 가장 흔한 경우이고 탈수증이나 이뇨제를 사용하는 경우 신장으로 중탄산염을 충분히 제거하지 못하여 일어난다. 또한 알도스테론의 활성이 증가되어 산을 과량으로 제거하여 생길 수 있다. 한편, 치료를 위하여 중탄산염을 다량 투여하거나 대량 수혈에 의한 항응고제로 첨가된 구연산(citrate)의 과량 유입도 대사성 알카리혈증을 초래할 수 있다.

호흡성 보상작용으로 호흡이 줄어들어 이산화탄소분압이 증가하며(60 mmHg까지 증가) 산소분압이 감소하지만 산소분압이 60 mmHg 이하로 떨어질 때까지 호흡을 줄이지는 않고 저산소혈증보다는 알카리혈증을 유지한다. 대부분 탈수 등에 의하여 요소 질소/크레아티인 비가 증가되어 있으며 소변에서 염소를 측정하면 감소되어 있다(20 mL 이하).

3. 호흡성 산증-Respiratory acidosis: primary $cdCO_2$ excess expressed as increase in PCO_2(hypercapnia)

CO_2를 폐를 통해 배출하기 어려운 호흡저하증(hypoventilation) 사람은 PCO_2가 증가한다. 증가된 PCO_2는 H_2CO_3(carbonic acid)를 증가시켜 혈액에서 용해된 CO2를 증가시키게 되고 H_2CO_3(carbonic acid)는 pH를 낮춘다. 결국에는 $cHCO_3^-$와 $cdCO_2$ 사이의 20:1의 비율이 감소하여 결국에는 혈액의 pH가 내려가게 된다.

Respiratory acidosis는 만성 기관지염(chronic bronchitis)과 폐기종 (emphysema) 같은 만성 폐쇄성 폐질환(chronic obstructive pulmonary disease, COPD), narcotics(수면제 혹은 마약의 종류)과 barbiturate(진정제의 종류)를 섭취, 수막염

같은 중추신경계의 심각한 감염 등에 의해 발생한다.

($ctCO_2$ =정상, PCO_2 = 증가, pH =감소)

신장은 sodium-hydrogen 교환, 암모니아 형성 그리고 bicarbonate 보유등을 증가시킨다. 증가된 bicarbonate 농도는 20:1의 비율로 복귀하는데 도움을 주어 혈액의 pH를 올려주게 된다. 이것을 "renal compensatory mechanism"이라고 한다.

($ctCO_2$ =증가, PCO_2 = 증가, pH =정상)

만성폐쇄폐질환, 천식 등 폐질환에서 가장 흔하며, 호흡신경질환, 흉곽질환, 뇌졸중 및 phenobarbital 같은 약제에 의한 호흡중추의 억제 등에 의해 이산화탄소의 제거가 불충분한 경우에 생길 수 있다.

대사성 보상작용으로 수초 내에 조직에 의한 완충작용에 일어나고 이후에 신장에서 순 산배출(net acid secretion)을 증가시킴으로써 중탄산염이 증가된다(급성에서는 30 mmol/L, 만성에서는 45 mmol/L까지 증가). 호흡의 감소로 산소분압은 감소된 소견을 보이며 산소분압이 과다하게 감소한 경우 조직의 산소부족으로 인한 대사성 산혈증을 동반할 수도 있다.

4. 호흡성 알카리증-Respiratory alkalosis: primary $cdCO_2$ deficit expressed as decrease in PCO_2(hypocapnia)

감소된 PCO_2는 호흡이 빨라지거나 악화되는 혹은 둘다 동시에 나타나는 결과를 가져온다. 지나친 이산화탄소의 호기(hyperventilation)는 PCO_2를 감소시켜 용해된 이산화탄소의 농도를 감소시키는 원인이 된다. 이것은 혈액에서 적은 양의 carbonic acid를 형성한다. 결국에는 $cHCO_3^-$와 $cdCO_2$ 사이의 20:1의 비율이 증가하여 결국에는 혈액의 pH가 올라가게 된다.

($ctCO_2$ =정상, PCO_2 = 감소, pH =증가)

Respiratory alkalosis는 저산소증(hypoxia), 불안감(axiety), 신경과민 (nervousness), 과도한 울음, 폐색전(pulmonary embolism-pulmonary embolism occurs when a blood clot gets lodged in an artery in the lung, blocking blood flow to part of the lung.), 폐렴, 울혈성 심부전(congestive heart failure), salicylate 과다복용 등에 의해서 발생한다.

Bicarbonate를 배설하여 respiratory alkalosis를 보완해준다. 이것을 신성보상메커니즘(renal compensatory mechanims)이라고 한다.

($ctCO_2$ =감소, PCO_2 = 감소, pH =정상)

가장 흔한 원인은 각종 폐질환(폐렴, 폐울혈, 폐색전증 등)에서 저산소증에 의한 호흡중추의 자극 또는 폐 수용체의 자극에 의해 호흡이 증가되는 경우이다. 또한, 살리실산, 프로제스테론(progesterone) 같은 약물에 의하여 호흡중추가 직접 자극된 경우, 기전은 불명확하나 그람 음성 패혈증에서도 나타난다.

대사성 보상작용으로 수초 내에 조직에 의한 완충작용이 일어나고 신장에서 초기에는 중탄산염 배출을 증가시키고 이후 암모늄이온(NH_4^+)과 적정산(titrable acid) 배출을 감소시킴으로써 중탄산염이 감소한다(급성의 경우 18 mmol/L, 만성의 경우 12 mmol/L까지 감소). 산소부족이 원인인 경우 대개 산소분압은 감소된 소견을 보이며 산소 부족과 무관한 원인의 경우는 증가된 소견을 보인다.

5. 보상작용(Compensation)

보상작용이란 acid-base 불균형 시 신장과 폐의 항상성 작용으로 정상 pH를 맞추려고 하는 작용, 즉 정상 pH를 유지시키려 하는 작용을 말한다.

* 탄산(H_2CO_3)의 변화 → 호흡효과
* 탄산수소 이온(HCO_3^-) → 대사효과

즉, metabolic(renal)이 이상이 생기면 respiratory(lung)을 통하여 pH를 정상범위로 맞추고 respiratory(lung)에 이상이 생겨서 pH가 정상범위를 벗어났다면 metabolic(renal)을 통하여 정상적인 pH를 맞추려는 것이 보상작용이다(표 7-2).

염기과잉(base excess, BE)이란 PCO_2 40 mmHg, 37℃에서 전혈의 pH가 7.4로 될 때까지 필요한 산 또는 염기의 양을 말한다. 다시 말하면, PCO_2의 감소에 의해 HCO_3^-/H_2CO_3 비율이 증가하거나, PCO_2에 비해 HCO_3^-이 상대적으로 증가하거나, 비호흡성 완충제(단백질, 인산염, 중탄산염)가 증가한 상태를 염기과잉이라고 한다.

정상적인 동맥혈의 염기과잉은 0 ~ ±2.5 mmol/L이다. 대사성 산증에서는 (-), 대사성 알칼리증에서는 (+)를 나타낸다.

표 7-2 Acid-Base 불균형 시의 보상작용(Compensation)

Process	pH	CO_2	Compensation
Metabolic acidosis	↓	↓	Respiratory
Respiratory acidosis	↓	↑	Renal
Metabolic alkalosis	↑	↑	Respiratory
Respiratory alkalosis	↑	↓	Renal

D. 산소 대사(Oxygen Metabolism)

산소는 적혈구에 존재하는 hemoglobin에 결합되어 운반되는 용해된 상태이다.

이러한 산소의 운반을 조정하는 3가지 요소들이 있는데 첫 번째는 PO_2, 두 번째는 폐포막을 자유롭게 가로지르는 산소의 확산, 마지막으로 산소에 대한 hemoglobin의 친화력이다.

산소를 조직으로 방출되는 것은 H^+농도의 증가와 조직에서의 PCO_2 수치가 증가함에 따라 촉진이 이루어진다.

정상적인 환경에서는 산소와 함께 hemoglobin의 포화도는 95%이다. PO_2가 〉 110 mmg Hg이상이 될 때 hemoglobin의 98% 이상이 산소와 결합한다.

만약 산소포화도가 95% 이하로 떨어질 때는 충분한 산소를 얻지 못하거나 산소를 운반할 수 있는 충분한 기능을 갖는 hemoglobin을 가지고 있지 않을 경우 등 둘 중에 하나이다.

혈액내 기능을 갖는 hemoglobin의 양은 감소된 적혈구 혹은 기능을 하지 못하는 hemoglobin(예, carboxyhemoglobin or cyanmethemoglobin)으로 인해서 변경될 수 있다.

1. 혈액 내에서 PO_2의 임상학적 의의

증가된 수치(〉95%)는 보조 산소(supplemental oxygen)와 같이 관찰된다.

저산소혈증(Hypoxemia):

감소된 폐확산, 절제(resection) 혹은 압착(compression)으로 인한 폐포공간의 감소 그리고 천식, 기관지염, 폐기종 이물질, 분비 등으로 인한 폐색된 기도로 열악한 환기/관류 등으로 저산소혈증이 발생된다.

2. 검사종목 및 검체 그리고 측정법

pH, 이산화탄소분압, 산소분압을 직접 측정하며 중탄산염, 용존 이산화탄소(dCO_2), 총 이산화탄소 등은 기기에서 자동으로 계산된다. 혈액가스검사의 측정을 위한 검체로는 헤파린 처리된 주사기로 채혈된 전혈이 주로 사용되며 적절한 채혈과 검체의 관리가 중요하다.

검체가 공기에 접한 경우 산소분압은 증가하고 이산화탄소분압은 감소한 결과를 보이며 장시간 방치할 경우 혈구세포의 대사로 인해 산소분압은 감소하고 이산화탄소분압은 증가한 결과를 보인다.

측정방법으로는 전극법이 사용되고 있으며 pH와 이산화탄소분압은 전위차 전극법을 이용하여 측정하고, 산소분압의 경우 이동한 전류가 산소와 비례하는 것을 이용하여(전류전극법, amperometry) 측정하며 중탄산염은 계산하여 보고한다.

그 외 Microdiffusion(Oxford micro 적정법)

- CO_2 content 측정
- O_2 content 측정이 있다.

Primary and Compensatory Change

E. 혈액가스 분석

혈액가스는 각각 분리되어 측정하는 것은 아니고 혈액가스 분석기(Radiometer)를 사용하여 동시에 측정한다. 근래에는 전극에 의해 혈액 pH, PCO_2(CO_2 분압), 그리고 PO_2(O_2 분압)를 측정하는 전자동 혈액가스 분석장치(그림 7-2)가 개발되어 이들의 분석이 활발히 이루어지고 있다. 여기서는 응급검사로서 임상화학에서 사용되는 자동 혈액가스 분석장치의 일반적인 원리에 대하여 설명을 한다.

1. pH electrode(그림 7-3)

유리전극법에 있어서는, pH는 유리전극과 기준전극의 2개의 전극을 사용하여 2개의 전극 사이에서 발생하는 전압(전위차)을 측정함으로써 결정된다. 유리전극 내부의 액체는 보통 pH 7이고 내부전극의 재료로는 일반적으로 염화은이 사용되고 pH 7로 유지 된 염화칼륨 용액이 일반적으로 내부 용액으로 사용된다. 유리전극(sensing electrode, 감지 전극)은 고정된 농도의 HCl 용액을 포함하는 얇은 유리 벌브(glass bulb)로 구성되며, 여기에는 Ag-AgCl 와이어가 삽입되어 고정전압의 전극으로 사용된다. 유리전극을 용액에 담그면 유리 bulb 용액과 시료 용액간에 전위차가 발생한다.

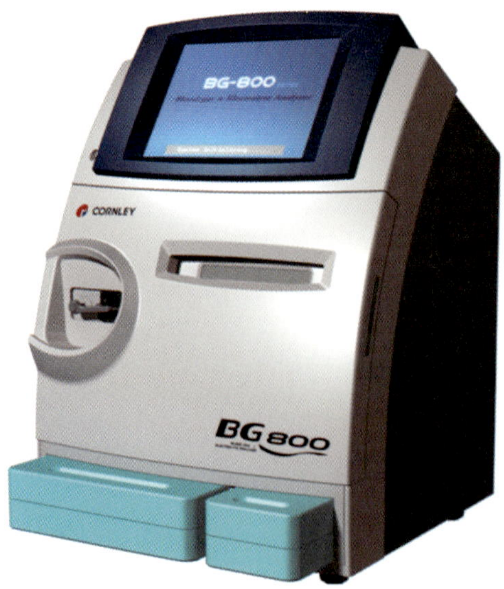

그림 7-2 Arterial Blood gas & Electrolyte Analyzer(source from Cornley)

혈액가스 분석장치는 혈액 pH, PCO_2 및 PO_2를 동시에 측정한다.

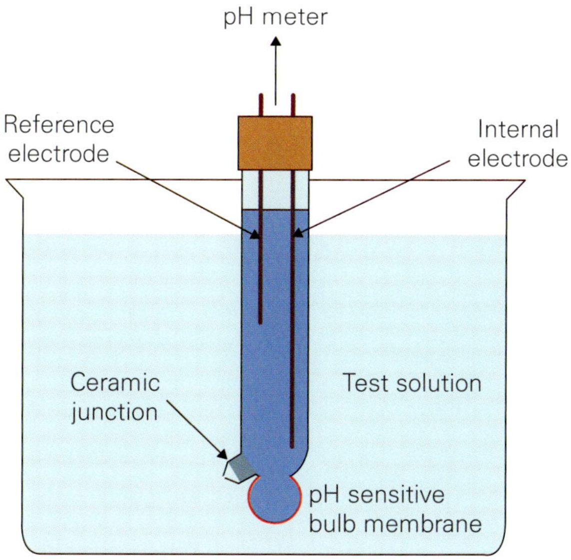

그림 7-3 전형적인 pH glass electrode

전형적인 최신 pH probe는 조합전극으로, 유리전극(glass electrode, internal electrode)과 기준전극(reference electrode)이 하나의 몸체로 결합된 것이다.

1. 내부전극
전극의 감지부분 (sensing part), 특정 유리로 만든 bulb
일반적으로 염화은 전극 (silver chloride electrode) 또는 calomel 전극
내부용액, 일반적으로 pH 전극의 경우 0.1 mol/L KCl pH =7 완충용액;
염화은 전극을 사용할 때, 소량의 AgCl이 유리전극 내부에 침전 될 수있다

2. 기준전극
내부용액, 일반적으로 0.1 mol/L KCl
일반적으로 석면 또는 석영섬유가 있는 세라믹 또는 모세관으로 만들어진 연구된 용액과의 접합.
비전도성 유리 또는 플라스틱으로 만들어진 전극의 몸체

pH는 H^+에 반응하는 이온선택 전극인 미세유리전극(micro glass electrode)에 의해 측정된다. 모든 전극은 순환 온수(circulating warm water)에 담겨져 있어 일정한 온도(37℃)로 유지된다. pH 전극에서 은-염화은(Ag-AgCl) 지시전극(indicator electrode, 시료에 의해 전위를 발생시키는 전극)은 얇은 유리막으로 싸여 있으면서 혈액과 접촉한다. 이 유리전극(glass electrode)은 염교(salt bridge)에 의해서 기준전극(reference electrode, 일정한 전위를 갖는 전극)과 연결된다.

기준전극은 보통 은-염화은 전극이나 칼로멜 전극(calomel electrode, Hg-HgCl)이 이용된다. 유리 막 내외의 H^+ 활성 차이는 지시전극과 기준전극 사이의 전위차를 형성한다. 이러한 전위차가 전압계에 기록되고 바로 pH로 판독된다.

기준전극은 KCl 용액으로 채워져 있고, 지시전극인 유리전극은 0.1 mol/L HCl 용액으로 채워져 있다

2. pCO_2(Severinghaus electrode) (그림 7-4)

이 전극은 이산화탄소(CO_2)를 측정하는 것인데 얇은 플라스틱 이산화탄소 투과막으로 덮여 있지만 물과 전해질(electrolytic solutes)에는 불투과성인 중탄산염 용액(bicarbonate solution)의 막에 CO_2에 민감한 유리전극(glass elctrode)을 사용한다. 샘플 가스 또는 액체의 이산화탄소 압력은 막을 통해 평형을 이루고 유리전극은 중탄산염 용액의 pH를 측정하는 것이다.

이 전극은 근본적으로 glass electrode를 약간 수정한 것이다.

시료에 용해 된 CO_2는 얇은막을 통해 전극의 중간부분으로 확산된다. 서로 다른 폴리머의 여러 박막을 실험 한 후 Severinghaus는 Teflon에 정착했으나 다음 세대는 실리콘 폴리머(silicon polymer)로 바뀌었다. 일단 들어가면, 이산화탄소는 수용액에서 CO_2 자체로 발견된다. 편의상,이 챔버에 중탄산염(bicarbonate) 용액이 첨가되거나 첨가되지 않을 수있다. 일어나는 반응은 탄산 해리 평형이다.

$$CO_2 + H_2O \rightleftharpoons H_2CO_3 \rightleftharpoons H^+ + HCO_3^-$$

따라서, 중간 챔버에서 용액의 pH가 변한다. 온도와 압력이 일정하게 유지되는 경우 pH 변화는 pCO_2에 전적으로 의존한다. 즉, pH의 변화는 혈액에 용해되어 있는 CO_2의 농도와 비례한다.

이는 유리전극에서 전위차의 변화를 초래하고 따라서, pH 변화로부터 pCO_2를 계산할 수있다.

$$pH = pK_a + \log \frac{cHCO_3^-}{pCO_2 \times a_{CO_2}}$$

pK_a는 물에서 탄산의 해리에 대한 평형상수이다.

a_{CO_2}는 물에서 이산화탄소에 대한 용해도 계수이다.

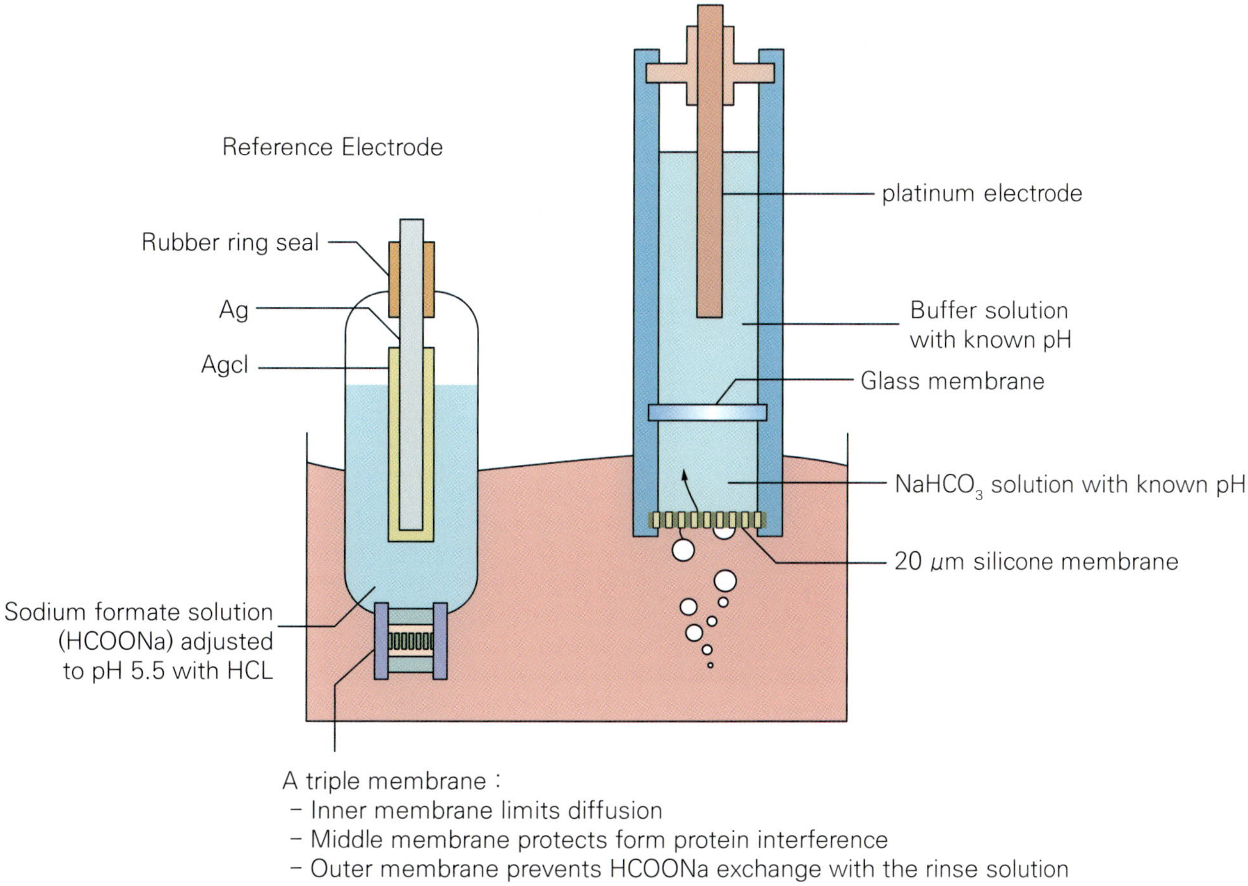

그림 7-4 *P*CO_2 전극(Severinghaus electrode)

PCO_2 전극은 유리막을 덮고 있는 CO_2-투과막(실리콘 고무, 상품명 Teflon)을 지닌 pH 전극으로 구성된다. 유리막과 CO_2-투과막 사이에는 희석 중 탄산염 완충액이 얇은 층을 이루며 채워져 있다. 흡입된 혈액 시료가 CO_2-투과막과 접촉하면 혈액의 CO_2가 완충 용액 속으로 확산하여 탄산이 되고 즉시 H^+과 HCO_3^- 이온으로 해리하여 완충액의 pH가 저하한다. 이 전극은 pH를 측정하여 이것을 *P*CO_2(mmHg)로 나타낸다.

3. PO_2(Clark electrode) (그림 7-5)

Clark 전극은 순반응(net reaction)에 따라 촉매 백금표면(catalytic platinum surface)을 사용하여 액체의 주변 산소농도를 측정하는 전극이다.

$$O_2 + 4\,e^- + 4\,H^+ \rightarrow 2H_2O$$

이 전극은 백금에 대한 오염 및 금속 도금을 줄이기 위해 막을 사용하여 노출 된 백금전극(bare platinum electrode)을 향상되게 한다.

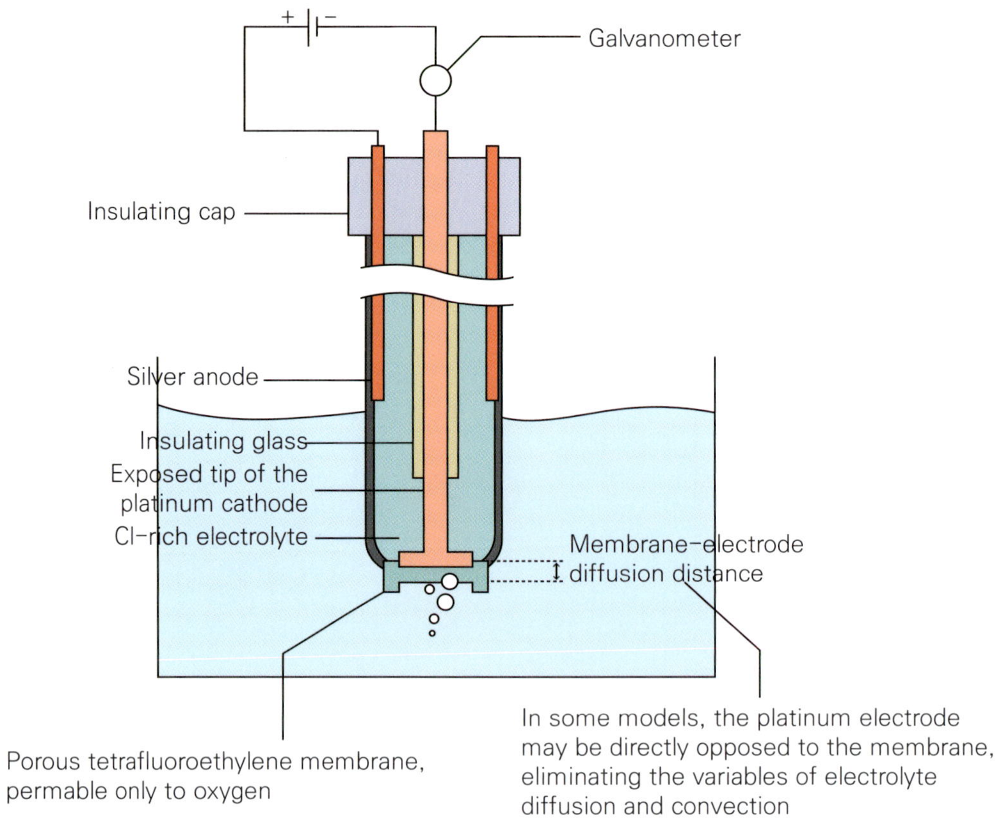

그림 7-5 *P*O2 전극(Clark electrode)

전극은 음극과 양극으로 이루어져 있는데 음극은 백금(platinum, Pt), 양극은 은(silver, Ag/AgCl)으로 구성된다. 양쪽 극 사이의 접촉은 O_2 투과막(폴리프로피렌polypropyrene)에 의해 혈액으로부터 분리되어 있는 전해질 용액에 의해 이루어진다. 혈액의 용존 O_2는 확산에 의해 막을 통과해서 음극에서 환원된다. 확산의 정도는 시료의 PO_2와 직접적 비례한다. 따라서 전류의 변화로부터 PO_2를 직접 측정할 수 있는 것이다.

전극 구획은 얇은 테플론 막(Teflon membrane)에 의해 반응 챔버로부터 격리되고; 막은 산소에 투과성이며 이 기체가 음극에 도달하게하여 전기적으로 환원된다.

위의 반응은 음극으로의 일정한 전자흐름이 필요로하며, 이는 산소가 전극표면에 도달할 수 있는 속도에 의존한다. 전압증가를 적용하면(Pt전극과 제2Ag 전극 사이에) 전기촉매(electrocatalysis) 속도가 증가할 것이다. Clark은 Pt 전극 위에 산소 선택 투과막(oxygen permselective membrane)을 부착했다. 이것은 Pt 전극으로 산소의 확산속도를 제한하는 것이다. 특정 전압 이상에서, 전류가 안정되고 전위가 더 이상 증가한다고 해서 반응의 전기촉매 속도가 더 높아지지는 않는다. 이 시점에서, 반응은 확산이 제한되고 막의 투과성 특성(이상적으로 잘 알려진 전극은 알려진 표준 용액에 대해 보정됨)과 산소 가스농도(측정량)에 따라 달라진다.

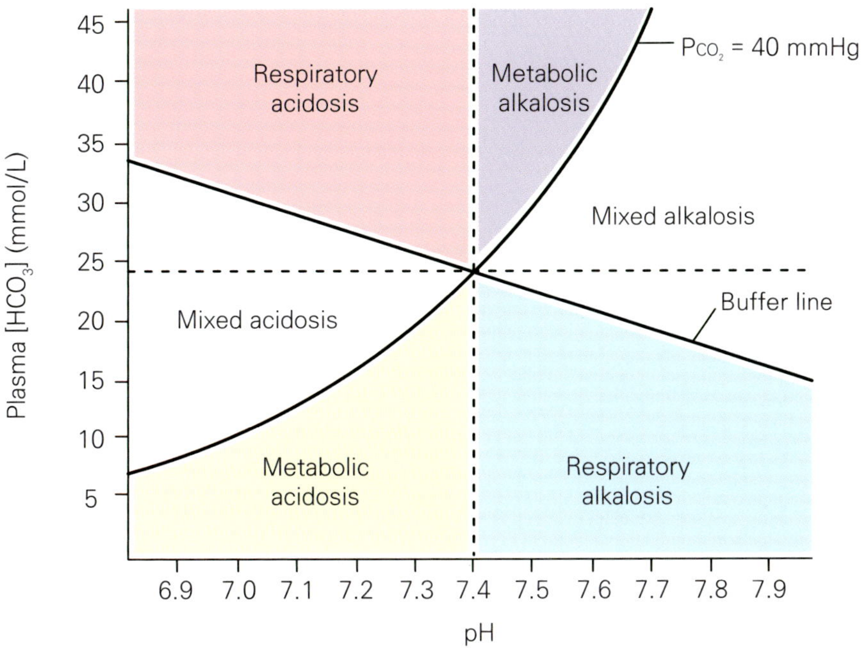

그림 7-6 Acid-Base Nomogram

노모그램은 직선으로 두 줄의 알려진 값을 연결하여 다른 줄과의 교차점에서 알 수없는 값을 읽을 수 있는 방식으로 정렬되어 정렬되어 표시되어있는 여러 줄로 구성된 그래픽 표현(graphic representation)이다.

4. HCO_3^-, CO_2 함량

pH와 P_{CO_2} 측정 후에 노모그램(nomogram, 그림 7-6)으로 HCO_3^-와 CO_2 함량을 구할 수 있다. 또한 pH와 P_{CO_2} 값을 얻은 후 Henderson-Hasselbalch식에 대입하여 구할 수 있다.

5. 혈액가스 측정시 주의사항

혈액 가스는 분석 전이라도 다양한 요인에 의해 값이 변동한다(표 7-3). 따라서 값에 영향을 미치는 다음 사항들을 잘 고려해야 하고는 정맥혈과 동맥혈을 검체로 하여 측정할 수 있지만 일반적으로 동맥혈이 검체로 사용된다.

- **검체: 동맥혈**

1) 동맥혈 채혈은 위험하기 때문에 주의가 요구된다.
2) 진공시험관에 채혈할 경우 음압으로 인해 탈가스 작용이 일어나 PO_2와 PCO_2가 감소한다.

표 7-3 혈액가스에 대한 분석 전 오차원인

	공기에 노출[1]	검사 지연[2]	채혈 중 불안과 통증
pH	증가	감소	증가
pCO_2	감소	증가	감소
pO_2	증가	감소	감소

1) 혈액가스 검체가 공기에 노출되었을때 일어나는 변화(*혈액과 공기의 기체분압 차이에 의해 일어남),
*HCO_3^- = 총 CO_2 − (pCO_2 × 0.03), 그러므로 pCO_2가 감소하기 때문에 HCO_3^-도 감소
2) 공기와 완전히 차단된 혈액검체를 2시간 이상 실온에 방치할 경우 일어나는 변화
(*적혈구에서 해당과 기타 산화대사가 일어나 그 과정에서 산소가 소비되고 해당에 의해 이산화탄소와 젖산이 증가하여 pH가 낮아진다)

3) 주사기 안에 기포가 생기면 그 속으로 가스가 유입된다. 채혈 시 혈액에 혼입된 기포 양이 많을수록 혈액으로부터 CO_2의 상실 및 혈액으로의 O_2 용해량이 많아진다.

- **항응고제**

1) 일반적으로 액체 헤파린이 사용된다. 하지만 양이 많을 경우에는 검체가 희석되며, PCO_2가 증가한다. 시트르산, 옥살산, EDTA는 혈액 pH를 변화시키므로 사용을 금지한다.

- **채혈 시 주의사항**

1) 지혈대를 매고 빨리 채혈한다. 울혈이 길어지면 PO_2가 감소하고, PCO_2가 증가하고, pH가 낮아진다.
2) 채혈 시 주먹을 꽉 쥐면 근육 수축으로 인해 PO_2가 감소하고 pH가 낮아진다.
3) 채혈 후 바로 기포를 제거하고 바늘을 제거한 후 마개를 씌워 공기와의 접촉을 차단한다. 혈액을 손바닥 사이에 놓고 돌리면서 항응고제와 잘 섞이도록 혼합한다.

- **검체 수송**

1) 검체는 혐기적 상태를 유지한다. 검체가 공기에 노출되면, PO_2 증가, PCO_2 감소, pH 증가의 변화가 나타난다. 이것은 혈액과 공기의 기체 분압 차이에 의해 일어난다.
2) 혐기적 상태에서도 세포 호흡이 일어나 PO_2가 감소한다. 혈액 온도가 높을수록 혈액 가스 변화가 더크다. 검체는 얼음통에 넣어 4℃를 유지하는 것이 좋다. 검체는 채혈 후 15분 이내에 검사해야 한다.

- **혈액 가스 측정 오류**

(1) 검체 안에 생긴 기포, (2) 검사 지연, (3) 헤파린 효과, (4) 통증 및 불안, (5) 기술적 오류, (6) 온도, (7) 검체 혼합 오류, (8) 진공시험관 채혈

Q & A

1 혈액에서 가장 큰 완충계는?

2 Henderson-Hasselbalch 식은?

3 혈액가스분석은 일반적으로 많이 이용되는 검체는?

4 혈장의 pH가 7.4일 때[탄산수소이온 : 탄산]의 비율은 얼마인가?

5 혈액가스 분석을 위해 사용하는 항응고제는?

6 혈액가스 분석기로 직접 측정하는 것은?

7 혈액에서 가장 많은 양을 차지하고 있는 CO_2의 형태는?

8 PO_2 전극(Clark 전극)은 무엇을 측정하는 것인가?

9 전기적중성을 위해 적혈구 내의 HCO_3^-가 혈장으로 방출되는 만큼 혈구내로 Cl^-가 이동하는 현상을 무엇이라고 하는가?

10 Na^+와 K^+의 농도의 합과 Cl-과 HCO_3^- 농도의 합과의 차이를 나타내며, 혈액가스 분석기에서 측정되지 않은 단백질, 황산, 인산등의 양을 의미하는 것은?

Q & A

11 PCO_2 전극에서 측정하는 원리는?

12 pH, PCO_2, PO_2의 정상값의 범위는?

13 대사성 산증을 유발하는 질환은?

14 혈액 가스 검체가 공기에 노출될 때 일어나는 변화는?

15 공기와 완전히 차단된 혈액 검체를 2시간 이상 실온에 방치하였을 경우의 변화는?

16 총 CO_2와 PCO_2로부터 HCO_3^-을 구하는 식은 무엇인가?

17 쿠싱 증후군(Cushing's syndrome)의 특징은?

18 혈액가스분석을 하기위한 검체운반은 어떻게 해야하는가?

19 혈액가스분석 시의 온도는? 온도가 중요한 이유는?

20 HCO_3^-가 변하면 대사성에 영향을 미치고 H_2CO_3가 변하면 호흡관련 질환과 관련이 있다. 보상(pH 7.35~7.45를 유지 하려는 작용)은 대사성에 영향이 있으면 호흡에서 호흡에서 문제가 생기면 대사성에서 보상이 이루어 진다. 각각의 대표적인 질환은?
1) 대사성 산증(metabolic acidosis),
2) 대사성 알카리증(metabolic akalosis),

Q & A

3) 호흡성 산증(respiratory acidosis),
4) 호흡성 알카리증(respiratory alkalosis)

21 PCO_2의 변화없이 HCO_3^-가 증가하는 상태는?

22 이것은 전체 비호흡성 산-염기 상태의 지표이고 혈액의 pH를 정상화하는 데 필요한 염기의 양으로 특징 지어진다. 정상 값의 범위는 -2 ~ +2 mEq/L인데 일반적으로 알칼리증에서 (+) 및 산증에서 (-)이다. 이러한 값은 일반적으로 40mmHg의 PCO_2에서 1L의 혈액이 정상 산-염기 조성물로 회복시키는 산 또는 염기의 양으로 정의된다. 이것을 설명하는 것은?

23 혈액에 녹아있는 CO_2의 압력측정은 무엇의 농도와 관련이 있는가? 즉, 거의 같은 개념으로 생각하는 물질은?

CHAPTER

08

간기능검사

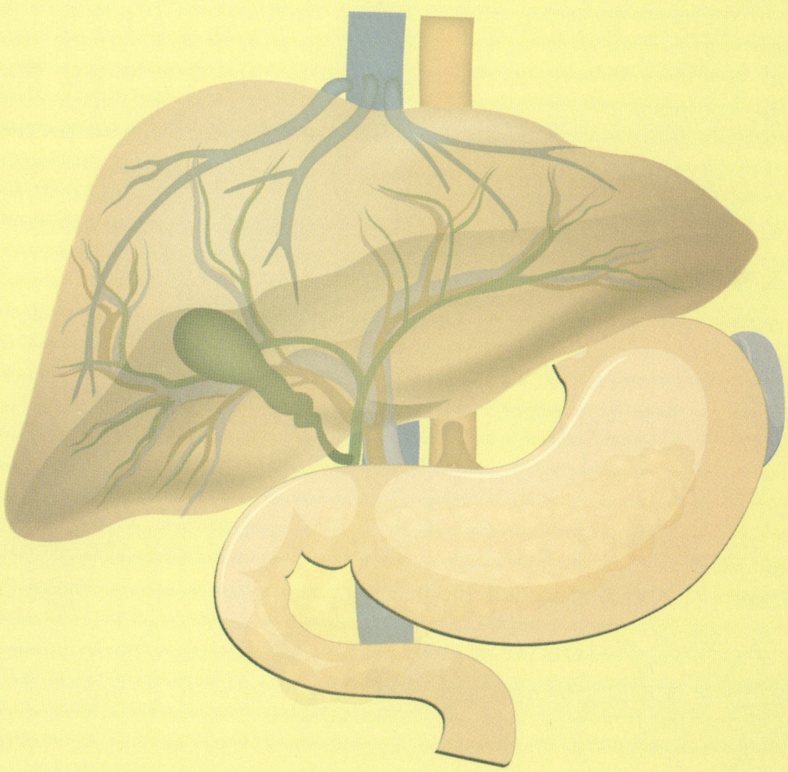

Chapter 8

간기능검사(Liver Function Test)

학습목표
1. 간의 구조와 특징
2. 간과 관련된 질환들
3. 간 관련 질환들의 검사방법
4. Bilirubin의 대사 및 관련 질환

A. 간의 구조와 기능

간(liver)은 복강의 오른쪽 위, 횡격막 아래, 위, 오른쪽 신장 및 내장 위에 위치하고 암적색을 띤 기관으로 여러 기능을 한다. 간은 2 개의 주요 엽(main lobes)로 구성되며, 둘 다 8 개의 구역(segments)으로 구성된다. 각 segment는 천여 개의 소엽으로 이루어져 있고 소엽은 더 큰 관과 연결되어 궁극적으로 총담관을 형성하는 작은 관에 연결되고 총담관은 간세포로 생성 된 담즙을 담낭과 십이지장(소장의 첫 번째 부분)으로 운반한다.

간에 혈액을 공급하는 두 가지 다른 경로가 있는데 하나는 산소가 공급 된 혈액이 간 동맥에서 유입되고 다른 하나는 영양이 풍부한 혈액이 간문맥으로부터 유입이 된다(그림 8-1, 그림 8-4).

간의 기능을 살펴보면

간은 혈액에서 대부분의 화학물질의 수치를 조절하고 담즙이라고 불리는 생성물을 분비하여 지방을 분해하여 더 많은 소화와 흡수를 촉진하는 기능을 한다. 위와 내장을 지나는 모든 혈액은 간을 통과하는데 간은 이러한 혈액을 처리하고 분해하며, 균형을 잡고, 인체가 사용할 영양소를 만든다. 또한 혈액 속의 약물을 인체가 사용하기에 더 쉬운 형태로 대사를 한다. 간의 중요한 기능은 다음과 같다.

- 소화과정 중에 소장에서 지방을 분해하고 노폐물을 운반하는 데 도움이 되는 담즙의 생산

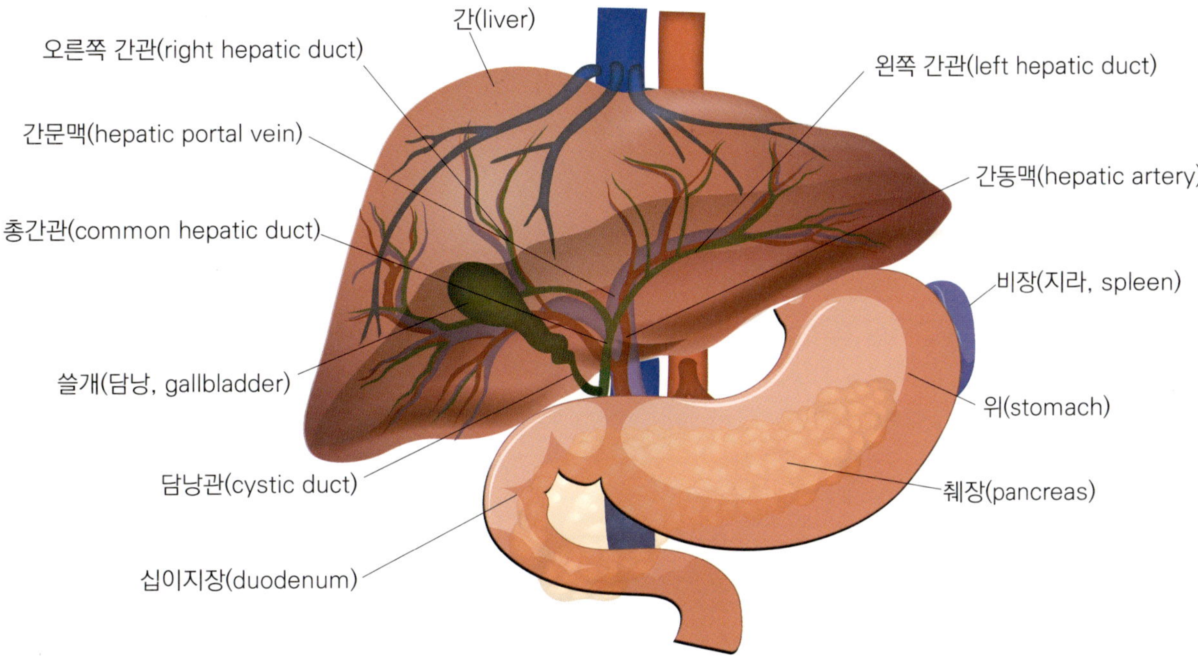

그림 8-1 간의 구조

인체의 가장 큰 선 기관(glandular organ)인 간은 복강의 오른쪽 위 사분면의 횡격막 바로 아래에 있다. 간동맥(hepatic artery)에서 혈액을 공급받으며 두 개의 주요 엽과 두 개의 작은 엽으로 나뉜다. 간은 두 개의 큰 혈관, 즉 간동맥(hepatic artery)과 간문맥(portal vein) 및 총간관(common hepatic duct)에 연결된다. 간으로 혈액이 유입되는 경로는 1) 간동맥(hepatic artery)에서 산소가 풍부한 혈액이 유입, 2) 간문맥(hepatic portal vein)에서 영양이 풍부한 혈액이 유입된다.

- 혈장용 특정 단백질 생산
- 인체를 통해 지방을 운반하는 데 도움이 되는 콜레스테롤 및 특수 단백질 생산
- 필요에 따라 Glucose를 저장하고 방출하는 기능
- 철분 함량을 위한 Hemoglobin 가공(간은 철분을 저장)
- 유해 Ammonia를 Urea로 전환(요소는 소변으로 배출되는 단백질 대사의 최종 생성물 중 하나)
- 약품과 다른 유해한 물질로 인한 혈액을 맑게 하는 기능
- 혈액 응고 조절
- 혈류로부터 면역요소를 생성하고 박테리아를 제거하여 감염을 방지하는 기능
- 빌리루빈 제거 기능(clearance, 빌리루빈이 축적되면 피부와 눈이 노랗게 변함) 등이 있는데 간이 해로운 물질을 분해하면 담즙이나 혈액으로 배설되고 담즙 부산물은 장으로 이동해 분변으로 배출되며 혈액 부산물은 신장에 의해 여과되어 소변 형태로 몸 밖으로 배출된다.

B. 간기능 검사의 분류(표 8-1)

1) 간세포의 괴사(hepatocellular necrosis)에 대한 표지자(markers)

a. ALT: 간세포 손상에 가장 특이적이다.
b. AST: ALT 보다는 덜 특이적이고 다른 조직에서 중요하게 존재
c. LD: 가장 특이성이 낮고 다른 조직에서 중요하게 존재

2) 담즙분비정지(cholestasis)에 대한 표지자

a. Alkaline phosphatase
b. Gamma-glutamyl transferase
c. 5’ nucleotidase

3) 기타 간질환에 관한 테스트

a. Total bilirubin, direct bilirubin(conjugated), indirect bilirubin(unconjugated)
b. Albumin
c. Ammonia
d. AFP

간과 관련된 질환은 다양한 효소의 측정과 담즙의 주 색소인 빌리루빈(bilirubin)의 대사과정의 문제점을 통하여 알 수가 있다.

표 8-1 간의 상태에 따른 검사항목

Catagories	검사 항목
간의 대사와 간의 분비기능 반영	Bilirubin(간질환과 황달의 진단), Ammonia, 콜레스테롤
합성기능 반영	Albumin, Clotting factor
간 또는 담도의 손상 반영	Aminotransferase, 젖산탈수소효소, Alkaline phosphatase, Gamma glutamyl transferase

1. 아미노 전달효소(Aminotransferase)

: Aspartate aminotransferase(AST, GOT), Alanine aminotransferase(ALT, GPT)

ALT는 간에서 발견되는 효소인데 단백질을 대사하는데 도움을 준다. 간이 손상을 받을 때, ALT는 혈류로 분비가 되고 그 수치가 증가된다.

AST는 alanine의 대사과정을 도우는 효소인데 ALT처럼 AST는 정상적으로 낮은 수치로 혈액에 존재한다. AST 수치의 증가는 간손상 혹은 질환 혹은 근손상을 의미한다.

- AST는 간 이외에도 심장 또는 근육 질환에서도 상승하지만, ALT는 주로 간에 존재하여 간세포 손상에 더 특이적으로 상승.
- AST, ALT는 거의 모든 간 질환에서 상승.
- AST, ALT의 상승 정도는 '간세포 손상의 정도'를 나타낼 수 있다.
- 그러나 환자의 예후와는 잘 맞지는 않으며, AST/ALT 상승 이후에 감소가 일반적으로 일어나기 때문에 수치가 떨어졌다고 해서 꼭 질병의 호전을 반영하는 것이 아닐 수 있다.
  - 정상범위 상한치의 5~15배 상승 : 바이러스성 간염, 자가면역간염, 약제유발성 간질환, 알코올성 간염 등
  - 5배 이내 상승 : 비알코올성 지방간, 약제 독성, 만성 C형 간염 등
  - 15배 이상 상승하는 경우 : 바이러스성 간염, 약제 유발성 및 독성 간염, 허혈성 간염

***AST/ALT ratio**

The AST/ALT ratio는 AST와 ALT 농도에 대한 비율로서 혈액검사로 측정이 되는데 때때로 간손상에 의한 것인지 간독성(hepatotoxicity)에 의한 것인지 감별할 때 사용되는 유용한 검사이다. 대부분의 간세포 손상의 원인은 AST보다 ALT가 더 많이 증가하는 것과 관련이 있지만 AST:ALT 비율이 2:1 혹은 더 크다는 것은 특히, 증가된 gamma-glutamyl transferase 설정에서 알콜성 간질환을 암시한다.

AST: ALT 비율은 때때로 비알콜성 지방간염(nonalcoholic steatohepatitis)과 같이 간질환 패턴을 보이는 환자에게서 증가되고 자주 간경화증으로 발전된 hepatitis C를 가진 환자의 알콜성 간질환 패턴에서 자주 증가함을 보여준다.

더구나 바이러스성 간염(viral hepatitis)으로 인한 Wilson's disease(*a rare inherited disorder that causes copper to accumulate in liver, brain and other vital organs) 또는 간경화증을 가진 환자에게서는 AST:ALT 비율이 전형적으로 2보다 크지 않음에도 불구하고 AST가 ALT보다 더 높다.

- AST/ALT 비가 2 이상 : 알코올성 간질환
- AST/ALT 비가 1 미만 : 이외의 다른 간염(바이러스성, 약제유발성, 비알코올성). 나중에 여러 가지 원인에 의해 간경변으로 이행 시 AST/ALT비가 1이상이 될 수 있다.

2. Alkaline phosphatase(ALP)

ALP는 간, 담관 그리고 뼈에서 발견되는 효소인데 정상보다 높은 ALP 수치는 담관이 막히는 간손상 혹은 뼈질환에서 나타난다.

- 주로 간과 뼈에서 분비
- 대부분 간질환에 의해 상승하나, 1/3정도의 경우는 간질환의 증거를 찾을 수 없다.
- 임신 중에는 태반에서도 분비되어 혈중 농도가 높아짐
- 성장기에도 정상 성인의 4~5배로 상승(뼈 발육 때문)
- 흡연 및 비만 시에도 경도 상승 가능
- ALP상승이 간질환에 의한 것인지 또는 뼈 등의 다른 원인인지 감별하기 위해 ; Gamma-glutamyl transferase나 5'-nucleotidase의 동반상승을 확인
- 담도 폐쇄(가장 특징적), 악성종양의 간 침범, Lymphoma, 결핵, 간농양, 육아종성 간질환, 아밀로이드증 등의 침윤성 간질환

3. Gamma-glutamyl transferase(GGT)

GGT는 혈액 속의 효소인데 정상보다 높은 GGT는 간손상 혹은 담관손상을 의미한다.

- 담도계 질환에서 ALP와 함께 상승. → ALP의 상승이 없다면 간이 원인일 확률이 낮아짐
- 만성 알코올 중독, 신부전, 만성 폐쇄성 폐질환, 당뇨병에서도 상승
- 문제점은 '낮은 특이도' → 간질환이 없는 경우에도 상승 가능

; 약제(알코올, Phenytoin, Cimetidine, 경구피임약 등) 사용시 증가

4. Bilirubin

Bilirubin은 수명을 다한 적혈구가 파괴되는 과정에서 생성되는 물질인데 Bilirubin은 간을 통해 대변을 통해 배출된다. Bilirubin이 증가된 것은(황달, jaundice) 간손상 혹은 간질환을 의미하고 빈혈과도 관계가 있다.

① 간접 Bilirubin이 총 Bilirubin의 80% 이상으로 주로 증가하는 경우?

: Bilirubin의 생성이 증가

: 간세포로의 Bilirubin 운반 장애

: 간세포에서 Bilirubin포합이 감소하는 경우 발생

: 원인 - Gilbert's syndrome(68% - 용혈의 증거 및 타 간기능 이상 없이 중등도 상승)

② 용혈성 질환(12%), 간경변(문맥-체순환 션트, 12%)

③ 드물게는 수술, 갑상선질환, Crigler-Najjar syndrome 등

④ 직접 Bilirubin이 총 Bilirubin의 50% 이상으로 주로 상승하여 총 Bilirubin이 5 mg/dL를 넘거나, 다른 간기능 검사 이상을 동반하는 경우?

: 간실질 장애(간염, 간경변, 간부전, 담즙정체, 침윤성 질환)

: 간내 및 간외 담도 폐쇄

⑤ 혈청 Bilirubin은 만성 간질환, 간부전 등에서 중요한 예후 인자

⑥ 패혈증, 수술 후 다량수혈, Total parenteral nutrition에서 발생가능

⑦ 이외 Dubin-Johnson syndrome이나 Rotor syndrome에서도 직접 Bilirubin이 증가

1) 빌리루빈의 대사(Bilirubin metabolism) (그림 8-2)

Bilirubin은 phagocytes, 간의 Kupper 세포, 비장과 골수의 세포세망내피계(reticuloendothelial system)에서 두 단계의 반응으로 생성된다.

Hemoglobin은 globin과 heme으로 분해되고 heme은 위에서 언급된 세포들에 의해 흡수되어 heme oxygenase의 형태로 작용하는데 Heme 구조에서 철 성분(iron)이 자유롭게 되면서 일산화탄소(carbon monoxide)가 같은 양으로 폐를 통하여 방출되고 녹색의 biliverdin이 생성된다.

그리고 biliverdin reductase에 의해서 carbon monoxide와 노란색의 bilirubin이 만들어지게 된다.

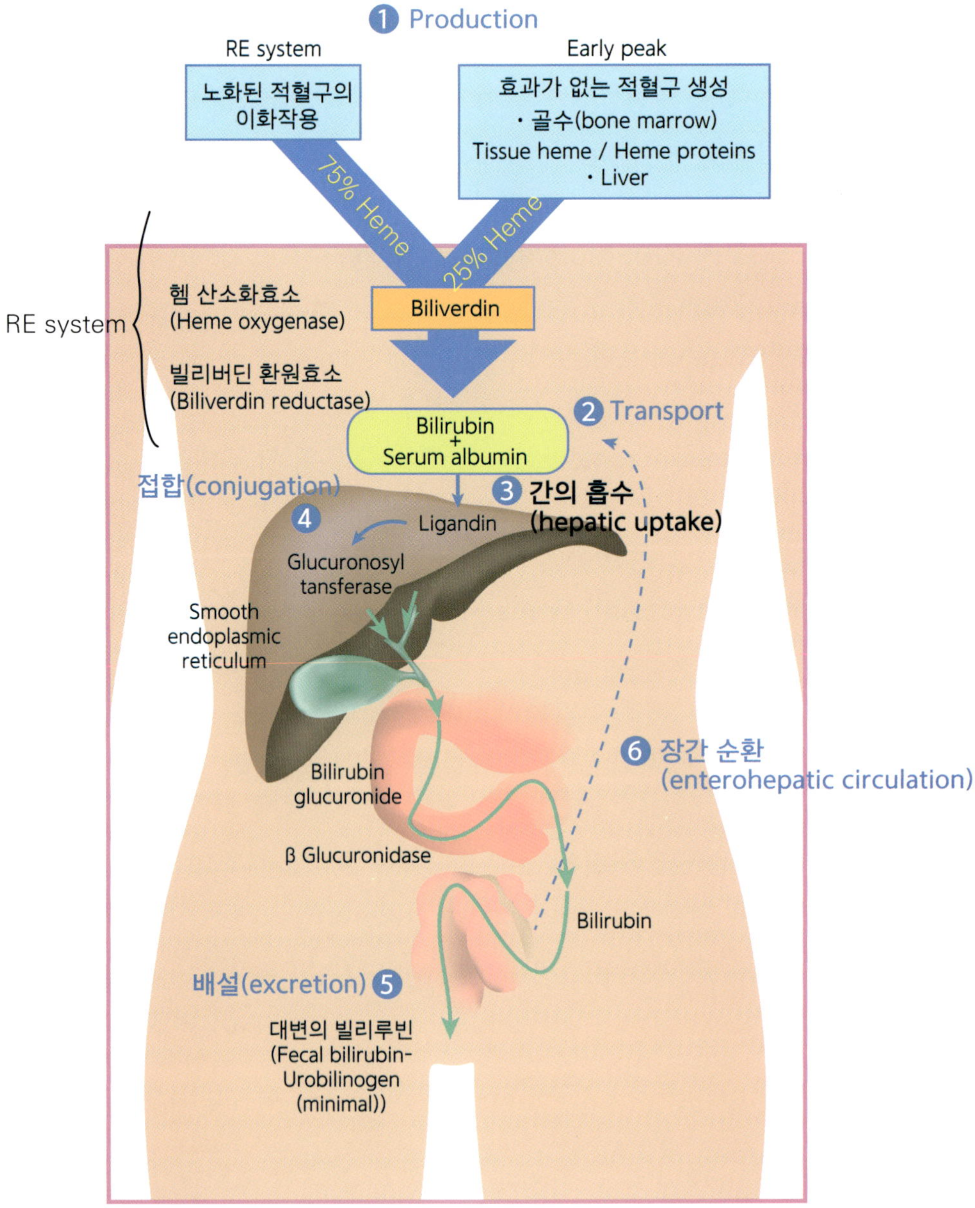

그림 8-2-1 빌리루빈의 대사과정

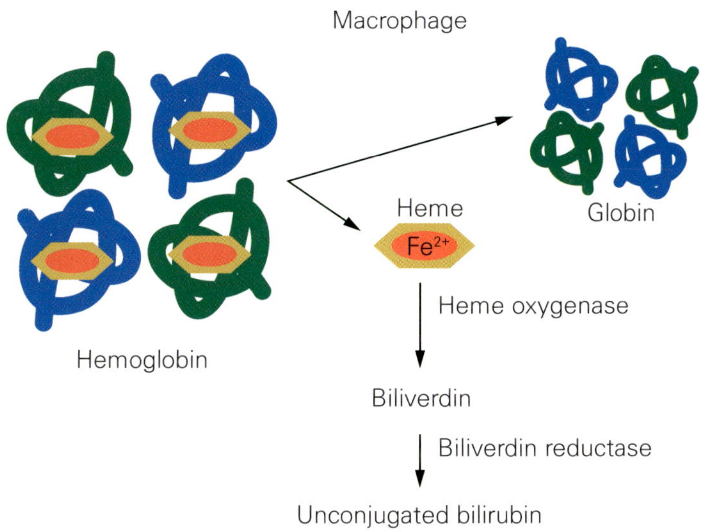

그림 8-2-2 빌리루빈의 대사과정

1. 노화 적혈구가 그물내피 세포(주로 지라)에서 파괴되면 헤모글로빈이 유출되고(매일 6 g) 분해되어 헴(heme)이 유리된다. 이것은 헴 산소화 효소(heme oxygenase)에 의해 빌리버딘(biliverdin)이 되고, 이것은 다시 빌리버딘 환원 효소(biliverdin reductase)에 의해 빌리루빈(bilirubin)(오렌지색~황색 색소, 비수용성)이 된다.
2. 그물내피 세포에서 혈액으로 나온 비수용성의 빌리루빈은 알부민과 비공유적으로 결합하여 빌리루빈-알부민 복합체(이것은 간접indirect, 유리형unconjugated 또는 알파 빌리루빈으로도 불리운다)를 형성하면서 혈장에 섞인 후 간으로 운반된다.
3. 빌리루빈-알부민 복합체가 간 세포막에 결합하면 빌리루빈만 세포 안으로 들어가고, 알부민은 들어가지 않는다.
4. 간세포 안으로 들어온 비수용성의 빌리루빈은 UDPG(uridyldiphosphate glucuronyltransferase)에 의해 수용성의 빌리루빈 글루쿠로나이드(bilirubin glucuronide)가 된다. 이것을 결합형 빌리루빈(conjugated bilirubin) 또는 직접 빌리루빈(direct bilirubib)이라고 한다. 빌리루빈에 1분자의 글루쿠론산이 결합하면 빌리루빈 모노글루쿠로나이드(베타 빌리루빈)라고 하며, 2분자의 빌리루빈이 결합하면 빌리루빈 다이글루쿠로나이드(감마 빌리루빈)라고 한다.

* 델타 빌리루빈: 알부민과 공유결합을 한 결합형(직접) 빌리루빈을 δ-빌리루빈이라고 한다. 신생아 황달이나 간 질환 회복기에 증가하는 것으로 알려져 있다.

5. 수용성의 빌리루빈 글루쿠로나이드는 간 세포에서 담즙 세관으로 분비되어 장으로 배설된다.
6. 대장으로 들어온 빌리루빈 글루쿠로나이드는 장내 세균 효소(β-glucuronidase)에 의해 빌리루빈과 글루쿠론산으로 분해된다. 그 다음 빌리루빈은 다시 세균 효소에 의해 환원되어 우로빌리노젠(urobilinogen), 스테르코빌리노젠(stercobilinogen), 메소빌리노젠(mesobilinogen)이라고 불리는 무색의 물질로 환원된다. 장에서 형성된 이러한 세 가지 물질을 총괄적으로 우로빌리노젠이라고 부른다.
7. 우로빌리노젠의 약 10~20%는 장에서 흡수되어 간으로 들어간 후(이를 장간 순환이라고 함) 다시 배설된다. 그렇지만 대장에 포함되어 있는 우로빌리노젠 약 1%는 혈액에 남아있다. 따라서 우로빌리노젠은 정상적으로 매일 약 2 mg이 소변으로 배설된다.
8. 무색의 우로빌리노젠은 대장 하부로 내려가면서 갈색의 우로빌린(urobilin)으로 산화되어 대변으로 배설된다.우로빌린은 매일 대변으로 매일 약 200 mg이 배설된다.

Bilirubin은 담즙에서 주요한 색소이며 노화되어 가는 적혈구로부터 hemoglobin이 분해가 되면서 세망내피계(reticuloendothelial system)에서 생성이 된다.

Bilirubin은 간으로 수송되기 위해서 albumin과 복합체를 형성하는데 이러한 형태의 bilirubin을 비결합빌리루빈(unconjugated bilirubin)이라고 하고 물에 대한 수용성이 아니다(not water soluble). Bilirubin은 간세포의 소포체(hepatocyte endoplasmic reticulum)에서 glucuronic acid와 함께 bilirubin diglucuronid를 형성한다. 이 형태를 결합빌리루빈(conjugated bilirubin)이라고 하고 물에 수용성이다. 이 반응은 uridine diphosphate(UDP) glycuronyltransferase에 의해 촉매가 된다.

Conjugated bilirubin은 담낭(gallbladder, 쓸개)에 저장되었다가 담낭자극에 의해 담즙형태로 십이지장(duodenum)으로 분비된다. 또한, urobilinogen으로 장에서 무산소성세균(ananerobic bacteria)에 의해 감소된다.

일부 intestinal urobilinogen은 재흡수가 되고 일부는 간으로 다시 돌아가고 또 다른 일부는 urine으로 배출하기 위해 순환계(endohepatic circulation)로 들어간다. 반면에 장에 남아 있는 bilirubin은 무산소성세균에 의해 산화가 되어 urobilin의 형태 [Stercobilinogen(fecal urobilinogen)]로 대변으로 배설된다. 이 urobilin은 orange-brown color의 색소로 대변의 색깔을 나타낸다.

Unconjugated(indirect) Bilirubin:

Heme(환원된 hematin)이 hemoglobin으로부터 방출될 때(적혈구가 붕괴하는 동안), 나머지는 unconjugated hemoglobin으로 되는데 이 형태의 bilirubin은 혈류부터 간까지 이동되는 과정 중에는 비수용성(not water soluble)의 특징을 갖는다.

Conjugated(Direct) Bilirubin:

Bilirubin은 간에서 unconjugated에서 conjugated bilirubin로 변한다. 이 과정은 당이 unconjugated bilirubin에 부착할 때 일어난다. Unconjubated bilirubin은 답즙으로 변하며 소장으로 들어간다. 결국에는 대변으로 배설이 되는 것이다. 이 때는 수용성(water soluble)의 특징을 갖는다(표 8-2).

표 8-2 간접 빌리루빈과 직접 빌리루빈의 비교

	Unconjugated bilirubin	Conjugated bilirubin
정의	간에서 접합되지 않은 빌리루빈을 비결합 빌리루빈이라고 함.	빌리루빈 디글루쿠로나이드를 형성하기 위해 간에서 글루쿠론산과 컨쥬 게이트 된 빌리루빈을 결합 빌리루빈이라고 함.
용해성	물에 녹지 않으며 지방과 알코올에 녹는다.	결합 빌리루빈은 물에 녹고 지방과 알코올에는 녹지 않는다.
분자량	분자량이 크고 신장을 통해 여과 할 수 없다.	분자량이 작고 신장을 통해 여과 될 수 있다.
담즙에 존재	담즙에 존재하지 않음	담즙에 존재함
Urine에 존재	Urine에 존재하지 않음	정상적으로 소변에 존재하지 않지만 혈장 농도가 높은 곳에 나타남
독성	조직에 독성이 있고. 뇌에 비접합 빌리루빈이 축적되면 kernicterus*(신경 손상)이 생김	조직에 대해 독성이 없다.

*Kernicterus(핵황달)는 아기의 혈액에서 높은 수준의 빌리루빈으로 인해 발생할 수 있는 뇌 손상(뇌성 마비와 청력 상실)을 유발할 수 있고 시력과 치아에 문제를 일으키고 때로는 지적 장애를 일으킬 수 있다.

2) 황달(jaundice)을 일으키는 원인에 대한 분류

황달(jaundice, icterus)은 혈액 속의 bilirubin의 농도가 〉 2~3 mg/dL 상승하였을 때 일어나는 탈색된 노란색 bilirubin이 피부와 눈의 공막(sclera)에 침착이 된다.

또한, bilirubin이 유아의 뇌 조직에 침착되는 것을 핵황달(Kernicterus)이라고 하는데 중추신경계에 영향을 미치게 되어 결국 정신지체(mental retardation)의 결과를 가져오게 된다(*황달 참고).

① 질베르 증후군(Gilbert sydrome)

- 간세포(hepatocyte)가 bilirubin을 흡수하지 못하는 결함
- sinusoidal membrane에서 hepatocyte까지 bilirubin을 수송하지 못하는 결함
- Unconjugated bilirubin이 약간 상승되는 것이 특징이다.
- 간이 빌리루빈을 제대로 처리하지 못하는 경증 간질환
- 많은 사람들은 증상이 없지만 때때로 피부나 눈의 흰자위가 약간 노란색으로 나타날 수 있다.

② 크리글러-나야르 증후군(Crigler-Najjar disease)

- 일부 혹은 전체적으로 UDP-glycuronyltransferase의 결함
- Kernicterus를 유발(accumulation of unconjugated bilirubin in the brain and nerve tissue)
- Unconjated bilirubin 수치가 높아진다.
- 이 증후군은 유형 I과 II로 나뉘며 후자는 종종 Arias 증후군이라고 한다. 이 두 가지 유형은 길버트 증후군(Gilbert syndrome), 두빈-존슨 증후군(Dubin-Johnson syndrome) 및 로터 증후군(Rotor syndrome)과 함께 빌리루빈 대사에서 알려진 5가지 유전적결함 질병으로 구성된다.

③ 듀빈-존슨 증후군(Dubin-Johnson syndrome)

Dubin-Johnson 증후군은 희귀성 상염색체 열성 양성질환으로 혈청에서 Conjugated 빌리루빈의 증가를 유발한다. 일반적으로 이 상태는 멜라닌과 유사한 안료의 침착으로 인해 검은 간을 유발하고 간세포가 conjugated 빌리루빈을 담즙으로 분비하는 간세포 능력의 결함과 관련이 있으며 Rotor 증후군(*conjugated bilirubin 상승)과 유사하다.

[특징]

Impaired exretion of bilirubin into bile

Hepatic uptake of bilirubin is normal

Increased level of bilirubin in urine

④ 류시-드리스콜 증후군(Lucey-Driscoll syndrome)

결합형 빌리루빈의 형성을 촉진하는 UDPG가 혈중 저해제에 의해 억제되어 발생한다. 출생 후 2~3주 동안 약한 고빌리루빈 혈증이 지속된다.

Unconjugated hyperbilirubinemia

⑤ 신생아 황달(Neonatal physiological jaundice)

태어날 때 UDP-glycuronyltransferase의 수치가 낮음

Bilirubin conjugation을 촉매하기 위한 적정한 효소의 양을 합성하는 시간이 며칠 걸림

Unconjugated bilirubin이 상승

⑥ 간내담즙정체(Intrahepatic cholestasis)

간경변(cirrhosis), Rotor syndrome 같은 담관(담즙을 간에서 십이지장으로 보내는 관)의 손상 같은 간세포의 손상으로 인함

※ 황달(Jaundice)

황달은 혈액 내 빌리루빈 수치가 높기 때문에 발생하는데 빌리루빈은 Heme의 이화작용으로 인한 정상적인 분해산물이고 적혈구가 파괴되어 형성된다.

정상적인 환경에서 빌리루빈은 간 내에서 접합되어 수용성이 된다. 그런 다음 담즙을 통해 위장관으로 배설되며, 대부분은 대변에서 우로빌리노겐(urobilinogen) 및 스테르코빌린(stercobilin-urobilingoen의 대사 분해산물)로 대변으로 배출된다. 우로빌리노겐의 약 10%가 혈류로 재흡수되고 신장을 통해 배설된다. 황달은 이 경로가 중단 될 때 발생하게 된다.

황달에는 세 가지 주요 유형이 있다 : 간전(Prehepatic jaundice), 간세포 (hepatocellular jaundice) 및 간후(post-hepatic jaundice) 등이 있다(그림 8-3, 표 8-3).

표 8-3 황달의 잠재적 원인 (간전, 간세포 및 간후에 따른 원인)

Pre-Hepatic	Hepatocellular	Post-Hepatic
용혈성 빈혈 (Haemolytic anemia)	알콜성 간질환 (Alcholic liver disease)	담석 (gallstones)
질베르 증후군 (Gilbert's syndrome)	바이러스성 간염 (Viral hepatitis)	담관암, 협착증 또는 약물 유발 담즙 정체 (cholangiocarcinoma strictures drug-induced cholestasis)
Criggler-Najjar 증후군	유전성 혈색소증 (Hereditary haemochromatosis) 자가면역 간염 (Autoimmune hepatitis) 원발 담즙성 간경변 또는 원발성 경화성 담관염 (Primary biliary cirrhosis or primary sclerosing cholanitis) 간세포 암 (Hepatocellular carcinoma)	췌장암 또는 복부 종괴(예 : 림프종) (pancreatic cancer abdominal masses(lymphomas)

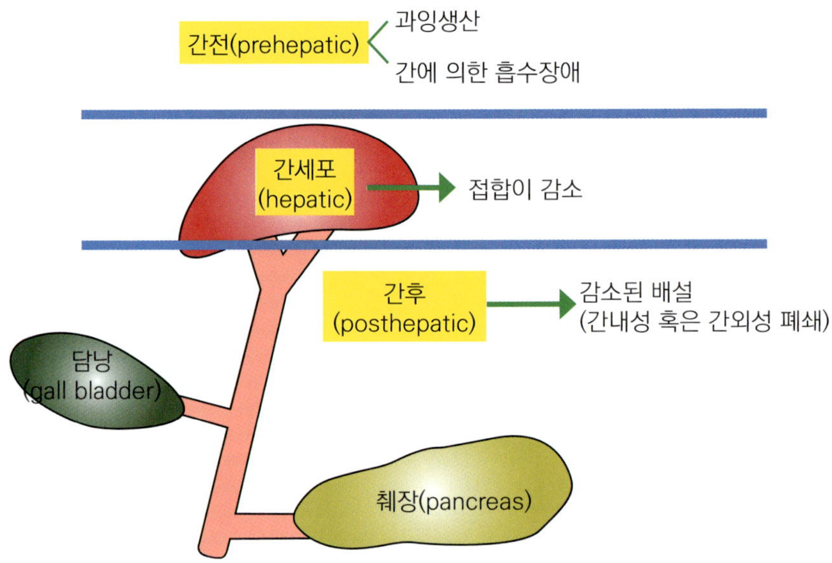

그림 8-3 황달의 종류

1) 간전 황달(Prehaptic jaundice)에는 과도한 적혈구 분해가 있는데 이것은 빌리루빈을 접합시키는 간의 능력을 뛰어 넘게 되어 비접합 고빌리루빈혈증(unconjugated hyperbilirubinaemia)을 유발하는 원인이 된다. Conjugated 빌리루빈은 정상적으로 배설되지만 혈류에 남아있는 비접합 빌리루빈(unconjugated bilirubin)은 황달을 일으키게 된다.
2) 간세포(또는 간내, Hepatocellular or intrahepatic) 황달에는 간세포의 기능장애(dysfunction of the hepatic cells)가 있다. 간은 빌리루빈을 접합시키는 능력을 상실하지만 간경변이 될 수 있는 경우에는 담도(biliary tract)의 간내부분(intra-hepatic portion)을 압축하여 담도폐쇄(degree of obstruction)를 유발한다. 이로 인해 혈액 내 unconjugated과 conjugated bilirubin 둘 다 초래되는 현상을 소위 '혼합 사진(mixed picture)'이라고 한다.
3) 간후 황달(Post-hepatic jaundice)은 담도 배액의 폐쇄(obstruction of biliary drainage)를 의미한다. 즉, 간에서 장으로 이동하는 담즙의 흐름이 막혔을 경우(obstructive blocks)에 발생한다. 배설되지 않은 빌리루빈은 간에서 접합되어 결과적으로 conjugated hyperbilirubinaemia(고빌리루빈 혈증)이 발생한다.

1) 간전성황달(prehepatic jaundice 혹은 용혈성 황달)은 너무 많은 적혈구 파괴가 있을 경우에 발생하는데 용혈성 빈혈, 구상적혈구(공모양 적혈구, spherocytosis), 독성상태, Rh 혹은 ABO 부적합으로 인한 신생아들의 용혈성 질환등에서 볼 수 있다. 이러한 경우에 용혈의 비율이 conjugation을 위한 간이 bilirubin을 흡수할 수 있는 능력을 초과한다. 그러므로 prehepatic jaundice의 특징은 serum에서 unconjugated bilirubin의 증가가 특징인 것을 알 수 있다.

이와 반면에

2) 간세포 황달(hepatic jaundice)은 간세포가 기능을 못하고 분비된 bilirubin을 흡수하지 못할 경우에 발생한다.

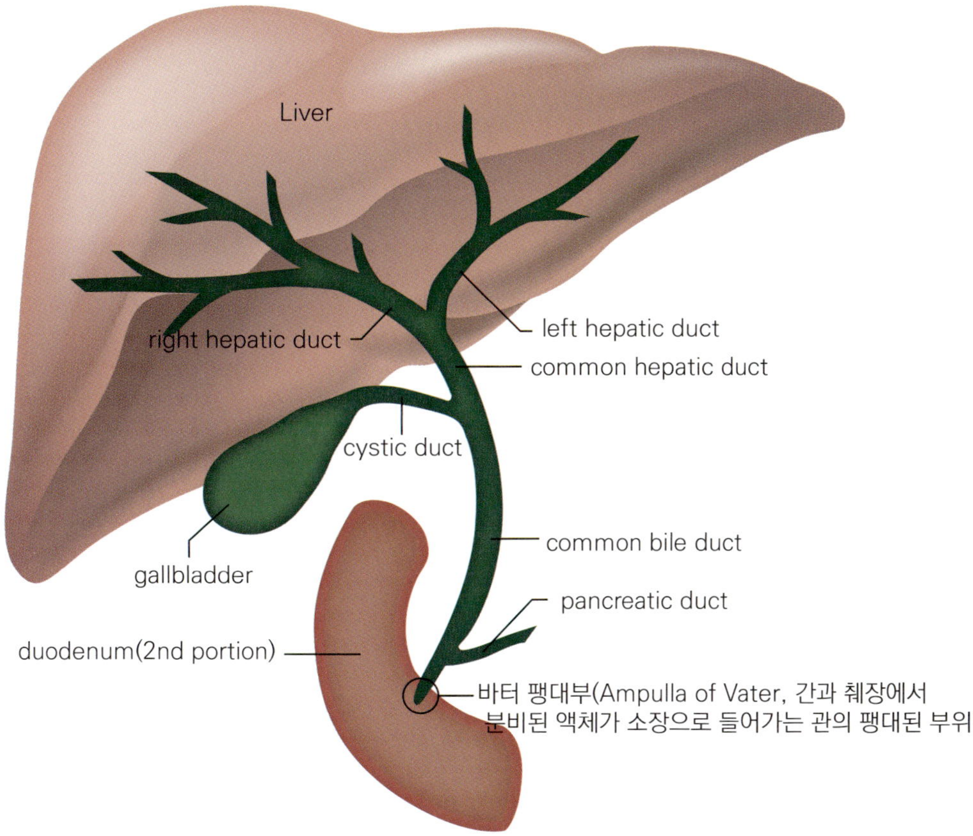

그림 8-4 **담도(biliary tract, biliary tree or biliary system)**

담도는 간, 담낭(gall bladder, 쓸개) 및 담관을 말한다. 담즙은 물, 전해질, 담즙산, 콜레스테롤, 인지질 및 conjugated 빌리루빈으로 구성되고 콜레스테롤, 지방 및 지용성 비타민을 장에서 쉽게 흡수하여 소화를 돕는다. 담즙은 간에서 왼쪽과 오른쪽 간관(hepatic duct)을 통해 흘러 나가서 총간관(common hepatic duct)을 형성한다. 이 관은 cystic duct라 불리는 담낭에 연결된 관과 결합하여 총담관(common bile duct)을 형성한다. 이 총담관은 소장으로 들어간다. 식사 사이에 분비된 담즙의 약 절반이 총담관을 통해 소장으로 직접 흐르고 담즙의 나머지는 cystic duct를 통해 전환되어 담낭에 저장된다. 담즙은 담낭에서 소장으로 흘러 음식 내용물과 혼합되어 소화 기능을 수행하게된다.

3) 간후성황달(post-hepatic jaundice 혹은 폐쇄성 황달-obstructive jaundice)는 간에서 장으로 이동하는 담즙의 흐름이 막혔을 경우(obstructive blocks)에 발생한다. 이것을 간외담즙정체(extrahepatic cholestasis)라고 하는데 아마도 담석 (gallstone)이나 신생물질(종양)들이 총담관(common bile duct)을 폐쇄하여 일어날 수 있다고 한다.

Gallstones(담석증)-가장 흔한 원인

Biliary atresia(담도폐쇄증, 그림 8-4)

Primary sclerosing cholangitis(원발 경화성 담관염)
원인 모를 간내/간외 담도의 염증과 섬유화로 인해 발생되는 만성 진행성 담즙 정체성 간질환
Posthepatic jaundice는 conjugated bilirubin이 의미 심장한 증가, serum에서 unconjugated bilirubin의 증가, urine에서 conjugated bilirubin의 증가, urine and fecal urobilinogen의 감소 그리고 대변에서의 색깔이 pale해 보이는 것이 특징이다.

황달이 있는 환자는 다음과 같은 검사를 위해 혈액을 채취한다(표 8-4).

표 8-4 간 기능 검사(LFT) markers

Blood marker	Significane
Bilirubin	황달이 의심되는 정도를 정량화
Albumin	간 합성 기능의 마커
AST and ALT	간세포 손상 마커
Alkaline PHosphatase(ALP)	담도 폐색 (임신 중 골 질환 및 특정 악성 종양)에서 증가
γ-glutamyl transferase(GGT)	ALP보다 담관 폐색에 대해 더 구체적(단, 일상적으로 수행되지는 않음) 모든 간담즙성질환(hepatobiliary disease)에서 수치가 기준상한값의 2~5배 까지 증가함(예, 바이러스성 감염(viral hepatitis), 알콜성 간경변(alcoholic cirrhosis)).

※ Liver Screening Test

급성 또는 만성 간부전 여부에 따라 간기능 장애의 초기 원인이 없는 환자에 대해 간 선별검사를 수행할 수 있다(표 8-5).

표 8-5 Acute and Chronic Liver Screens

	Viral Serology(바이러스 혈청학)	Non-Infective markers(비감염 마커)
Acute Liver Injury (급성 간손상)	Hepatitis A, Hepatitis B, Hepatitis C, and Hepatitis E CMV and EBV	Paracetamol level[1)] Ceruloplasmin Antinuclear antibody and IgG subtypes
Chronic Liver Injury (만성 간손상)	Hepatitis B Hepatitis C	Ceruloplasmin Ferritin and transferrin saturation Tissue Transglutaminase antibody Alpha-1 antitrypsin Autoantibodies[2)]

1) Paracetamol, 즉 아세트아미노펜(Acetaminophen, APAP)은 통증완화에 널리 사용되며 과다복용의 경우 간손상을 유발하는 것으로 알려져 있지만 간손상이 없는 AST 및 ALT를 포함하여 간기능검사(LFT)에서 약간의 자가제한증가(self-limiting increasing)를 보이는 경우가 종종 있다.
2) 자가항체에는 항미토콘드리아항체(AMA, anti-mitochondrial antibody), 항평활근항체(Anti-SMA, anti-smooth-muscle antibody) 및 항핵항체(ANA, anti-nuclear antibody)가 포함된다.

1) 간에 관한 다른 질환들

① 간경화증(Cirrhosis)

간조직에서 만성적인 scar(상처, 흉터)는 혹(nodule)으로 변하여 생기는 것으로 오랜기간 동안의 지나친 음주, 혈색소침착증(혹은 혈색소증, hemochromatosis) 그리고 간염합병증에 기인된다.

② 종양(tumors)

Hepatocellular carcinoma 혹은 hepatoma

③ 라이증후군(Reye syndrome)

주로 감기나 수두 등의 바이러스성 질환에 감염된 어린이의 아스피린 치료말기에 나타나는 뇌질환(encephalophathy)이고 급속 진행성 뇌증이다. 증상으로는 구토, 성격 변화, 혼란, 발작, 의식불명을 포함한다. 간독성이 일반적으로 발생하지만, 황달은 흔히 발생하지 않는다.

2) Bilirubin 측정

① Jendrassik-Grof total bilirubin test

Bilirubin + sodium acetate + caffeine-sodium benzoate +
diasotized sulfanilic acid(Diazo 시약) → purple azobilirubin + alkaline tartrate → green-blue azobilirubin(600nm)

Conjugated bilirubin + Unconjugated bilirubin + Diazo Azobilirubin

*Diazo 시약(diasotized sulfanilic acid): HCl, Sulfanilic acid, Sodium nitrate
Methanol(Mallyo-Evelyn법)
Caffein-Benzoate(Jendrassik-Grof 법)

직접 빌리루빈 + 디아조 시약 → 2 아조빌리루빈 B(중성 적색, 강산성 또는 강알칼리성 청색)

간접 빌리루빈 + 반응 촉진제 + 디아조 시약 → 2 아조빌리루빈 A

간접 빌리루빈 측정에서는 반응 촉진제를 사용하는데, Malloy-Evelyn법에서는 메탄올, Jendrassik-Grof법에서는 벤조산나트륨과 카페인을 사용한다.

② **효소법**

빌리루빈 산화효소(Bilirubin oxidase, BOD) 측정법

총 Bilirubin + O_2 $\xrightarrow[\text{pH 7.2}]{\text{BOD}}$ Biliverdin(green color) + H_2O

(*450 nm 흡광도 감소 측정)

직접 Bilirubin + O_2 $\xrightarrow[\text{pH 3.7}]{\text{BOD}}$ Biliverdin + H_2O

*간접 빌리루빈 = 총 빌리루빈 - 직접 빌리루빈

[측정오류]

용혈 (hemolysis), 지방혈증 (lipemia)으로 오류

빌리루빈은 빛에 의해 분해되기 때문에 시료는 햇빛과 형광빛의 노출을 피함

[Reference ranges]

Total bilirubin	Adults 0.2~1.0 mg/dL
Total bilirubin	Infants 2~6 mg/dL(0-1 day, full term)
Indirect bilirubin	0.2~0.8 mg/dL
Direct bilirubin	0.0~0.2 mg/dL

** 황달 지수(Icterus index)

혈청 빌리루빈 농도의 척도지수 icterus index는 "0에서 ++++까지"로 표시된다.

3) Urobilinogen 측정

Urobilinogen은 stercobilinogen, mesobilinogen 그리고 urobilinogen을 통틀어서 말하는 용어이다.

Urobilinogen + ρ-dimethyl aminobenzaldehyde → red colored complex

[측정오류]

만약 urine을 그냥 나두어서 산화반응이 일어날 때 그리고 porphobilinogen 같은 다른 물질과 반응할 때 측정오류가 발생한다.

임상적 의의를 살펴보면

장으로 bilirubin 분비의 장애가 있기 때문에 Posthepatic obstruction에서는 urobilinogen의 형성은 감소된다. 이것은 대변색깔이 회백색(clay-colored, 일부 담도폐쇄-partial biliary obstruction) 혹은 백색(chalky white, 완전한 담도폐쇄)으로 증거가 된다.

증가한 urine urobilinogen은 용혈성 질환과 간염같은 간세포질환과 관련이 있다.

[Reference ranges]

Urine urobilinogen	0.1~1.0 Ehrlich units/2 hr

5. Albumin

Albumin은 간에서 합성되는 몇 가지 단백질 중의 하나이다. 우리 몸은 감염과 싸우고 다른 기능을 수행할 때 이러한 단백질이 필요하다. Albumin과 total protein의 수치가 정상보다 낮은 경우는 간손상 내지 간질환이 있다는 의미이다.

- 합성 과정에서 간질환, 영양상태, 호르몬, 체내 삼투압 등에 모두 영향받음 → 단백질 영양 장애가 심하거나 hypergammaglobulinemia 등의 경우 합성이 감소할 수 있다.
- 복수를 동반한 간경변증 : 대표적인 저알부민혈증
- 약 20일의 긴 반감기 : 만성 간질환의 경우 만성도 및 중증도를 반영하는 지표. (급성 간질환의 진단에 있어서는 제한적인 효용)
- 이외 영양장애, 신증후군, 단백 소실성 위장병증, 만성 소모성 질환, 화상 등에서도 저알부민혈증 발생가능.

6. Prothrombin time(PT) : 응고인자 Ⅰ, Ⅱ, Ⅴ, Ⅶ, Ⅹ

PT는 혈액이 응고되는 시간을 의미하는데 증가된 PT는 간손상을 의미하지만 Warfarin같은 blood-thinning drugs을 복용하였을 경우에 PT가 증가할 수 있다.

- 혈액응고 인자들의 혈청 반감기는 대부분 1일 이내 이어서 급/만성 간질환의 경과 관찰과 예후 예견에 좋은 지표.
- PT의 연장
  : 급성 간질환 - 간부전으로의 진행을 예견
  : 만성 간질환 - 나쁜 예후를 암시
  : 이외에 영양실조, 담도폐쇄, 지방흡수 장애(만성 췌장염 등), 항생제(장내 세균억제), Warfarin계 항응고제, 패혈증, 광범위 혈관내 응고증 등
- 간부전의 평가에는 INR보다 activity percentage가 유용함.

7. L-lactate dehydrogenase(LD)

LD는 간에서 발견되는 효소인데 LD가 증가한 것은 간손상을 의미하지만 다른 질환에서도 증가될 수 있다.

8. 5'-Nucleotidase

혈액의 5'-nucleotidase protein 농도는 간의 문제를 보이는 사람들에게 간기능검사로 종종 사용된다. Serum 5' nucleotidase와 alkaline phosphatase를 함께 측정하는 것은 감별진단에 아주 유용한데 왜냐면 5'-nucleotidase 활성은 폐쇄성 간담즙성 질환(obstructive hepatobiliary disorders)에서 증가는 하지만 뼈질환(osseous disorders)에서는 증가되지 않기 때문이다. 반면에 alkaline phosphatase의 활성은 위의 두 질환에서 일반적으로 증가되기 때문이다. 따라서 증가된 5'-nucleotidase protein 수치는 골격 혹은 간에 손상이 있는지 여부를 결정하는데 사용된다.

9. Ammonia

혈액 속에 암모니아 수치가 높으면 간이 제기능을 할 수 없게 된다. 암모니아는 장과 세포내에서 세균에 의해서 만들어지는데 우리 몸에서는 암모니아를 폐기물로 취급한다. 암모니아는 glutamine과 urea로 되는데 혈류를 따라 urea가 신장을 거쳐 오줌으로 배출되는 것이다.

하지만 우리 몸이 urea를 없애지 못한다면(즉, 신장의 기능이 좋지 않으면) 암모니아는 몸 속에 쌓이게 되는데 이러한 현상은 신장 혹은 간에 이상이 있을 경우에 일어난다. 또한 혈액으로부터 암모니아를 제거하는 효소의 한 가지가 없는 유전적 질환인 urea cycle 질환을 가지게 되는데 이것 역시 암모니아가 체내에 쌓이게 되는 것이다. 즉, 암모니아 검사는 urea cycle 질환을 진단하는데 gold standard이다.

많은 양의 암모니아 수치는 혼란(confusion), 피로(tiredness) 그리고 혼수(coma, hepatic coma-간성혼수) 혹은 사망까지 가능성의 원인이 된다. 어린아이들에게서의 높은 암모니아의 수치는 발작(seizure), 호흡곤란(breathing difficulties) 그리고 사망까지 이를 수가 있다(*암모니아에 관한 것은 6장의 전해질 부분에 자세하게 언급되어 있다).

10. Ceruloplasmin

Ceruloplasmin은 간에서서 생성되는 glycoprotein이고 혈장 copper의 95% 이상과 결합한다. Copper은 중요한 bodily process에 의해서 체내에서 매우 중요한 역할을 하는데 여기에는 에너지 생성, 결합조직의 형성 그리고 중추신경계를 도우는 과정들을 포함한다.

Ceruloplasmin test는 체내의 ceruloplasmin의 수치를 결정하는 검사인데 유전 질환인Wilson's disease를 진단하는데 종종 사용된다. 증상은 전형적으로 뇌와 간과 관련이 있고 간과 관련된 증상으로는 구토, 허약함, 복부에 fluid 생성, 다리가 붓고 황색의 피부 그리고 가려움증 등이 있다.

11. Alpha-fetoprotein(AFP)

Alpha-fetoprotein(AFP)는 성장하는 아기(태아) 그리고 발생되는 배아에서의 간에서 주로 생성되는 단백질이다. AFP의 수치는 태어날 때 전형적으로 상승하였다가 급격하게 감소한다.

간손상과 일부 암에서는 AFP의 농도가 의미심장하게 증가된다.

12. Porphyrin 형성

포르피린은 헴 생성 과정에서 생기는 중간 대사산물로 heme의 전구체로서 간과 조혈세포에서 합성된다(그림 8-5).

Heme의 합성은 δ-aminolevulinic acid(ALA)의 형성과 함께 시작하는데 Glycine과 succinyl coenzyme A로부터 ALA synthase의 매개하에 ALA가 형성된다. Heme 합성은 glycine과 succinyl-CoA로부터 미토콘드리아에서 시작하여 세포질에서 계속되고 궁극적으로는 미토콘드리아 내에서 완성된다. 이 생합성 경로에 의해 생산 된 Heme은 Heme b이다.

납 중독시 1) ALA를 포르포빌리노젠으로 전환시키는 ALA 합성효소와 2) 프로토포르피린 IX을 헴으로 전환시키는 철부가 효소작용이 억제되어 혈액에 ALA와 프로토포르피린이 증가한다. 납 중독이든 효소가 결핍된 선천성 질환이든 헴 중간 대사물질이 체내에 축적된다. 이러한 중간체인 포르토포르피린이 체내에 축적이 되면, 과민증, 용혈, 간 장애, 감속 그리고 신경장애 등을 일으킨다.

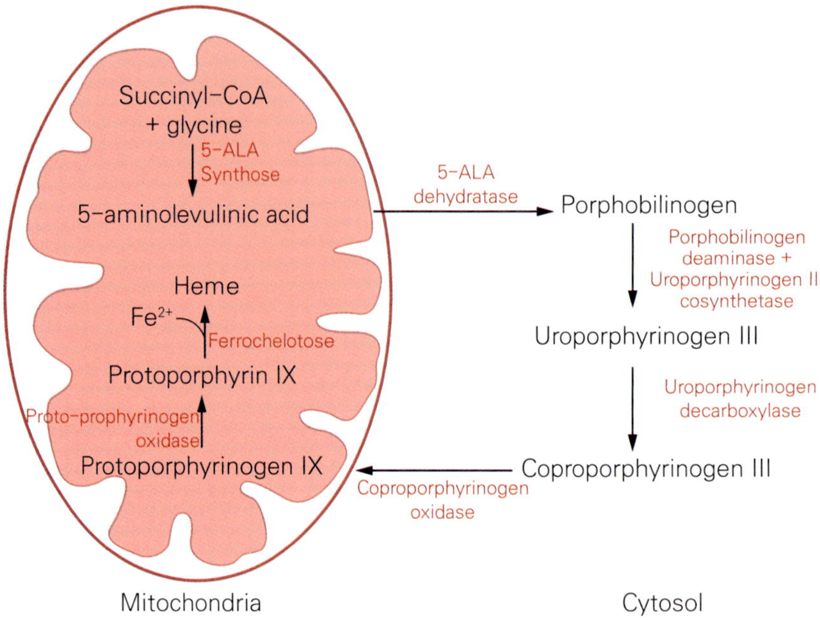

그림 8-5 Heme synthesis

헴 합성은 피리독살 포스페이트(pyridoxal phosphate)에 의해 활성화 된 아미노산 글리신(glycine)과 석시닐-CoA(succinyl-CoA)의 축합으로 미토콘드리아에서 시작된다. ALA 합성효소(ALA synthase)는 헴 합성의 속도 제한효소이다. ALA 분자는 세포질로 들어가고, 여기서 ALA 탈수효소(ALA dehydrase)의 존재 하에서 폴포빌리노겐(Porphobilinogen, PBG) 및 물 분자를 생성한다. 4개의 PBG 분자는 선형의 테트라 피롤(tetrapyrrole)이라 불리우는 hydroxymethylbilane uroporphyrinogen I 합성효소와 결합한다. Uroporphyrinogen III, Coproporphyrinogen III, Protoporphyrinogen III 그리고 Protoporphyrin IX 등 차례로 합성을 거쳐서 마지막으로 철 부가 효소(ferrochelatase, Heme synthase)의 작용으로 헴이 생성된다.

Q & A

1 혈청에 있는 유리형 빌리루빈은 무엇과 결합하여 간으로 이동하는가?

2 빌리루빈을 측정하는 Diazo 시약은?

3 빌리루빈 측정 시 Diazo 반응의 최종 반응액의 색깔은?

4 빌리루빈 측정법 중 Jendrassik-Grof법에서의 반응촉진제(or coupling)로 사용하는 것은?

5 ICG(Indocyanine green test)는 인체에 무해한 암녹색의 색소이고 정맥 주사시에 알부민과 결합하여 90%이상이 간세포에 포함되지 않고 담즙으로 신속하게 배설된다. 이와 같은 특징으로 ICG 시험의 목적은 무엇인가?

6 Malloy-Evelyn법에서 Diazo 시약의 설파닐산(sulfanilic acid)의 용매로 사용되는 것은?

7 황달지수(Icterus index)를 측정하는 데 사용되는 표준물질은?

8 혈액에 빌리루빈의 상승으로 인해 중추신경계 조직에 비정상적으로 독성의 빌리루빈이 축적된 상태를 무엇이라고 하는가?

9 노화 적혈구가 파괴되어 빌리루빈을 형성하는 주요한 장기는?

Q & A

10 노화 적혈구가 파괴되어 빌리루빈이 되는 과정에서 사용되는 2가지 효소는?

11 빌리루빈 형성과정에서 빌리루빈의 바로 앞 단계는 무엇인가?

12 헤모글로빈이 분해되면서 헴으로부터 생기는 노폐물은 무엇인가?

13 간세포로 들어가기 전의 빌리루빈의 형태를 무엇이라고 하는가?

14 간세포 안으로 들어온 비수용성 빌리루빈은 수용성의 빌리루빈 글루쿠로나이드(bilirubin glucuronide)가 되는데 어떤 효소에 의해서인가?

15 14번의 빌리루빈의 형태를 무엇이라 하는가?

16 알부민과 공유결합을 한 결합형 빌리루빈을 무엇이라 하는가?

17 수용성의 빌리루빈 글루쿠로나이드는 간 세포에서 담즙세관으로 분비되어 장으로 배설되는데 대장으로 들어온 빌리루빈 글루쿠로나이드는 어떤 장내세균 효소에 의해 빌리루빈과 글루쿠론산으로 분해가 되는가?

18 빌리루빈은 효소에 의해 환원되어 우로빌리노젠(urobilinogen), 스테르코빌리노젠(stercobilinogen), 메소빌리노젠(mesobilinogen)이라고 불리우는 무색의 물질로 환원이 되는데 장에서 형성된 이러한 세가지 물질을 통틀어서 무엇이라고 부르는가?

Q & A

19 황달에서 혈액에 직접 빌리루빈이 현저하게 증가하는 형태는?

20 황달에서 유리형 빌리루빈이 많이 증가하는 황달은?

21 크리글러-나야르 증후군(Crigler-Najjar syndrome)의 특징은?

22 질베르 증후군(Gilbert syndrome)의 특징은?

23 듀빈-존슨 증후군(Dubin-Johnson syndrome)의 특징은?

24 류시-드리스콜 증후군(Lucey-Driscoll sydrome)의 특징은?

25 UDPG의 생성이 아직 미흡하여 생후 2일부터 혈액에 간접 빌리루빈이 증가하는 질환은?

26 빌리루빈의 분해산물로서 장에서 미생물에 의해 생성된 우로빌리노겐이 산화되어 형성되고 대변의 색깔을 나타내는 것은?

27 피부에 빌리루빈이 축적된 상태를 무엇이라고 하는가?

28 빌리루빈의 정량에서 위음성을 일으키는 주된 요인은?

Q & A

29 소변의 δ-aminoluvulic acid(ALA)의 측정은 어떤 중금속의 중독을 진단하기 위함인가?

30 효소법으로 빌리루빈을 측정할 때 사용하는 파장은?

31 ICG 시험은 간 혈류량과 간세포의 색소섭취 기능을 반영하며, 간경화의 진단이나 간 예비능력의 평가에 이용되고 있고 간 절제수술 검사에 필수적인 검사항목이다. 15분 값(정체율)이 지표로 이용되는데 그 범위는?

memo

CHAPTER

09

신장기능검사

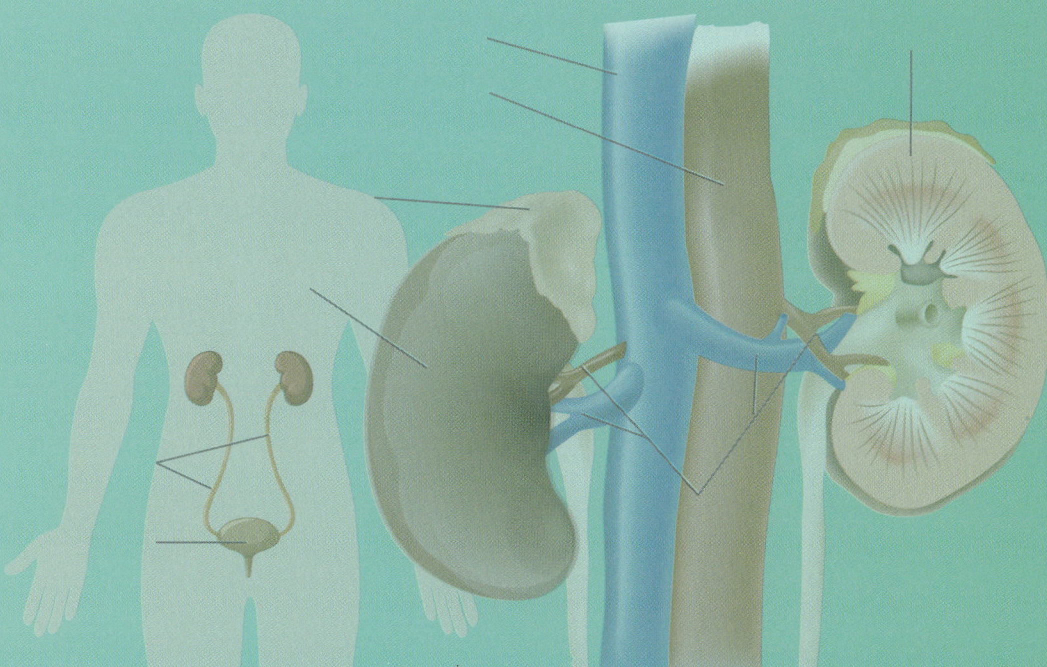

Chapter 9

신장기능검사(Renal function tests; RFT)

학습목표

1. 신장의 구조와 기능
2. 신장과 관련된 임상학적인 질환들
3. 신장의 기능에 관한 검사

A. 신장의 구조와 그 기능

1. 신장의 구조

신장(kidney)은 두 개의 콩 모양의 기관(bean-shaped organ)으로 복강 내 공간의 왼쪽과 오른쪽에 위치하고 있으며 성인의 경우 길이가 약 11 cm 정도가 된다.

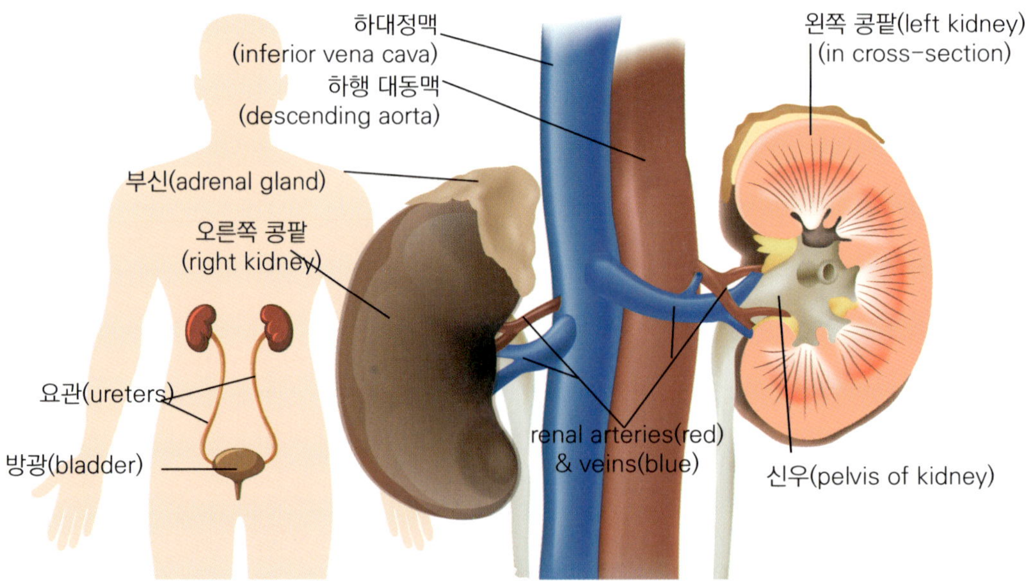

| 그림 9-1 | 신장의 구조

신장은 척추동물에서 발견되는 두 개의 콩 모양의 기관으로 후복막 공간(retroperitonelal space)의 왼쪽과 오른쪽에 위치하고 있으며 성인의 길이는 약 11 cm 정도이다. 그들은 쌍을 이루는 심장에서 나온 혈액이 신장동맥(사진에서 red)으로부터 혈액을 받고 쌍을 이루는 신장정맥(사진에서 red)으로 혈액이 빠져 나온다. 각 신장은 방광으로 배설된 소변을 운반하는 튜브인 요관(ureta)에 부착되어 있다.

좌우 양쪽 신장은 한 쌍의 신장 동맥에서 혈액을 받고 혈액은 짝을 이루는 신장 정맥으로 빠져 나간다. 각 신장은 urine을 방광으로 운반하는 관인 요관(ureter)에 부착되어 있다.

2. 신장의 기능(그림 9-2)

Nephron은 신장의 구조적 및 기능적 단위로 성인 신장에는 약 1백만 개의 네프론이 들어 있다. 신장은 다양한 체액 구획(body fluid compartments)의 용량, 체액 삼투압(fluid osmolality), 산-염기 균형(acid-base balance), 다양한 전해질 농도 및 독소 제거에 관여를 한다.

사구체(glomerulus)에서 여과(filtration)가 일어나며 신장에 들어가는 혈액량의 1/5이 여과된다. 재흡수 된 물질의 예로는 용질이 없는 물(solute-free water), 나트륨(sodium), 중탄산염(bicarbonate), 포도당 및 아미노산 등이 있고 재흡수가 되지 않고 분비되는 물질에는 수소, Ammonia, 칼륨(potassium) 및 요산(uric acid)이 있다.

신장은 또한 네프론과 관계없이 기능을 수행하는데 예를 들어, 그들은 비타민 D의 전구체를 활성 형태의 calcitriol(**Calcitriol은 신장에서 칼슘의 재흡수를 증가시

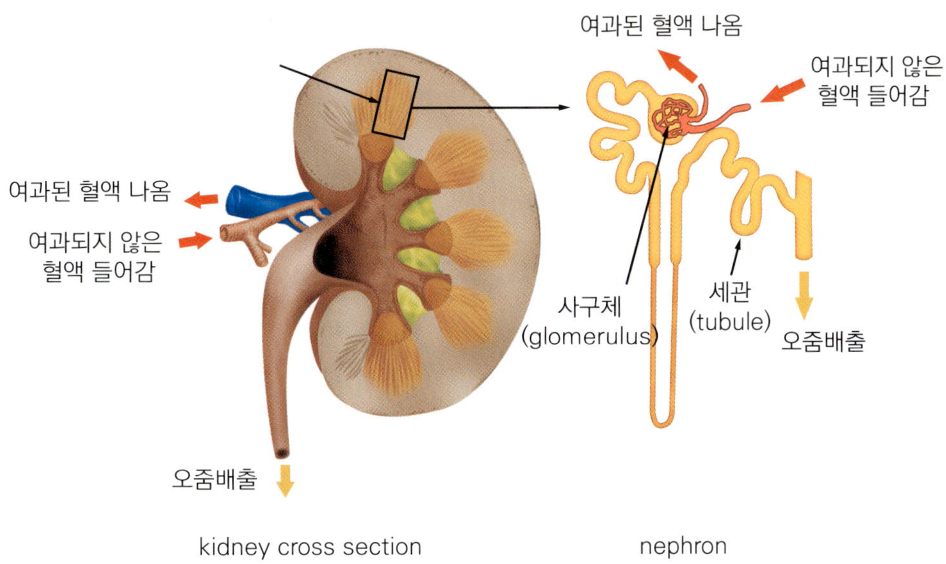

| 그림 9-2 | 신장의 기능

혈액, 폐기물 및 물이 신장동맥을 통해(red-colored vessel) 들어간다.
여과 된 혈액 또는 과도한 물은 신장정맥(blue-colored vessel)을 통해 배출된다.
소변형태의 과도한 물과 독성의 노폐물은 요관을 통해 배출된다.

키면서 장으로부터 칼슘 섭취를 증가시켜 혈액 내의 칼슘(Ca^{2+}) 수치를 증가시킨다)로 전환시키고 erythropoietin(*EPO는 주로 신장에서 생성되는 호르몬으로 폐에서 그 외 신체로 산소를 운반하는 적혈구(RBCs)를 생산하는데 중요한 역할을 함과 renin(*신장에 의해 분비되는 효소로서 혈압을 조절함)을 합성한다.

신장은 인체 세포외액의 항상성에 필수적이고 기본 기능은 다음과 같다.

① 세포외액의 조절

신장은 혈액이 중요한 기관으로 계속 흐르도록 적절한 양의 혈장을 확보하기 위해 노력한다.

② 삼투압의 조절

신장은 세포 외액이 체액에 담긴 용질과 관련하여 너무 희석되거나 농축되지 않도록 한다.

③ 이온 농도조절

신장은 나트륨, 칼륨 및 칼슘을 포함한 주요 이온의 비교적 일정한 수준을 유지하는 역할을 한다.

④ pH 조절

신장은 이온을 조절하여 혈장이 너무 산성이거나 염기성으로 되는 것을 방지한다.

⑤ 노폐물 및 독소의 배설

신장은 다양한 수용성 폐기물과 환경 독소를 소변으로 걸러낸다.

⑥ 호르몬 생산

신장은 적혈구 합성을 자극하는 erthryopoietin과 소금과 물의 균형과 혈압을 조절하는 레닌(renin)을 생성하고 혈장 칼슘 및 포도당 수치 조절에 관여한다.

각 신장에는 신장의 기능 단위 인 약 1백만개의 네프론(nephrons)이 있다. 각 네프론은 세뇨관(tubule)으로 구성되어 있으며 신장의 외층에서 시작하여 결국에는 다른 세뇨관과 결합하여 요관(ureter)으로 구성되어 있다.

세뇨관에는 여러 기능적인 구획이 있다.

① 세뇨관은 물과 용질이 혈류에서 세관으로 들어가는 Bowman's 캡슐에서 시작된다. 이 과정을 여과(filtration)라고 한다. Bowman 캡슐과 관련 모세관으로 구성된 구조를 신장소체(renal corpuscle)라고 한다.

② Bowman 캡슐에서 tubular fluids는 근위 세관쪽(proximal tubule)으로 흐르며 신장의 외층(피질)에 남아 있는다. 근위세관은 여과된 tubular fluids로부터 물과 용질이 같은 비율로 재흡수되는 주요 부위이다(표 9-1, 그림 9-3).

| 표 9-1 | 단계별로 재흡수되는 물질

네프론 부위	재흡수	분비
근위세뇨관 (Proximal Convoluted Tubule, PCT)	Na^+, Cl^-, HCO_3^-(85%) Glucose(100%) Amino acids(100%) Uric acid Water(의무적)	H^+ acid and bases NH_4^+
헨레 고리(Loop of Henle)	Na^+, Cl^-, Ca^{2+}, Mg^{2+}	
원위세뇨관 (Distal Convoluted Tubule, DCT)	Na^+, Cl^- Water(선택적)	H^+, K^+, NH_4^+, uric acid

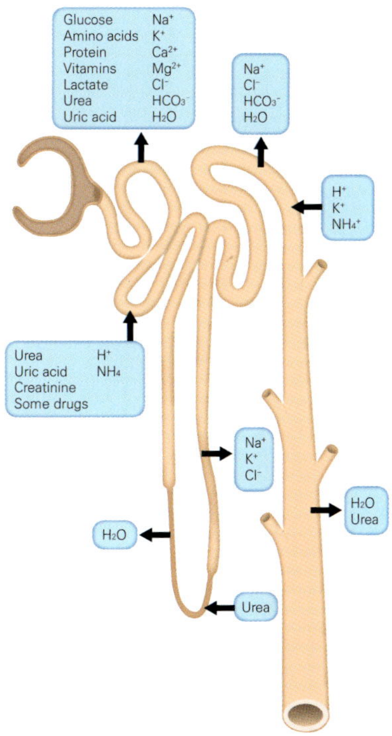

| 그림 9-3 | 세뇨관 단계(tubular level)에서 재흡수 및 배출되는 물질

세뇨관은 모든 포도당, 아미노산, 비타민, 호르몬과 함께 미네랄 이온(~80%)과 물을 흡수한다.
근위세뇨관은 사구체 여과액의 60~90%를 재흡수하고 Na 및 Cl의 70%를 재흡수한다. Henle고리는 나트륨, urea 및 물에 선택적으로 투과한다.
원위세뇨관은 나트륨, 칼륨, 염화물과 수소, H^+, 암모니아, 요소 및 요산을 배설하고 중탄산염을 재흡수한다. 또한, ADH 및 알도스테론이 재흡수를 도와주고 K^+는 알도스테론에 대한 반응으로 분비된다. 집합관(collecting system)에서는 K^+, H^+ 및 암모니아를 재흡수한다.

③ 그런 다음 세뇨관은 Henle's loop(머리핀 모양)로 이어지며, 신장의 중심(medulla)을 향해 내려간 후 다시 피질로 올라간다. Henle고리 역시 재흡수의 주요 부위이지만 근위 세뇨관과는 달리 물보다 비례적으로 더 많은 용질이 재흡수(표 9-1, 그림 9-3)되므로 tubular fluid는 이 구획의 끝까지 희석된다.

④ 다음 구획은 원위세뇨관(distal tubule)으로 근위 세뇨관과 같이 피질에 남아 있다. 이 구획에서 재흡수(reabsorption)와 분비(secretion)가 발생하는데, 여기에서 나트륨 및 칼륨 농도(및 기타 전해질)와 tubular fluids의 pH가 항상성을 보장하도록 조정된다(표 9-1, 그림 9-3).

⑤ 네프론의 마지막 부분은 집합관(collecting duct)인데 이곳은 다수의 세뇨관이 신장 중심을 향해 합류하여 하강하는 곳이다. 요관은 남아있는 tubular fluid(세뇨관 액)을 소변으로서 모은다. 집합관은 물균형의 주요 조절부위이며, 여기서 인체의 수화상태에 따라 추가적인 물이 tubular fluids로부터 재흡수 될 수 있다.

B. 신장과 관련된 임상학적인 질환 (Clinical disorders related to kidney)

신장과 관련된 질병으로는 만성 신장 질환(chronic kidney disease, CKD), 신장 및 신증후군(nephritic and nephrotic syndromes), 급성 신장 손상(acute kidney injury) 및 신우 신염(pyelonephritis) 등이 있다. 그 외 비뇨기과적으로는 신장(및 요로) 해부학의 질병을 다루며 암, 신장낭종(renal cysts), 신장 결석(kidney stones) 및 요관 결석(ureteral stones), 요로 폐쇄(urinary tract obstruction)등이 포함된다.

1. 요독증(Uremia)

신장의 주기적인 고장으로 인해 혈액에 요소(urea)가 축적되는 임상상태를 uremia라고 하는데 이는 매우 위험한 상태이며 종종 신부전으로 이어질 수 있다. 그런 uremia 환자에 축적된 요소는 혈액 투석으로 치료된다.

2. 신부전(Renal failure)

신기능 부전이나 신장 기능이 정상적인 기능을 수행할 수 없는 것을 신부전이라고 하는데 신부전증을 치료할 수 있는 유일한 방법은 적절한 기증자(종종 가까운 친적)의 신장 이식으로 신체의 면역계에 의한 거부 가능성을 최소화 할 수 있다.

3. 신장결석(Renal Calculi)

신장 내의 탄산염 또는 옥살산염의 결정화된 소금의 돌 또는 불용성 덩어리의 생성을 신장결석(renal calculi)이라고 하며, 이것은 신장과 관련된 가장 흔히 발생되는 질환이다.

4. 사구체 신염(Glomerulonephritis)

신장의 사구체(glomerulus)가 감염되거나 염증으로 진행된 상태를 말하며 치료 가능하다.

C. 신장기능검사(Renal function test, RFT)

신장질환관리에 사용되는 절차로는 소변의 화학적 및 현미경 검사(urinalysis, 소변 검사), 혈청 크레아티닌을 사용하여 추정된 사구체 여과율(eGFR=estimated glomerular filtration rate)을 계산하여 신장기능을 측정하는 것, 비정상적인 해부학적 구조를 평가하기 위한 신장생검(kidney biopsy) 및 CT scan, Magnetic resonance imaging(MRI) scan, 요관경검사(Ureteroscopy) 등이 있고 투석(Dialysis)과 신장이식(kidney transplantation)은 신부전(kidney failure)을 치료하는 데 사용된다. 신장 기능이 15% 이하로 떨어지면 이들 중 하나(또는 둘 다 순차적으로)가 사용된다. 신장 절제술(Nephrectomy)은 신세포 암종(renal cell carcinoma)을 치료하는데 자주 사용된다.

신장의 주요 기능은 우리 몸에서 수용성 노폐물을 배설하는 것이다. 신장에는 다양한 여과, 배설 및 분비기능이 있다. 이러한 기능 중 어느 하나라도 장애(derangement)가 생기면 노폐물의 배설량이 감소하여 체내에 축적되거나 체내에서 중요한 영양소가 손실될 수 있다.

소변뿐만 아니라 혈액의 이러한 배설물 및 영양분의 수치를 바탕으로 다양한 기능을 수행하기 위한 신장의 효율성을 해독하기 위해 정확한 계산을 할 수 있다.

1. 신장의 기능적인 구성(The functional components of a kidney)

신장의 기능적 단위를 네프론(nephron)이라고 하는데 사구체(glomerulus)와 세뇨관류계(tubular system)라는 두 가지 주요 부분으로 구성된다.

① 사구체

사구체는 Bowman's capsule과 이 캡슐에 의해 캡슐화 된 새는 혈관(leaky blood)의 다발로 구성되어 있다. 사구체의 주요 목적은 여과(filtration)이다. 새는 혈관은 거의 모든 물, 전해질, 작은 단백질, 설탕과 같은 영양소 및 요소 등의 배설물을 사구체로 걸러냅니다. 여과는 입자의 크기와 전하에 따라 달라진다. 평균 구멍의 크기는 8 nm이므로 더 작은 크기의 입자만 통과한다. 또한, 기저막은 음전하를 운반하여 음전하 입자가 통과하는 것을 방지한다.

② 세뇨관류계

세뇨관류계(tubular systems)는 관으로의 분비를 통해 대부분의 물, 전해질, 영양소의 흡수뿐만 아니라 나머지 영양소의 배설을 담당하고 이러한 세뇨관(tubules)은 소변의 농도는 이러한 세뇨관(tubules)에서 담당을 한다.

2. 신장 기능검사의 구성(Components of renal function test)

신장기능검사의 구성 요소는 크게 두 가지 범주, 즉 Glomerular function과 Tubular function의 검사로 나눌 수 있다.

좀 더 자세하게 신장기능검사를 분류를 한다면

① **신장질환 검사(To screen for kidney diseases)**

- 완전한 소변 분석 (Complete urine analysis)
- 혈장요소 (Plasma urea) 및 크레아티닌 (Creatinine)
- 혈장 전해질 (Plasma Electrolytes)

② **신장기능검사 평가(To assess renal function)**

a. 사구체 기능(Glomerular function)

- 사구체 여과속도(Glomerular filtration rate):클리어런스 테스트(Clearance test)
- 사구체 투과성(Glomerular permeability): 단백뇨(Proteinuria)

b. 세뇨관 기능(Tubular function)

- 재흡수(Reabsorption)
- 분비검사(Secretion tests)
- 농축 및 희석 검사(Concentration and dilution test)
- 신장 산성화(Renal acidication)

등이 있는데 아래와 같이 신장검사의 주요 패널을 중심으로 언급을 한다.

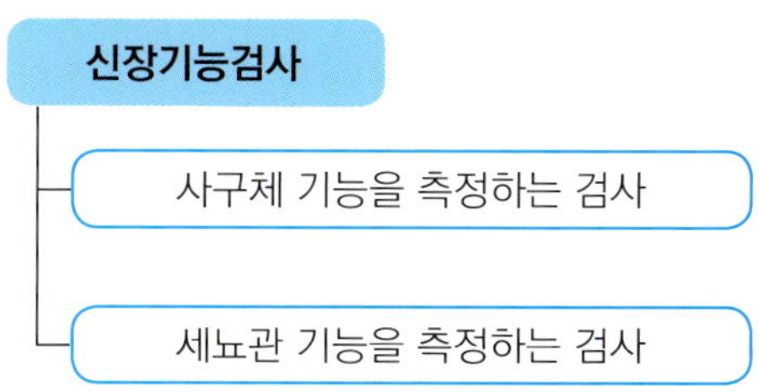

그림 9-4 신장기능검사

이 검사는 큰 범주로 Glomerular function과 Tubular function으로 나눌 수가 있다.

3. 신장 기능검사 패널

① 소변 검사(urine examination)
② 혈청 urea(serum urea)
③ 혈청 크레아티닌(serum creatinine)
④ 혈액 우레아 질소(BUN-Blood urea nitrogen)
⑤ 칼슘(Calcium)
⑥ 인(Phosphorus)
⑦ 단백질(Protein)
⑧ 알부민(Albumin)
⑨ 크레아티닌 청소율(Creatinine clearance rate)
⑩ 요소 제거율(Urea clearance rate)
⑪ 이눌린 청소율(Inulin clearance rate)
⑫ 희석 및 농축 시험(Dilution and Concentration test)
⑬ 혈청 전해질 수치(Serum electrolyte levels)

1) 소변 검사(Urine Examination)

소변을 정량검사(quantitative examination)하기 전에 신장 시스템(renal system)에서 병변(lesion)의 성질과 위치에 대한 훌륭한 실마리를 제공 할 수 있는 정성검사(qualitative examination)가 필요하다.

이 검사는 소변의 색, 냄새, 양, 특정 비중 등이 표시된 물리적인 검사로 구성된다. 소변의 현미경 검사는 고름 세포, Rbc 캐스트, 결정을 배제하기 위해 수행된다.

2) 혈청 요소(Serum Urea)

요소는 단백질 이화작용의 최종산물이다. Urea는 아미노산의 아미노 그룹에서 생성되며 요소 순환(Urea cycle)을 통해 간에서 생성된다.

요소는 사구체에서 여과 될 뿐만 아니라 tubular 단계에서 분비 및 재흡수가 된다. 혈청 urea 수치의 상승은 일반적으로 신장 기능장애(renal dysfunction), 특히 사구체 기능장애(glomerular dysfunction)의 마커로 간주된다. 요소의 수치는 사구체 기능이 50% 미만으로 감소 된 경우에만 상승한다.

정상적인 혈청 urea의 수치는 20~45 mg/dl이지만 이 수치는 특정 비신장 관련 장애(not kidney related disorders) 뿐만 아니라 식이의 영향을 받을 수도 있다. 고단백 식이는 혈액 요소 수치를 증가시킬 수 있으며 마찬가지로 저단백질 식이는 혈액 urea수치를 감소시킬 수 있다. 과다 대사상태(hyper metabolic condition),

기아 등의 단백질 대사의 다른 원인도 혈액 요소 수치를 증가시키고 유사하게 간 손상(hepatic injury)의 경우 요소 수치가 감소될 수 있다.

따라서 혈액 요소가 기능장애에서 상당히 늦게 상승하여 신장 기능장애의 우수한 마커는 아니지만 또한, 혈액 요소의 상승이 신장 기능 장애에만 국한되지는 않지만 실제 목적으로서 혈청 요소의 수치는 여전히 가장 잘 주문되는 검사 중 하나이며 신장기능검사에서 중요한 부분을 형성하고 있다.

Urea는 진단검사 실험실에서 글루탐산염 탈수소효소(glutamate dehydrogenase)의 존재하에 NH_3^+ 수용체로 α-keto glutarate를 사용하는 UV kinetic method에 의해 측정된다.

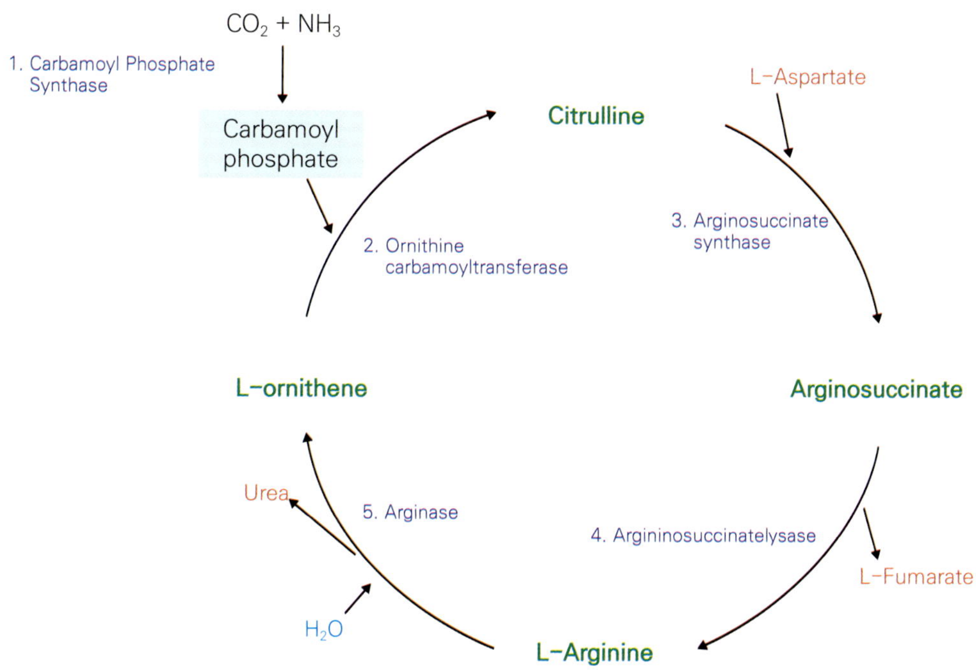

그림 9-5 Urea cycle

Urea cycle의 주요 목적은 신체에서 독성인 암모니아를 제거하는 것이다. 건강한 성인의 몸에서 매일 약 10~20g의 암모니아가 제거가 되는데 이러한 urea cycle의 기능장애는 인체에 과도한 양의 암모니아가 쌓였다는 것을 의미하며, 이는 고암모니아혈증(hyperammonemia) 및 관련 질병을 유발할 수 있게 된다. Urea cycle에서 다양한 반응을 촉매하는 하나 이상의 주요 효소의 결핍은 요소주기와 관련된 장애를 유발할 수 있다. 요소주기의 결함은 신생아에게 구토, 혼수 및 경련을 유발할 수 있다.

3) 혈액 요소 질소(Blood Urea Nitrogen-BUN)

때때로 혈청요소 수치는 혈액 요소 질소(Blood Urea Nitrogen, BUN)로 표현되고 BUN은 혈청요소 수치에서 쉽게 계산할 수 있다.

요소의 분자량은 60이고, 결합 원자량 28의 질소 원자가 2개 들어 있다. 따라서 혈청에서 요소의 총 중량에 대한 질소의 기여는 28/60이며 이는 0.47과 같다. 따라서 혈청 요소 수치에 0.47을 곱하면 BUN으로 쉽게 변환 할 수 있다.

1mg of Urea = 0.47 mg of BUN

Blood urea nitrogen × 2.14(60/28) = blood urea

혈액 질소 수치의 상승을 질소혈증(azotemia)이라고 한다(**Azotemia(azot, "nitrogen" + -emia, "blood condition") is a medical condition characterized by abnormally high levels of nitrogen-containing compounds(such as urea, creatinine, various body waste compounds, and other nitrogen-rich compounds) in the blood). 일과성 질소혈증은 급성신부전이나 고단백식이, 절식, 당뇨병성 산증이 원인이고 지속성 질소혈증은 급·만성 사구체신염, 신우신염에 의한 신부전이나 중증 간경변증, 말기암이 원인이다.

4) 칼슘(Calcium)

이 칼슘 검사는 뼈의 칼슘이 아닌 혈액 내 칼슘의 양을 측정한다. 인체는 칼슘이 필요한데 칼슘은 뼈와 치아를 만들고 고정시키고, 신경 작용을 돕고, 근육 수축을 돕고, 혈전을 돕고, 심장이 작동하도록 도와준다. 칼슘 검사는 부갑상선 또는 신장문제, 특정 유형의 암 및 뼈 문제, 췌장염증(췌장염-pancreatitis) 및 신장결석(kidney stones)을 선별 검사하는 것이다.

정상 결과 : 8.5 ~ 10.2mg/dl

5) 인(Phosphorus)

인은 사람의 총 체중의 1%를 구성하는 미네랄이다. 인은 뼈와 치아를 만들고 수리하고, 신경 기능을 돕고, 근육을 수축시키기 위해 인이 필요하다. 신장은 혈액 내 인산염의 양을 조절하는 데 돕는다. 여분의 인산염은 신장에 의해 여과되어 소변의 신체 밖으로 배출된다. 인산염은 인체의 탄수화물과 지방의 이용과 세포와 조직의 성장, 유지 및 수선(repair)을 위한 단백질의 합성에 중요한 역할을 한다.

혈액 내 높은 수치의 인은 중증의 신장 질환이나 칼슘 조절에 심한 기능 장애를 가진 사람들에게만 발생한다. 혈액 내 과량의 인은 드물기는 하지만 칼슘과 결합하여 근육과 같은 연조직에 침전물을 형성 할 수 있다.

6) 단백질(Protein)

소변의 단백질은 폐색(obstruction)을 제외한 모든 병인의 신장 질환에서 눈에 띄게 증가하므로 특정하지는 않지만 신장 질환에 대한 매우 민감하고 일반적인 선별검사이다.

단백뇨(Proteinuria)의 정도는 유용한 정보를 제공하는데 단백뇨의 가장 큰 정도는 신증후군(nephrotic syndrome)에서 발견된다(〉3~4 g/일).

신장염 증후군이 있는 신장 질환에서, 비뇨기 단백질 배출속도는 일반적으로 약 1~2 g /일이고 요세관 간질 질환(tubulo-interstitial disease)에서는 소변 단백질이 일반적으로 1 g /일 미만이다. 신피질 증후군에서만 소변 단백질 손실이 저단백혈증 (hypoproteinemia)을 유발할 정도로 크다. 혈청 내 단백질은 일반적으로 단백질 손실이 약 3 g/day 미만일 경우 간 단백질 합성(hepatic protein synthesis)을 증가시킴으로써 정상의 하한치 이상의 농도로 유지될 수 있다.

7) 혈청 크레아티닌 수치(Serum creatinine level)

크레아틴(creatine)은 근육에서 발견되는 작은 tripeptide로 인산화 된 형태, 혹은 인산염 형태(phosphorylated form)로 유지되고 근육 활동에도 에너지를 방출한다.

규칙적인 근육의 마모 동안에 근육에서 방출되어 크레아티닌(creatinine, internal anhydride 내부 무수물)으로 변환된다. 요소와는 달리 크레아티닌은 유독성 노폐물이 아니라는 것을 기억해야 한다. 그것은 단순히 신장 기능의 표시로 사용된다.

크레아티닌은 사구체(glomerulus)에서 자유롭게 여과되고 또한 매우 작은 정도까지 세관(tubules)으로 분비된다. 그래서 사구체 여과와 관련된 어떤 문제라도 크레아티닌의 배설에 상당한 영향을 미치게 되어 혈청 크레아티닌 수치가 훨씬 크게 상승하게 된다.

정상적인 혈청 크레아티닌 수치는 0.6~1.5 mg/dl이다. 혈청 크레아티닌은 요소보다 신장 기능 및 특히 사구체 기능에 대한 더 나은 지표(indicator)이다.

특정 개인의 경우 크레아티닌 수치는 근육량과 근육 반복자극(wear and tear)에 따라 다르다.

근육량이 크게 다른 개인에 따라 크레아티닌 수준에는 상당한 차이가 있을 수 있다. 예를 들어, 보디빌더나 운동선수는 의자에서 앉아서 일하는 근로자보다 크레아티닌 수치가 더 높을 것이다. 마찬가지로 크레아티닌 수치는 운동선수와 힘든 육체노동에 관여하는 사람들처럼 근육 외상이나 과도한 반복자극이 있을 경우 증가할 것이다.

크레아티닌은 Jaffe의 방법에 의해 열량측정으로(calorimetrically) 실험실에서 가장 흔하게 측정된다.

8) 요소 클리어런스(Urea clearance)

요소 클리어런스는 1분 안에 신장이 요소를 제거하는 가상의 혈액량이다. 이것은 혈액에서 요소의 농도, 소변에서 요소의 농도 및 1 시간 간격으로 배설 된 소변의 양을 측정함으로서 측정된다. 사구체에서 여과 된 요소 중 일부가 세관에서 재흡수되기 때문에 요소 제거율은 사구체 여과보다 적다.

요소 클리어런스를 측정하기 위해 먼저 환자에게 소변을 볼 수 있게하고 그 다음 두 잔의 물을 마시게 한다. 그런 다음 1시간 후에 소변을 채취하고 혈액 검체도 동시에 채취한다. 그런 다음 환자의 소변 샘플은 1시간 후에 다시 채취하여 두 개의 소변 샘플과 혈액 샘플에서 요소 수치를 측정한다.

소변량은 분당 소변량으로 계산된다.

만약 소변 배출량이 2 ml/분을 초과하면 요소 클리어런스(ml/분 단위로)는 다음과 같이 측정된다.

$$\frac{(\text{Urine urea conc.} \times \text{Urine volume per minute})}{\text{Urea conc. in serum}}$$

소변 배출량이 2 ml/분 미만인 경우 요소 클리어런스(ml/분 단위)는 다음과 같이 측정된다.

$$\frac{(\text{Urine urea conc.} \times \sqrt{\text{urine volume}}\ \text{ml/min})}{\text{Urea conc. in serum}}$$

평균 개인 혹은 1.73 m^2의 체표면적에 대한 최대 요소 클리어런스는 75 ml/min이고 표준 요소 클리어런스는 54 ml/min이다. 요소 클리어런스가 기준치의 60% 미만인 경우에는 신장이손상된 것으로 간주된다.

9) 크레아티닌 클리어런스 속도(Creatinine clearance rate)

크레아티닌은 사구체에서 여과되고 세뇨관 단계에서의 크레아티닌의 재흡수는 중요하지 않다. 이로 인해서 크레아티닌 클리어런스는 사구체 여과율(Glomerular Filtration Rate, GFR)을 측정하는 데 사용할 수 있다. 이 GFR은 24시간 동안 측정되고 이 측정을 위해 소변은 24시간 동안 수집되며 혈액 샘플도 수집된다. 크레아티닌의 농도는 소변과 혈청 샘플 모두에서 측정한다.

크레아티닌 클리어런스는 다음 방법으로 측정된다.

크레아티닌 클리어런스의 정상범위는:

남자 : 100~120 ml/ min

여자 : 95105 ml/min

이것은 GFR하고 거의 근접한 수치이다.

10) 이눌린 클리어런스(Inulin clearance)

이눌린은 과당(fructose)으로 구성된 저분자량의 작은 다당류(polysaccharide)이다.

사구체 여과를 측정하려면 사용되는 물질은 다음과 같은 품질을 갖추어야 한다.

a. 독성이 없어야한다.
b. 몸에서 대사되어서는 안된다.
c. 사구체에서 완전히 여과되어야 한다.
d. 세뇨관에서 분비되거나 재흡수되어서는 안된다.

이눌린은 이러한 모든 기준을 충족하므로 GFR을 측정 할 수 있는 적당한 후보물질이다. 이눌린 클리어런스는 GFR과 같다. GFR은 통과하는 혈액의 양이고 1분 안에 사구체를 통해 여과된다.

이눌린 클리어런스는 다음과 같은 공식으로 측정한다.

$$\frac{\text{(Conc. of Inulin in urine} \times \text{volume of Inulin)}}{\text{Conc. of Inulin in serum}}$$

평균 이눌린 클리어런스는 체표면적이 평균 1.73 m^2인 사람에 대해 120~130 ml/분이고 이것은 GFR의 값과 거의 같은 수치이다.

이눌린 클리어런스가 정상보다 미만인 경우는 사구체 기능 장애를 나타낸다.

11) 농축 시험(Concentration test)

신체에 물이 부족한 경우 신장은 소변을 농축하고 물을 보존 할 수 있다. 이것은 세뇨관 단계에서 사구체 여과액으로부터 물의 재흡수를 증가시킴으로써 이루어진다. 실제로 신장이 물을 보존하고 소변을 농축시키는 능력의 측정은 세뇨관 기능(tubular function)을 측정하는 것이다.

이 검사를 위해 환자는 저녁 식사 후에 어떤 음식이나 물도 섭취할 수 없다. 아침에 통과된 처음 세 개의 소변 샘플을 채취하고 그 비중을 측정한다. 정상적인 사람의 경우 적어도 샘플 중 하나의 비중은 1.025 이상이어야 한다. 만약 비중이 1.025 이하로 유지된다면 그것은 세뇨관 기능장애(tubular dysfunction)의 징후다.

12) 희석 시험(Dilution test)

위의 농축 테스트와 마찬가지로 희석 테스트도 세뇨관의 기능을 측정하는 것이다. 인체에 체액이 과부하가 될 경우에 경우 세뇨관은 적은 양의 물을 재흡수하여 희석 된 소변을 배설한다. 이 시험을 위해 피험자는 밤새 금식한 후 아침에 30분 동안

1200 ml의 물을 마시도록 한다. 그리고 나서 소변 샘플은 4시간 동안 매시간 수집된다. 샘플의 비중을 측정하고, 샘플 중 적어도 하나는 1.003 혹은 그 이하의 비중을 가져야 한다. 샘플 중 어느 것도 1.003 이하의 비중을 가지고 있지 않다면 이것은 세뇨관 기능장애(tubular dysfunction)의 징후다.

13) 전해질(Electrolytes)

신장의 기능 목적은 물 균형과 배설뿐만 아니라 우리 몸의 전해질 균형을 유지하는 것인데 신장은 신체의 전해질 균형을 유지하기 위해 전해질을 적극적으로 재흡수 또는 배설한다. 거의 모든 전해질이 크기가 작기 때문에 사구체에서 여과된다. 여과 후 대부분의 전해질은 세뇨관 단계에서 다시 흡수되지만 세뇨관 단계에서의 문제는 비흡수(non absorption) 및 소변에서 전해질의 과도한 손실을 초래한다.

이 목적을 위해 측정되는 정상범위의 혈청 전해질은 다음과 같다.

Serum Sodium levels(Na^+) : 135~145 mmols/liter
Serum Potassium level(K^+) : 3.5~5 mmols/liter
Serum Chloride level(Cl^-) : 95~105 mmols/liter

4. 그 외의 신장기능 검사와 관련된 사항

1) Urine tests: Microalbumin creatinine ratio (Albumin to Creatinine Ratio, ACR)

소변에서 알부민의 소량 또는 '미량'을 microalbuminuria하며 일반적으로 혈액에서 발견된다. 크레아티닌은 소변에서 발견되는 정상적인 폐기물 (waste)이다. 미세알부민 크레아티닌 비율(microalbumin creatinine ratio)은 알부민 양과 소변의 크레아티닌 양을 비교하는 것이다. 소변에 알부민이 있으면 그 양은 하루종일 크게 달라질 수 있지만 크레아티닌은 꾸준한 비율로 방출된다. 이런 이유로 알부민의 양을 소변의 크레아티닌 양과 비교하여 알부민의 양을 더 정확하게 측정할 수 있게 된다. 즉, 알부민이 소변에서 발견되면 신장에 문제가 있음을 의미할 수 있다.

마이크로 알부민 크레아티닌 비율은 신장질환 위험이 높은 사람(주로 당뇨병 및 고혈압 환자)들을 선별하는 데 가장 자주 사용된다.

결과가 소변에 알부민이 계속 나타나면 초기 신장 질환이 있음을 의미 할 수 있고 검사결과에 알부민 수치가 높으면 신부전(kidney failure)이 있을 수 있다. 소량의 알부민이 소변에서 발견된다고 해서 반드시 신장질환이 있는 것은 아니고 요로감염(Urinary Tract Infection, UTI) 및 기타 요인으로 인해 알부민이 소변에 나타날 수도 있다.

2) 소변검사(Urinalysis)

신장 및 간 질환, 당뇨병 및 요로 감염과 같은 건강 상태를 감지하기 위한 소변샘플 검사는 색과 선명도에 대한 육안검사이다. pH, 포도당, 혈액, 박테리아, 또는 노폐물을 측정하기 위해 화학적으로 처리된 strip 또는 dipstick을 사용한다.

① Proteinuria

단백뇨(Proteinuria)는 소변에 과잉 단백질이 존재하는 것인데 건강한 사람에서는 소변에 단백질을 거의 함유하지 않는다. 과잉은 질병을 암시하며 비록 소변이 거품을 일으키는 것이 bilirubin에 의한 것도 있지만 소변의 과도한 단백질은 소변이 종종 거품(foamy)을 일으키는 원인이 된다.

단백뇨를 일으키는 세 가지 주요 메커니즘이 있는데

- 사구체의 질병으로 인해
- 혈청 내 단백질 양의 증가(단백뇨 증가)
- 근위 근위세뇨관에서 낮은 재흡수로 인해(Fanconi sydrome)

② Glycosuria

Glycosuria 또는 glucosuria는 소변으로 포도당을 배출하는데 일반적으로 소변은 포도당을 함유하지 않는다. 왜냐하면 신장이 tubular fluid에서 여과 된 모든 포도당을 다시 혈류로 재흡수 하기 때문이다. Glycosuria는 거의 대부분 혈당치 상승으로 야기되는데, 가장 흔하게는 치료받지 않은 당뇨병 때문이고 과도한 수분 손실로 이어져 탈수증을 일으키게 된다.

[Normal Results]

0~0.8 mmol/l(0~15 mg/dL)

③ Aminoaciduria

아미노산뇨증(aminoaciduria)은 소변에 비정상적으로 많은 양의 아미노산이 포함되어있을 때 발생하는데 건강한 신장에서 사구체는 혈액에서 모든 아미노산을 걸러내고 신장 세뇨관은 여과 된 아미노산의 95 % 이상을 혈액으로 다시 흡수한다.

비정상적으로 높은 농도의 아미노산은 신장 세뇨관의 흡수 능력을 압도하여 소변의 아미노산 농도를 높인다. 이것은 아미노산 대사의 선천성 장애, 예를 들어 페닐케톤뇨증(phenylketonuria), 또는 이차적인 간질환에 의한 것일 수 있다.

④ Urine osmolality

소변 삼투압은 소변의 물 단위당 용해 된 입자의 수를 측정하는 데 사용되는데 소변 농도의 척도로서 비중보다 정확하다. 소변 삼투압은 비뇨 생식기 질환과 같은 요붕증(diabetes insipidus)중 농도의 장애를 진단하고 수화 상태를 평가하는데 유용한데 종종 항이뇨호르몬(antidiuretic hormone, ADH)과 관련된 장애의 평가는 신장의 농축 능력을 평가하기 위해서는 혈청과 요삼투압(urine osmolality)을 필요로 한다.

정상적인 24 시간 소변 삼투압은 평균 500-800 mOsm/kg다. 무작위 요삼투압은 평균 300-900 mOsm/kg이다.

⑤ Urine pH

혈액의 사구체 여과액은 약 pH 7.4에서 Urine에서는 약 pH 6으로 신장에 의해 산성화가 되는데 사람의 산성 상태(acid-base)에 따라 소변의 pH는 4.5에서 8까지의 범위가 된다. 신장은 주로 나트륨의 재흡수와 수소와 암모늄 이온의 세뇨관의 분비를 통해 정상적인 산-염기 균형(acid-base balance)을 유지한다. 소변은 나트륨과 과량의 산이 체내에 남아있을 때 점점 더 산성화가 된다. 알칼리성 소변(보통 중탄산염-탄산염 완충액을 함유)은 몸에 과량의 염기 또는 알칼리가 있을 때 정상적으로 배설된다. 신장에 의한 산성 또는 알칼리성 소변의 분비는 신체가 일정한 체내 pH를 유지하는 데 사용하는 가장 중요한 메커니즘 중 하나이다.

Low urine pH(산성 소변)는

- 산증(acidosis)
- 당뇨병케톤산증(diabetic ketoacidosis, DKA)
- 설사(diarrhea)
- 기아와 탈수(starvation and dehydration)
- 이산화탄소가 유지되고 산증이 발생하는 호흡기 질환 등에서 발생한다.

High urine pH(알카리성 소변)는

- 요로 폐쇄(urinary tract obstruction)
- 유문 폐쇄(pyloric obstruction)
- 살리실산 중독(salicylate intoxication)
- 신장 세뇨관 산증(renal tubular acidosis) = Kidneys that do not properly remove acids
- 만성 신부전(chronic renal failure)
- 과호흡(hyperventilation)에 관련된 호흡기 질환(이산화탄소 방출 및 알칼리증 발병)

Respiratory diseases that involve hyperventilation(blowing off carbon dioxide and the development of alkalosis) 등에서 발생한다.

The normal values range from pH 4.6~8.0.

⑥ 소변비중시험(Urine specific gravity)

Urine specific gravity test는 소변의 밀도를 물의 밀도와 비교한다. 이 간단한 검사는 신장이 소변을 얼마나 잘 희석시키고 있는지를 결정하는 데 도움이 된다. 소변이 너무 농축이 되면 신장이 제대로 기능하지 못하거나 충분한 물을 마시지 않은것이고 충분히 농축되지 않은 소변은 갈증을 일으키고 많은 양의 묽은 소변을 배출하는 매우 드문 상태인 당뇨병성 요붕증(diabetes insipidus)의 상태로 의미한다.

신장의 주된 역할 중 하나는 독소, 독성 물질, 대사성 폐기물 등 다양한 수용성 분자의 제거를 돕는 것인데 몸은 배뇨를 통해 이들 폐기물 분자 중 일부를 분비한다. 신장의 역할은 소변을 농축하여 물과 영양분의 손실을 최소화하면서 폐기물 분자들을 배설 될 수 있도록 하는 것이다. 배출 된 분자의 농도에 따라 소변의 비중이 결정되는데 성인의 경우 정상적인 비중은 1.010에서 1.030 사이이다.

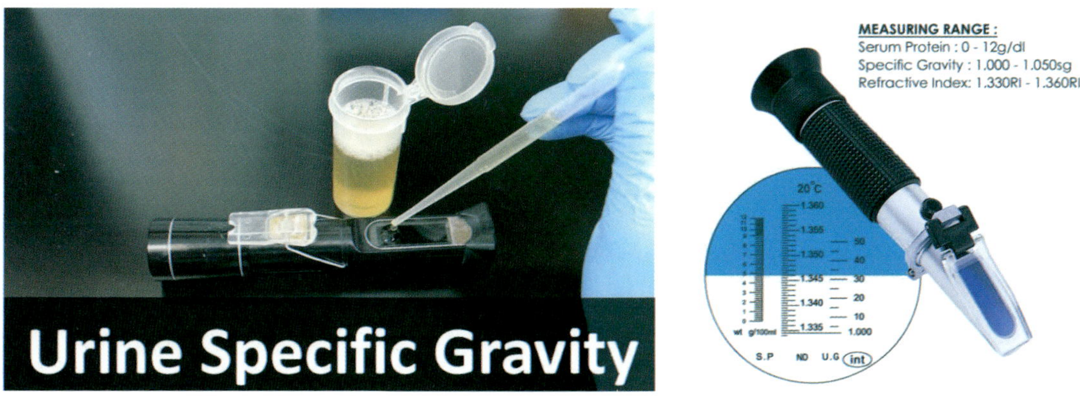

그림 9-6 Urine specific gravity(USG)

소변의 입자 농도와 소변의 밀도를 물의 밀도와 비교하여 측정한다. USG 측정은 환자의 수화상태(hydration status)와 신장의 기능적능력(신장이 소변을 잘 농축을 하는지)을 측정하는 쉽고 편리한 방법이다. 소변에 상당한 양의 단백질, 포도당 또는 방사선 조영제와 같은 다른 큰 분자가 포함되어 있지 않았다면 소변 삼투압의 적절한 추정치를 제공한다.

3) 세뇨관 기능검사(=신장배설기능검사)

PSP test(Phenolsulfonphthalein test)

PSP 주사액은 정맥주사하면 신장으로 배설되지만 신기능(근위세뇨관)에 이상이 있을 시 배설 기능이 저하되어 혈류에 남게 된다. 일정 간격으로 소변에 배설된 색소를 정량하여 신장기능을 예측한다.

- 시약: PSP 주사약: 산성에서 무색, 알카리에서는 적색, NaOH를 발색시약으로 사용
- 정상치: 15분치(25~35%), 30분치(35~50%), 60분치(50~65%), 120분치(65~80%)

D. 사구체 여과율(GFR, Glomerular filtration rate)

1. 이것은 단위 시간당 크레아티닌 및 Urea와 같은 물질이 제거 된 혈액의 양이다.
2. 크레아티닌 및 요소와 같은 물질이 신장 사구체를 통해 여과되는 것은 분당 밀리리터(mL)의 속도(rate)이다.

$$* \text{Clearance of the substance (mL/min)} = \frac{\text{Uine concentration of the substance} \times \text{Total volume of the urine in 24 hours}}{\text{Plasma concentration of the substance}}$$

3. GFR은 다음에 의존한다.
 1) 물질의 혈장농도.
 2) 신장의 배설 속도는 ① 신장 혈장흐름, ② 사구체의 여과속도를 반영한다.
 3) 이 물질은 네프론에서 재흡수, 분비, 합성 또는 분해되어서는 안된다.
 4) GFR은 신장기능을 측정하는 가장 신뢰할만한 방법이다.
  ① GFR은 이눌린(inulin)제거 같은 외인성 물질을 제공함으로써 측정 될 수 있다.
  ② GFR은 크레아티닌 및 요소질소와 같은 내인성 물질로 측정 할 수 있다.

사구체 여과율(GFR, Glomerular filtration rate)은 신장을 통한 여과액의 유속(flow rate)을 설명한다. 크레아티닌 청소율(Creatinine clearance rate, CCr 또는 CrCl)은 단위시간당 크레아티닌이 제거되는 혈장량(blood plasma)이며 대략적인 GFR을 측정하는데 유용한 방법이다. GFR과 CCr은 모두 혈액 및 소변 내 물질의 비교 측정을 통해 정확하게 계산하거나 혈액 검사결과(eGFR 및 eCCr)를 사용하여 공식으로 추정할 수 있다.

이 검사결과는 신장의 배설 기능을 평가하는 데 사용되고 만성 신장질환의 staging는 알부민뇨(albuminuria) 및 신장질환의 원인뿐만 아니라 GFR의 범주에 기초한다.

E. Summary of Kidney Function Test

1. 신장의 주요 기능은 신체에서 수용성 노폐물을 배설하는 것이다. 신장에는 다양한 여과, 배설 및 분비기능이 있다.
2. 이러한 기능 중 어느 것이라도 교란이 되면 노폐물의 배설이 감소하여 노폐물이 체내에 축적되거나 체내에서 중요한 영양소가 손실 될 수 있게 된다.
3. 신장의 기능적 단위는 네프론(nephron)인데 사구체(glomerulus)와 세뇨관계(tubular system)의 두 가지 주요 부분으로 구성된다.
4. 신장 기능검사의 구성 요소는 사구체 기능과 세뇨관 기능을 측정하는 테스트이다.

   신장 기능검사 패널 일부의 검사는 다음과 같다.

   (a) 소변 검사 (b) 혈청 요소 (c) 혈청 크레아티닌 (d) 혈액 요소 질소 (BUN) (e) 요소 클리어런스 (f) 크레아티닌 클리어런스 (g) 이눌린 클리어런스 (h) 희석 및 농도 시험 (i) 혈청 전해질 수치
5. 소변 검사는 소변의 색, 냄새, 양, 특정 비중 등이 나타나는 물리적 검사로 구성된다.
6. 소변의 현미경 검사는 고름세포(pus cells), 적혈구, 캐스트, 결정을 배제하기 위해 수행된다.
7. 요소는 단백질 이화작용의 최종 산물이며, 요소는 사구체 단계에서 여과뿐만 아니라 세뇨관 단계에서 분비 및 재흡수가 이루어진다.
8. 정상 혈청 요소 수치는 20-45 mg/dl이지만 수치는 특정 비신장 관련 장애뿐만 아니라 식이의 영향을 받을 수도 있다.
9. BUN은 혈청 요소 수치로부터 쉽게 계산할 수 있으며 혈청 요소 수치는 0.47을 곱하여 BUN으로 쉽게 변환 할 수 있다.
10. 크레아티닌(creatine)은 근육에서 발견되는 작은 tripeptide이며 단순한 신장 기능의 마커로 사용된다.
11. 정상 혈청 크레아티닌 수치는 0.6~1.5 mg/dl이고 혈청 크레아티닌은 요소보다 신장기능 및 특히 사구체 기능에 대한 더 나은 지표이다.
12. 크레아티닌은 사구체에서 여과되며 세뇨관 단계에서의 재흡수는 중요하지 않다. 이것으로 인해 크레아티닌 클리어런스은 사구체 여과율(GFR)을 측정하는데 사용할 수 있다.
13. 신장기능의 목적은 수분 균형과 배설뿐만 아니라 신체의 전해질 균형을 유지하는 것이다.

Q & A

1 레닌(renin)의 기능은 무엇인가?

2 내인성 크레아티닌 클리어런스(Creatinine clearance, CCr)의 단위는?

3 Clearance test에 가장 많이 이용되는 것은?

4 혈청 creatinine 1 mg/dL, 요중 creatinine 100 mg/dL, 24시간의 요의 양이 1,200 ml일 때 creatinine clearance는 얼마인가?

5 PSP(Phenolsulfnaphthalein) test의 목적은?

6 원위 세뇨관 기능검사에 Fishberg 농축시험이 있는데 소변의 농축은 세뇨관, 신수질기능을 반영한다. 이 농축시험의 기준범위는?

7 신장에서 분비하는 내분비 기능물질은?

8 신장에 작용하는 호르몬은?

9 PSP 검사에서 가장 임상적으로 의의가 높은 참고치는?

10 신 혈장류량(Renal Plasma Flow: RPF) 검사로 이용되는 것은?

Q & A

11 임상에서 토리(사구체) 여과 기능 측정에 사용하는 방법은?

12 토리(사구체) 여과 기능을 가장 정확하게 측정할 수 있는 것은?

memo

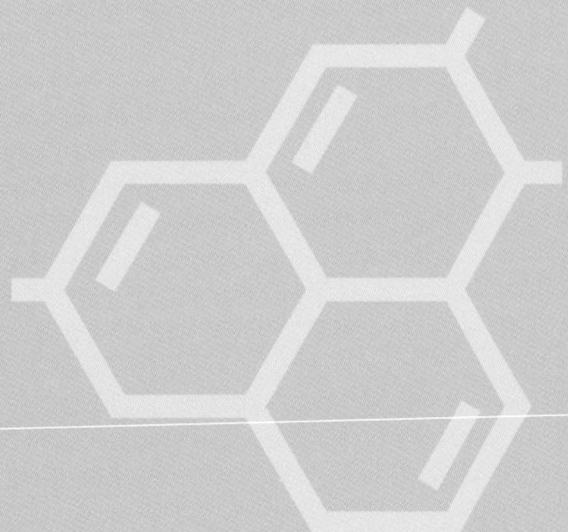

CHAPTER

10

호르몬

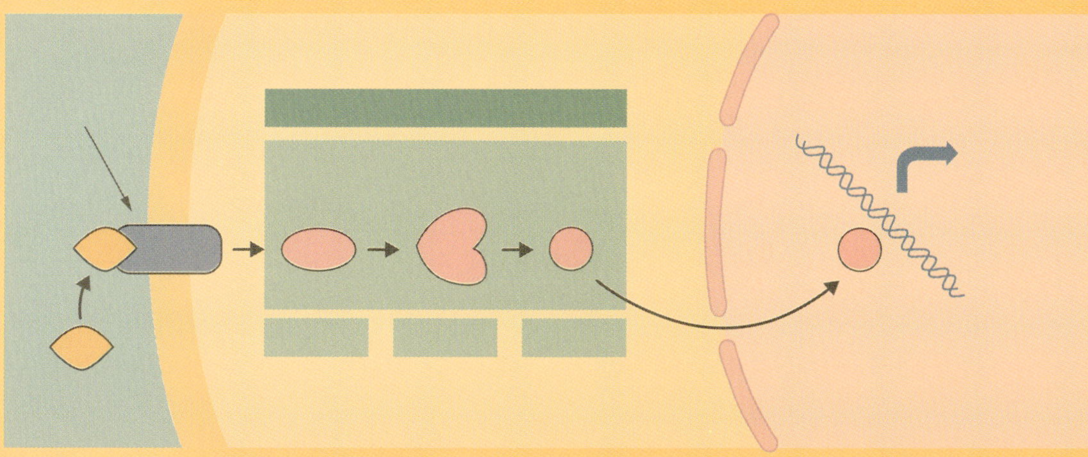

Chapter 10

호르몬(Hormones)

학습목표

1. 호르몬의 조절메커니즘(positive and negative feedback)
2. 호르몬의 종류
3. 호르몬을 분비한 선(glands) 및 기관(organs)

A. 호르몬 조절 메커니즘

내분비계(endocrine system)는 호르몬 및 화학 메신저를 합성하고 및 방출함으로써 다양한 신체 기능을 조절하고 유지하는 것을 돕는다.

제어 및 통합의 주요 영역에는 스트레스와 부상, 성장과 발달, 영양소 흡수, 에너지 대사, 물과 전해질 균형, 생식, 출산 및 수유에 대한 반응이 포함된다. 내분비계는 표적세포의 화학적 신호 전달을 위해 호르몬을 혈류로 직접 방출하는 선(glands)으로 구성된다. 이러한 glands에는 뇌하수체(pituitary gland), 송과선(pineal gland), 시상하부(hypothalamus), 갑상선(thyroid gland), 부갑상선(parathyroid glands), 흉선(thymus), 부신(suprarenal or adrenal glands), 난소 (ovaries) 또는 고환(testes) 그리고 췌장(pancreas)을 포함한다.

일반적으로 인체는 한 부분에서 호르몬을 합성하고 혈류나 림프를 통해 호르몬을 다른 부위로 수송하고 내분비선에는 호르몬이 표적 장기에 도달하기 위해 혈액을 풍부하게 공급한다.

호르몬은 활동을 증가 또는 감소시켜 표적 기관의 신진 대사를 변화시켜 이러한 활동 변화를 통하여 항상성(homeostasis-안정적인 내부 환경)을 유지하기 위해 엄격하게 균형을 이루게된다.

B. 샘과 신경구성 요소(Glands and neural components)

Glands는 두 종류(그림 10-1)가 있는데 내분비선(endocrine glands)에는 duct system이 없으며(ductless glands), 호르몬을 혈액이나 림프로 직접 방출을 하는 반면에 외분비선(exocrine glands)은 duct(epithelial tube that directs secretions to the surface)로 분비물을 배출하여 이러한 분비물을 다른 표적기관이나 체외로 수송한다(예, 땀, 눈물, 젖분비 등의 경우).

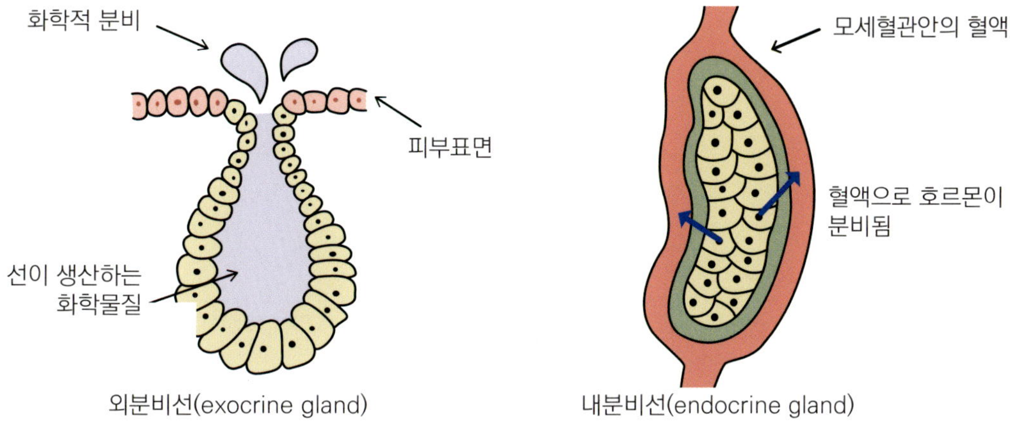

| 그림 10-1 | 내분비선과 외분비선

내분비선은 화학물질을 신체의 혈류 또는 조직으로 직접 방출하며 내분비선에서 방출되는 화학물질은 호르몬이라고 한다. 외분비선은 관(duct)을 통해 신체 외부로 또는 신체 내 다른 표면으로 화학 물질을 방출한다. 예를 들어 타액선(salivary glands)은 타액을 수집관(collecting duct)으로 분비하여 입으로 이어진다.

내분비계와 신경계는 매우 밀접하게 연관되어있어 신경내분비 계통(neuroendo-crine system)으로 통칭되고 뇌의 신경조절 센터는 내분비선을 조절한다.

주요 신경제어 센터는 시상하부(hypothalamus)이며 얇은 줄기에 의해 시상 하부에 매달린 것은 뇌하수체(pituitary gland)이다. 시상하부는 뇌하수체로 메시지를 보내고 뇌하수체는 차례로 신체 기능을 조절하는 호르몬을 분비하는 것이다(그림 10-2).

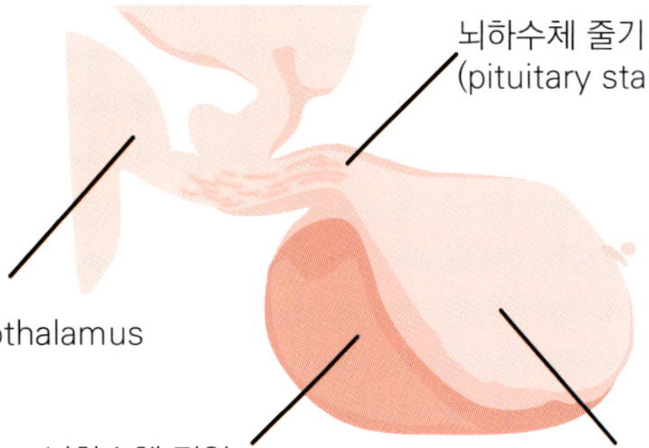

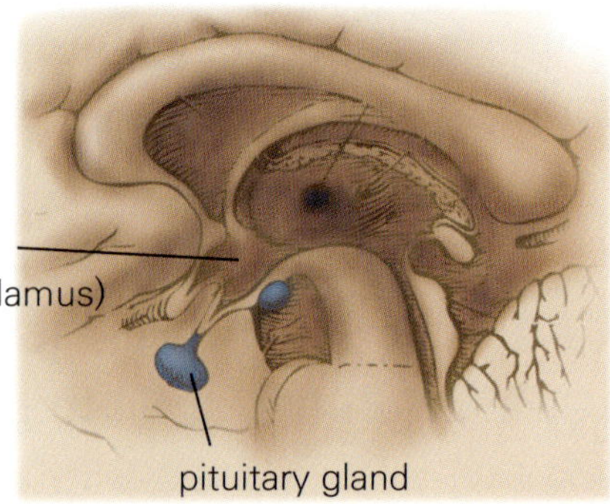

| 그림 10-2 | 시상하부(hypothalamus)와 뇌하수체(pituitary glands)

아몬드 크기의 시상하부는 시상(thalamus) 아래에 위치하고 뇌간 바로 위에 있다. 주요 기능은 신체의 항상성(내부 환경의 안정성)을 유지한다. 시상하부는 뇌하수체를 통해 신경계와 내분비계를 연결하고 뇌하수체 전엽에서 호르몬의 생성을 자극하거나 억제하는 호르몬을 분비한다. 시상하부에 부착 된 완두콩 크기의 뇌하수체는 시상하부의 호르몬을 저장하여 혈류로 방출한다. 뇌하수체는 전엽과 후엽으로 구성되며, 각각 고유한 기능을 한다. 시상하부는 특별한 포털 혈액 시스템을 통해 뇌하수체 전엽과 연결되고, 또한 시상하부는 뉴런을 통해 뇌하수체 후엽에 직접 연결된다. 따라서 시상 하부는 뇌하수체의 기능을 조절한다.

C. 항상성 피드백 메커니즘 (Homeostatic feedback mechanisms)

많은 내분비선은 항상성 피드백 메커니즘에 의해 신경제어 센터에 연결된다. 두 가지 유형의 피드백 메커니즘은 negative feedback(그림 10-3)과 positive feedback(그림 10-4) 등이 있는데 negative feedback은 이상적인 정상 값에서 편차를 감소시키면서 항상성을 유지하는데 중요하여 대부분의 내분비선은 negative feedback mechanism의 통제 하에 있다.

Negative feedback mechanisms은 가정집의 온도조절장치기(thermostat)처럼 작동을 하는데. 온도가 상승하면(이상적인 정상 값에서의 편차가 발생하면) 온도조절기는 변화를 감지하고 에어컨을 가동시켜 집을 시원하게 한다. 온도가 온도조절장치기에서 설정된 값(즉, 이상적인 정상 값)에 도달하면 에어컨은 꺼지는 것과 같은 원리이다.

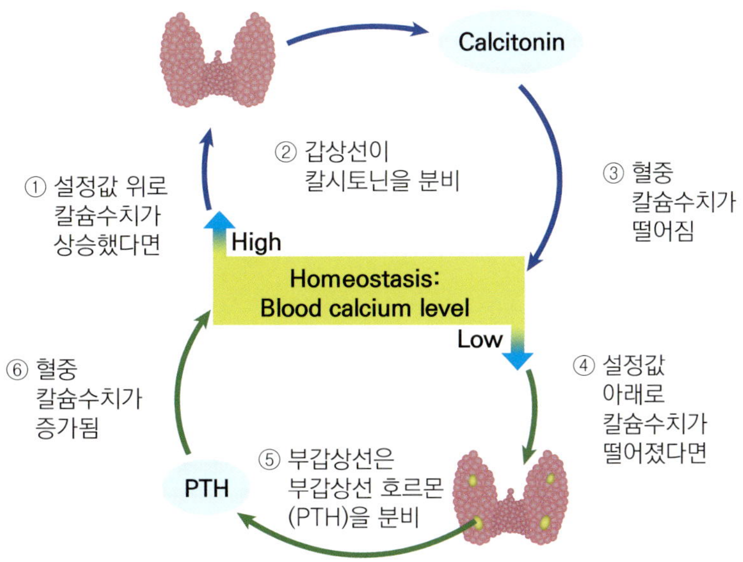

그림 10-3 Negative feedback

Negative feedback은 Parathyroid hormone(PTH-부갑상선 호르몬)의 수치를 조절하여 상승하는 혈중 칼슘 수치가 PTH의 추가 방출을 억제한다. 부갑상선 호르몬은 너무 낮게 떨어지면 혈중 칼슘 수치를 증가시키고. 반대로, 갑상선에서 분비되는 칼시토닌(Calcitonin)은 혈장 칼슘 농도가 너무 높아질 때 칼슘 농도를 감소시킨다.

Negative feedback의 예는 혈중 Calcium 수치의 조절인데 부갑상선은 부갑상선 호르몬을 분비하여 혈중 칼슘 양을 조절한다. 만약에 칼슘이 감소하면 부갑상선이 감소를 감지하고 더 많은 부갑상선 호르몬이 분비가 된다. 이에 따라 부갑상선 호르몬은 뼈에서 칼슘 방출을 자극하고 신장의 tubules(renal tubules-세뇨관)에서 혈류로 칼슘 섭취를 증가시키고 반대로 혈중 칼슘이 너무 많이 증가하면 부갑상선은 부갑상선 호르몬 생산을 감소시키게 된다.

두 경우 모두 자극에 대해 효과가 negative(opposite-반대)이기 때문에 두 경우 모두 negative feedback의 예가 된다.

Positive feedback mechanisms에서는 효력이 없게 만드는 것보다 오히려 원래의 자극이 촉진되어져서 편차를 이상적인 정상 값에서 증가시키게 된다. 호르몬 수치를 좁은 범위 내에서 유지하는 negative feedback과는 달리 positive feedback은 항상성 기능을 유지하는 데 거의 사용되지 않는다.

Positive feedback의 예는 출산에서 찾을 수 있다. 호르몬인 옥시토신(oxytocin)은 분만진통(labor contraction)을 자극하고 향상시키는데 아기가 산도(birth canal) 쪽으로 향해 움직이면 자궁경관(자궁의 근육출구) 내의 압력수용체(pressure receptors)는 뇌에 메시지를 전송하여 옥시토신을 생성·분비한다.

옥시토신은 혈류를 통해 자궁으로 이동하여 자궁 벽의 근육을 자극하여 강하게 수축시키며(이상적인 정상 수치 증가) 아기가 출산 경로(혹은 산도)를 벗어날 때까지 수축이 심화되고 증가한다. 압력 수용체에 대한 자극이 끝나면 옥시토신 생산이 멈추고 분만진통이 멈춘다.

Positive feedback의 다른 예

Positive feedback은 자신의 생산을 늘리기 위해 피드백 할 때 발생하는데 Positive feedback의 다른 예는 어머니가 아기를 위해 모유를 생산하는 것이다. 아기가 젖을 빨때 젖꼭지에서 나오는 신경메시지(nerve message)로 인해 뇌하수체가 prolactin을 분비하게 된다. 결국에는 prolactin이 유선(mammary glands)을 자극하여 더 많은 모유가 생성되고 이로인해 애기는 더 많은 젖을 빨게 되며, 이로 인해 prolactin이 더 분비가 되어 더 많은 모유가 나오게 되는 것이다.

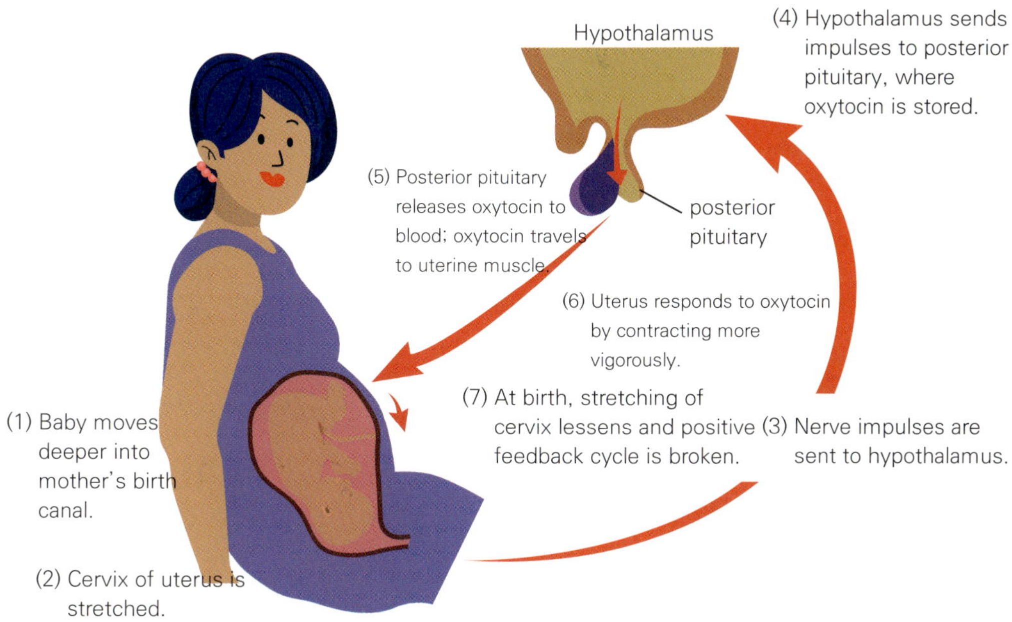

| 그림 10-4 | Positive feedback

① 아기가 산모의 산도(혹은 출산길)로 더 깊숙이 움직인다.
② 자궁 경부가 이완되어있다.
③ 신경 자극이 시상하부(hypothalamus)로 보내진다.
④ 시상하부는 옥시토신이 저장되어있는 뇌하수체 후엽으로 자극을 보낸다.
⑤ 뇌하수체 후엽이 옥시토신을 혈액으로 분비한다. 옥시토신은 자궁 근육으로 이동한다.
⑥ 자궁은 보다 힘차게 수축함으로써 옥시토신에 반응한다.
⑦ 출산시 자궁 경부의 스트레칭이 줄어들고 positive feedback cycle이 작동을 멈춘다.
(진통 및 분만=labor and delivery)

D. 호르몬의 종류(Classification of hormones)

호르몬은 steroids, proteins(peptides or glycoproteins), amines hormone으로 크게 나눌 수 있고 또한 1. 화학적 성질에 따라(according to chemical nature) 2. 작용 메커니즘에 기초하여(on the basis of mechanism of action) 3. 작용에 따라(according to nature of action) 4. 효과에 따라(according to effect) 5. 내분비선 자극에 기초하여(on the basis fo stimulation of endocrine glands) 분류할 수도 있다(표 10-1, 10-2).

1. Steroid hormones(그림 10-5)

1) Adrenal glands, gonads 그리고 placenta에 의해 합성
2) 필요하면 cholesterol로부터 합성이 되지만 저장되진 않으며 lipid-soluble이다.
3) 혈액내에서 순환되기 위해서는 운반단백질(carrier protein)이 필요하다.
4) 임상적인 중요한 호르몬은 cortisol, aldosterone, testosterone, estrogen 그리고 progesterone 등이 있다.

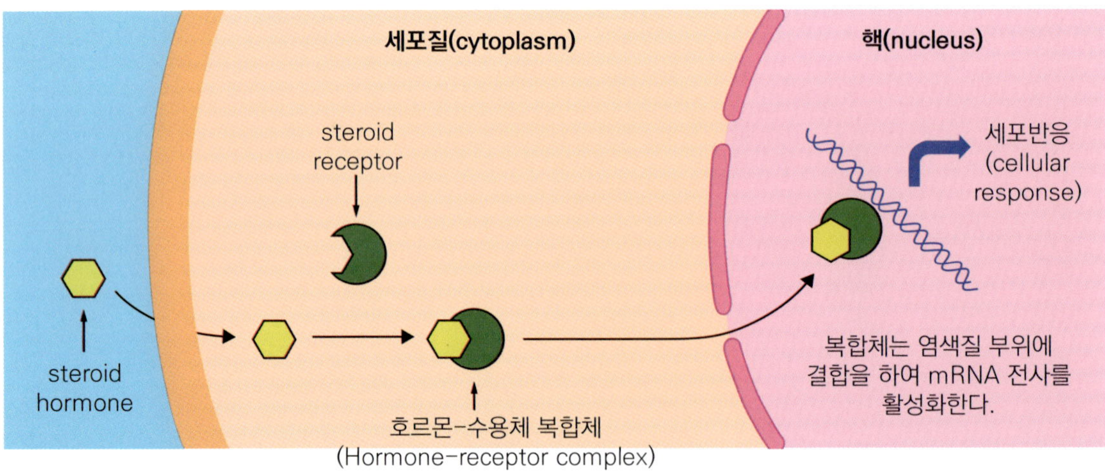

| 그림 10-5 | Steroid hormones의 작용메커니즘

Steroid hormones은 표적 세포의 세포질 또는 핵의 수용체에 결합하여 활성 수용체 - 호르몬 복합체를 형성하고(active receptor-hormone complex) 이 활성화 된 복합체는 핵으로 이동하여 DNA에 직접 결합하여 유전자 발현을 위한 전사인자(transcription factor) 역할을 한다. 스테로이드 호르몬의 예는 생식선에 의해 생성된 것들, 즉 estrogen, progesteron and testosterone 등이 있다.

5) 작용메커니즘: Free hormone은 intracellular 세포내 수용체(receptor)와 상호작용하기 위해 cell membrane을 가로질러 운반된다. 복합체는 chromatin과 결합되어 mRNA를 형성하고 mRNA는 특이적인 호르몬에 대한 작용을 하는 단백질의 생성을 개시한다.
6) 호르몬 합성은 또 다른 호르몬에 의한 negative feedback 작용을 통하여 조절이 된다(예, cortisol/ACTH).

2. Protein hormones(그림 10-6)

1) Anterior pituitary, placenta, pancrease 그리고 parathyroid glands에 의해 합성
2) 합성이 된 다음 필요될 때까지 분비과립(secretory granules) 형태로 세포 내에 저장된다.
3) 혈액 내로 들어가기 위한 carrier protein이 필요하지 않고 water-soluble이다.

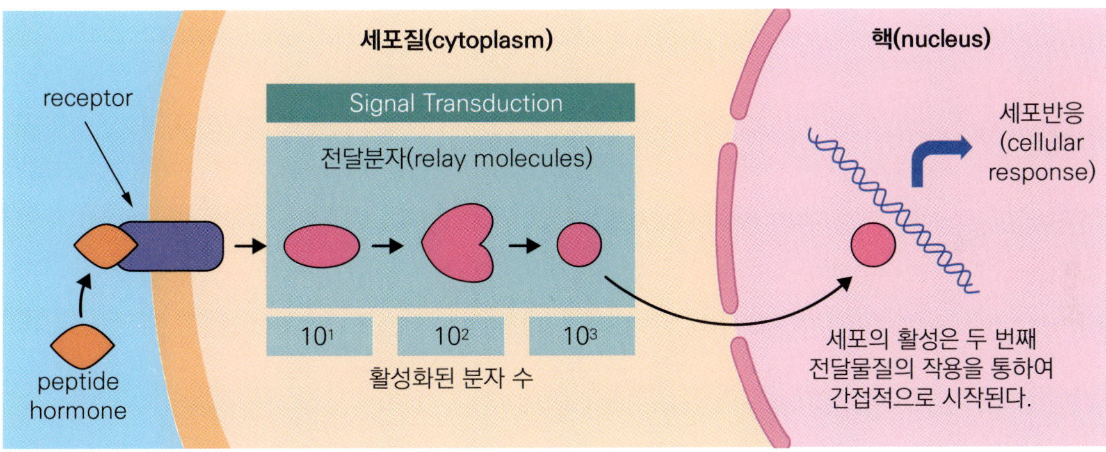

그림 10-6 Protein hormones의 작용메커니즘

펩타이드 호르몬은 친수성(hydrophylic) 및 lipophobic(fat-hating) - 세포막을 자유롭게 통과 할 수 없음을 의미한다.
1) 세포 표면의 수용체에 결합하는데 이런 수용체들은 일반적으로 내부적으로 고정 된 단백질(예 : G 단백질)이다.
2) 수용체 복합체(receptor complex)는 세포 활동을 개시하는 second messenger라고 불리는 일련의 세포 내의 분자를 활성화시킨다
3) 외부신호(external signal-hormone)가 내부 매개체를 통해 전달되기 때문에 이 과정을 신호전달과정(signal transduction)이라고 한다. Second messengers에는 cyclic AMP(cAMP), 칼슘이온(Ca^{2+}), 산화질소(NO) 및 Protein kinase 등이 있다. 이러한 second messengers들의 사용은 더 많은 분자가 활성화됨에 따라 초기 신호의 증폭을 가능하게 한다.
4) 펩타이드 호르몬에는 인슐린, 글루카곤, 렙틴, ADH 및 옥시토신이 포함된다.

4) 임상적인 주요 호르몬에는

follicle-stimulating hormone(FSH)

luteinizing hormone(LH)

thyroid-stimulating hormone(TSH)

human chorionic gonadrotropin(hCG)

insulin

glucagon

parathyroid hormone

growth hormone

prolactin 등이 있다.

- Glycoprotein hormones, FSH, LH, TSH 그리고 hCG들은 alpha와 beta chain으로 구성되어 있는데 alpha chain은 동일하지만 beta chain은 각 호르몬에 따라 특이한 특징을 갖는다.
- Prohomone으로서 합성된 peptide hormones들은 순환되는 호르몬 (circu-lating hormone) (예, insulin)을 생성하기 위해서 쪼개어진다.

5) 작용메커니즘: Protein hormone은 cell membrane receptor와 상호작용을 한다. 이것은 second messenger system을 활성화하고 그 다음에 cellular action을 활성화한다.

6) 호르몬 합성은 혈청 내의 change in analyte concentration(예, insulin/glucose) 와 서로 다른 호르몬에 의한 negative feedback에 의하여 조절된다(예, testosterone/FSH)

3. Amine hormones

1) Thyroid와 adrenal glands에 의해 합성

2) 아미노산으로부터(tyrosine and include adrenaline, thyroxin and triiodo-thyronine)으로부터 합성

3) 일부 amine hormones은 carrier protein이 필요하고 일부는 필요하지 않은 것도 있다.

4) 임상학적 주요 호르몬은 epinephrine, norepinephrine, thyroxine 그리고 triiodo-thyronine 등이 있다.

5) 작용메커니즘: Epinephrine과 norepinephrine은 carrier protein에 결합하지 않고 세포막에 위에 있는 receptor site와 상호작용을 한다. thyroxine과 triiodothyronine carrier proteins과 결합하여 순환한다. 이 호르몬들은

intracellular receptor과 상호작용하기 위해 세포막을 가로질러 운반되는 free hormones들과 같이 한다.

6) 호르몬 합성은 신경자극(nerve stimulation), 서로 다른 호르몬(예, thyroxine/TSH)와 negative feedback에 의해 조절된다.

| 표 10-1 | 호르몬의 종류와 그 특징

	Peptide	Steroid	Amine
합성(synthesis)	Prohormones으로 합성, 활성되기 위해서 더 많은 과정이 요구	Cholesterol로부터 일련의 작용으로 합성됨	아미노산인 tyrosine으로부터 합성됨
저장(storage)	과립에 저장	바로 분비됨	분비되기 전에 저장됨
용해성(solubility)	대부분 극성 및 수용성, 혈액 내 자유롭게 이동	비극성, carrier protein이 필요	일부 극성(adrenaline), 다른 것은 반드시 단백질과 결합해야 함
수용체(receptors)	세포막에 있는 수용체와 결합. 2nd messenger를 이용하여 신호를 전달(도입)	직접 유전자발현을 변화하기 위해 세포내수용체와 결합	Adrenaline은 막수용체에 작용; tyroid hormone는 핵막수용체에 직접 작용
효과(effects)	유전자발현 변화가 발생할 수 있지만 종종 단백질 활성에서 빠르고 일시적인 개시에서의 변화	유전자발현의 변화; 느리게 개시하지만 펩타이드 호르몬보다 길게 지속	펩티드와 같은 아드레날린 기능, 갑상선 호르몬은 스테로이드와 비슷한 방식으로 작용
예	Insulin, glucagon, prolactin, ACTH, gastrin, parathyroid hormone	Cortisol, aldosterone, estrogen, progesterone, testosterone	adrenaline, thyroxine, triiodothyronine

| 표 10-2 | Classification of Hormones

	Peptide	Amine
화학적 성질에 따라	Steroid Hormones	기본적으로 콜레스테롤에서 추출한 지질로 구성 (예 : 테스토스테론, 에스트로겐, 프로게스테론 등)
	Amine Hormones	아민으로 구성. tyrosine의 유도체 (예 : T3, T4, 에피네프린, 노르에피네프린.)
	Peptide Hormones	소수의 아미노산 잔존물만으로 구성되며 단순한 선형 사슬로 존재 (예 : 옥시토신과 바소프레신은 모두 9-아미노산 잔기로만 구성)
	Protein Hormones	훨씬 더 많은 아미노산 잔기로 만들어짐 1차, 2 차 및 3차 형태로 나타냄 (예 : 인슐린, 글루카곤 등)
	Glycoprotein Hormones	본질적으로 당단백질. Conjugated proteins (예 : LH, FSH, TSH 등)
	Eicosanoids Hormones	다양한 arachidonic acid를 갖는 작은 지방산 유도체 (예, Prostagladins)
작용메커니즘 기초에 따라	Group I hormones	세포 내 수용체에 결합하여 그의 생화학적 기능이 매개되는 호르몬-수용체 복합체(HRC)를 형성. 이 호르몬은 본질적으로 친유성(lipophilic)이며 콜레스테롤의 유도체(T3 및 T4 제외)이다. 그것들은 수송단백질과 관련하여 순환에서 발견되며 비교적 긴 반감기를 갖는다. (예 : 에스트로겐, 프로게스테론, 테스토스테론, T3, T4 등)
	Group II hormones	이 호르몬은 세포 표면(플라즈마 막) 수용체에 결합하여 특정 분자, 즉 second messenger의 방출을 자극하여 생화학 기능을 수행. 따라서 호르몬 자체는 본질적으로 지방성이며, 일반적으로 자유 형태로 수송되며 짧은 반감기를 갖는다. 2nd messenger: cAMP. e.g. ACTH, FSH, LH etc phospholipid/inositol/Ca^{++}.
작용성질에 따라서	Local Hormones	paracrine 분비에 의해 특정 국소효과를 얻음 (예 : 테스토스테론)
	General Hormones	순환에 의해 원위 표적기관/조직으로 수송됨 (예 : 인슐린, 갑상선 호르몬 등)
효과에 따라서	Kinetic Hormones	색소이동, 근육수축, 선분비 등을 유발할 수 있음 (예 : Pinealin, MSH, 에피네프린 등)
	Metabolic Hormones	주로 신진대사 속도를 바꾸고 반응의 균형을 유지함 (예 : 인슐린, 글루카곤, PTH 등)
	Morphogenetic Hormones	성장과 분화에 관여 (예 : STH, LTH, FSH, 갑상선 호르몬 등)
내분비선의 자극에 기초	Tropic Hormones	분비를 위해 다른 내분비선을 자극 (예 : 뇌하수체의 TSH는 갑상선의 분비를 자극)
	Non-tropic Hormones	비 내분비 표적조직에 영향을 미침 (예 : 갑상선 호르몬은 거의 모든 세포의 O_2 소비율과 대사 활동을 증가시킴)

E. 각종 호르몬을 분비하는 선(glands)

시상하부(hypothalamus)는 다양한 기능을 가진 다수의 작은 핵을 포함하는 뇌의 일부이다. 시상하부의 가장 중요한 기능 중 하나는 뇌하수체를 통해 신경계와 내분비계를 연결하는 것이다. 시상하부는 특정 대사 과정 및 자율신경계의 다른 활동에 대한 조절을 담당하는데 그것은 분비 호르몬 또는 시상 하부 호르몬이라고 불리는 특정 신경 호르몬을 합성하고 분비하며, 이들은 차례로 뇌하수체에서 호르몬 분비를 자극하거나 억제한다.

1. 뇌하수체(Pituitary gland)

완두콩 크기의 뇌하수체는 많은 주요 기능을 조절하기 때문에 "master gland"라고 불리운다. 뇌하수체는 뇌하수 전엽(adenohypophysis-anterior lobe or adeno-hypophysis)과 후엽(neurohypophysis-posterior lobem or neurohypophysis)을 가지고 있는데 adenohypophysis는 시상하부(hypothalamus)로부터의 명령(요구)에 대한 응답으로 일곱가지의 호르몬을 합성하고 분비한다.

① 갑상선 자극 호르몬(Thyroid Stimulating hormone-TSH)
② 부신피질 자극 호르몬(Adrenocorticotropic hormone-ACTH)
③ 난포 자극 호르몬(Follicle Stimulating hormone-FSH)
④ 황체 형성호르몬(Luteinizing hormone-LH)
⑤ 프록락틴(Prolactin-PRL)
⑥ 성장 호르몬(Growth hormone-GH)
⑦ 멜라닌세포 자극 호르몬(Melanocyte-stimulating hormone, MSH)

1) Corticotropin-releasing hormone(CRH)

CRH는 육체적 또는 정서적 스트레스에 대한 신체 반응에 관여한다. 그것은 부신피질 자극 호르몬(ACTH)이라고 부르는 호르몬을 생성하기 위해 뇌하수체에 신호를 보낸다. ACTH는 중요한 스트레스 호르몬인 코티솔(cortisol)의 생성을 유발한다.

2) Thyrotropin-releasing hormone(TRH)

TRH 생산은 갑상선 자극 호르몬(thyroid-stimulating hormone-TSH)을 생산하기 위해 뇌하수체를 자극해야 한다. TSH는 심장, 위장관 및 근육과 같은 많은 신체 부위의 기능에 중요한 역할을 한다.

3) Gonadotropin-releasing hormone(GnRH)

GnRH 생산은 뇌하수체가 난포 자극 호르몬(follicle-stimulating hormone-FSH)과 황체 형성호르몬(luteinizing hormone -LH)과 같은 중요한 생식 호르몬을 생성하도록 한다.

4) Somatostatin

Somatostatin은 뇌하수체가 성장 호르몬 및 갑상선자극호르몬(thyroid-stimulating hormones)을 포함한 특정 호르몬을 분비하는 것을 막는다.
TSH, ACTH, FSH 및 LH 호르몬은 다른 내분비선을 자극하는 영양호르몬(tropic hormone)이다. 이에 반응하여 다른 내분비선은 신진 대사에 영향을 미치는 호르몬을 생산한다. 예를 들어 뇌하수체의 TSH는 갑상선 호르몬을 생성하도록 갑상선을 자극하여 결국에는 갑상선 호르몬이 혈액에서 칼슘의 방출을 억제한다. 다른 뇌하수체 전엽 호르몬은 신진 대사에 독특한 영향을 미친다. ACTH는 부신피질(cortex of suprarenal (adrenal) gland)-외측 영역)에 작용하여 스테로이드 호르몬을 생성하고 FSH와 LH는 다양한 남자와 여자의 특성을 조절한다.
Prolactin과 성장 호르몬은 특정 신체 조직에 작용하지만 특정 기관에 영향을 미치지 않는다. Prolactin은 수유하는 엄마의 유방조직 분비선으로 이동하여 모유 생산을 유발한다.
성장호르몬은 연골과 뼈 조직에서 단백질 합성과 세포 분열을 촉진하는데 Gigantism(excessive growth and height significantly above average)은 어린 시절에 과도한 양의 성장 호르몬이 생성될 때 발생한다. 뇌하수체 저하증은 성장 호르몬이 너무 적게 생성 될 때 발생하고 말단 비대증(acromegaly)은 성인기에 너무 많은 GH가 생성 될 때 발생한다.

5) Oxytocin

이 호르몬은 성적 흥분, 신뢰, 인식, 모성 행동과 같은 많은 중요한 행동과 감정을 조절하고 또한 출산 및 수유와 같은 생식계의 일부 기능에 관여한다.
시상하부의 Neuron cell bodies(neurohypophysis-posterior lobe-뇌하수체후엽)에서는 항 이뇨 호르몬(antidiuretic hormone-ADH)과 옥시토신 (oxytocin)이라는 두 가지 호르몬을 생산하는데 이 호르몬들은 축삭(axon)을 따라 뇌하수체 후엽의 축삭 종말(axon terminal)로 운반된다. 이 두 호르몬은 뇌하수체 후엽을 둘러싸고있는 혈관 네트워크(blood vascular network)로 분비 될 때까지 말단에 저장된다.

6) Vasopressin

항이뇨 호르몬(antidiuretic hormone-ADH)이라고도 하는데 이 호르몬은 신체의 수위를 조절하는데 바소프레신이 방출되면 신장에 신호하여 물을 흡수하게 한다.

ADH는 체내의 물이 일정한 수준을 유지할 수 있도록 신장 세뇨관(renal tubules)에 작용한다. 이것은 몸의 물수위가 낮을 때 물의 재흡수량을 증가시킴으로써 완수가 되는 것이다. Oxytocin은 아이를 수유할 때 유방 조직에서 모유분비를 유발하고 분만 중에 자궁에서 근육 수축을 일으킨다.

2. 갑상선(Thyroid gland) (그림 10-7)

갑상선은 isthmus(작은 연결 줄기)에 의해 연결된 두 개의 엽(lobe)을 가지며, 후두(larynx) 바로 아래의 목 아랫쪽에 있으며 3가지의 호르몬을 생산한다:

- 티록신(Thyroxine-T4)
- Triiodothyronine-T3
- 칼시토닌(Calcitonin)

Triiodothyronine(트리요오드티로닌, T3)과 thyroxine(티록신, T4)은 주로 신진대사의 조절을 담당하는 티로신 기반의 호르몬(tyrosine-based hormones)이다.

T3와 T4는 부분적으로 요오드 (iodine)로 이루어져 있는데 요오드가 부족하면 T3와 T4의 생산량이 감소하고 갑상선 조직이 커지며 단순 갑상선증(simple goiter-갑상샘의 일부 또는 전체가 커지는 종양을 통틀어 이르는 말로 알려진 병)이 발생한다. 혈액 내 갑상선 호르몬의 주요 형태는 티록신(T4)으로 T3보다 반감기가 길다. 인체의 경우 혈액으로 방출되는 T4와 T3의 비율은 대략 14:1이다. T4는 deiodinases (5'-iodinase)에 의해 세포 내에서 활성 T3(active T3, T4보다 3~4배 더 강력한 힘)로 변환된다. 이것들은 decarboxylation(a chemical reaction that removes a carboxyl group and carbon dioxide (CO_2)) 및 deiodination에 의해 추가로 처리되어 iodotyronamine (T_{1a})과 thyronamine (T_{0a})을 생산한다. Deiodinases의 세 가지 isoforms은 모두 셀레늄 함유 효소 (selenium-containing enzymes)여서 식이성 셀레늄은 T3 생산에 필수적이다. 갑상선 호르몬은 신체성장 (body growth), 신진대사 속도 (metabolic rate) 및 뼈와 골격근의 발달에 영향을 주고 또한 교감 신경 활동(sympathetic nervous activity)에 심혈관계의 감도(sensitivity)를 증가시킨다. 이 효과는 정상 심박수 유지에 도움이 된다.

갑상선모낭(thyroid gland follicles) 사이의 소포곁세포(parafollicular cells; C 세포)에서는 칼시토닌을 생성하는데 칼시토닌은 혈중 칼슘 농도를 낮춰준다.

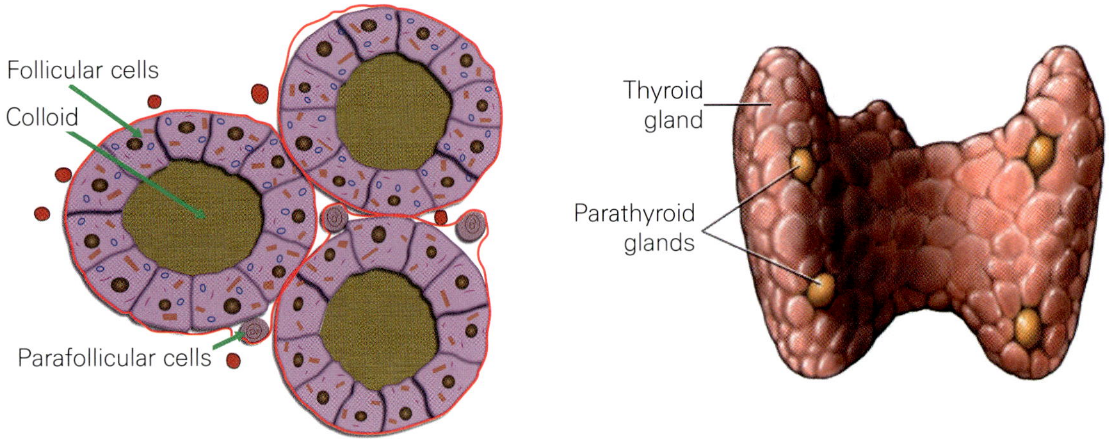

그림 10-7 Thyroid gland

갑상선은 신체의 신진 대사 속도뿐만 아니라 심장 및 소화 기능, 근육 조절, 뇌 발달, 기분 및 뼈 유지를 조절하는 호르몬을 생성한다. 갑상선은 상대적으로 비활성인 프로호르몬(prohormone)인 티록신(thyroxine)과 적은양의 활성호르몬인 트리요오도티로닌(triiodothyronine)을 생산한다. 티록신과 트리 요오도티로닌을 총칭하여 갑상선 호르몬이라고 한다. 몸의 triiodothyronine의 20%는 갑상선에 의해 만들어지고 다른 80%는 간이나 신장과 같은 장기에 의해 전환 된 티록신에서 생성된다.
갑상선은 또한 C-세포(parafollicular cell)라 불리는 세포로부터 칼시토닌을 생성한다. 칼시토닌은 인체의 칼슘 수치를 조절하는 역할을 하는 것으로 이해되지만 인간의 정확한 기능은 불분명하다.

부갑상선(parathyroid gland)은 갑상선 후면에 내장되어 PTH(parathyroid hormone-부갑상선 호르몬)를 분비하는데 PTH는 혈류로 뼈의 칼슘 방출을 자극하고 위장관과 신장의 칼슘 흡수율을 증가시켜 혈액 칼슘 농도를 증가시키는 기능을 한다(그림 10-7).

3. 부신샘(Suprarenal(adrenal) glands) (그림 10-8)

부신샘(suprarenal (adrenal) glands)은 각 신장의 위에 있고 각 샘은 피질(cortex-outer region)과 수질(medulla-inner region)을 가지고 있다.

피질은 코티솔 (cortisol), 미네랄 코르티코이드(mineralocorticoid) 및 일부 2차 성특징을 담당하는 소량의 안드로겐(androgen) 및 에스트로겐(estrogen)과 같은 글루코코르티코이드(glucocorticoids)를 분비한다.

Glucocorticoid는 글루코스신생합성(gluconeogenesis-아미노산으로부터 글루코오스 합성)을 증가시킴으로써 혈당치를 상승시키는데 이 작용은 몸이 스트레스를 받을 때 반드시 포도당 공급이 되게 한다. 알도스테론(aldosterone)과 같은 미네랄코르티코이드(meneralocorticoid)는 혈액에서 나트륨(sodium)을 더 흡수하기 위해 신장을 자극하여 나트륨의 재흡수를 촉진하게 한다.

수질(medulla)은 신경조직에서 발생하는데 자율신경계는 분비를 조절한다. 수질은 에피네프린(epinephrine-adrenaline)과 노르에피네프린(norepinephrine-noradrenaline)을 분비하여 당과 지방산의 혈중 농도를 높이고 심박수와 수축력을 증가시킨다. 이러한 효과는 신체가 "전투(fight) 또는 비행 (flight)" 반응(즉각적인 신체 활동)을 준비하도록하여 개인이 더 빨리 생각하고, 열심히 싸우며, 더 빨리 달릴 수있게 해준다. 또한 이러한 호르몬들은 반응에 필요하지 않는 피부, 신장, 위장관 및 기타 신체 부위를 공급하는 혈관을 수축한다.

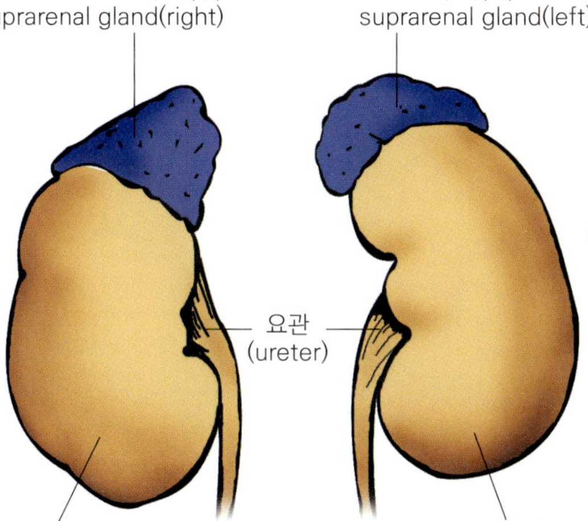

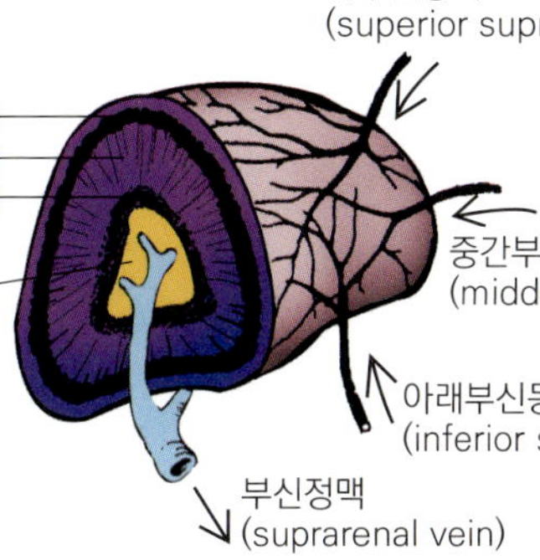

| 그림 10-8 | Adrenal glands

부신은 각 신장 위에 위치한 작은 샘이다. 그들은 성호르몬과 코티솔(cortisol)을 포함한 중요한 호르몬을 생산한다. 코티솔은 스트레스에 반응하고 다른 많은 중요한 기능을 가지고 있다. 부신샘 질환의 경우 샘이 너무 많거나 충분하지 않은 호르몬을 생성한다. 쿠싱 증후군(Cushing's syndrome)에는 코티솔이 너무 많고 애디슨 병(Addison's disease-hypocortisolism)에는 너무 적다.

부신은 두 가지 주요 부분으로 구성된다.

부신피질은 외부영역이며 부신의 가장 큰 부분이고 그것은 zona glomerulosa(mineralocorticoid, aldosterone), zona fasciculata(glucocorticoid, cortisol) 및 zona reticularis(androgen, DHEA-dehydroepiandrosterone)의 세 가지 별도 영역으로 나뉜다. 각 구역은 특정 호르몬 생산을 담당한다. 부신수질은 부신의 중심에 있는 부신피질 내부에 있다. 아드레날린을 포함한 "스트레스 호르몬"을 생성한다.

4. 난소와 고환(Ovaries and testes) (그림 10-9)

난소는 에스트로겐(estrogen) 및 프로게스테론(progesterone) 합성의 부위이고 에스트로겐은 oogenesis(differentiation of the ovum)동안 ovum(egg)를 형성하는데 필요하고 수정 된 난자가 착상하기 위한 자궁을 준비한다.

에스트로겐은 주요 여성 성호르몬이면서 여성 생식기관의 발달과 조절 및 이차 성 특성을 담당한다. 에스트로겐 호르몬 활동이 있는 여성에는 세 가지 주요 내인성 에스트로겐(endogenous estrogen)이 있다. 에스트론(estrone, E1-폐경기 여성에서 가장 지배적), 에스트라디올(estradiol, E2-난소에서 생성) 및 에스트리올(estriol, E3-임신 중에 생산) 등이 있으며 이 중에서 에스트라디올은 이들 중 가장 강력하고 널리 퍼져 있다(그림 10-10).

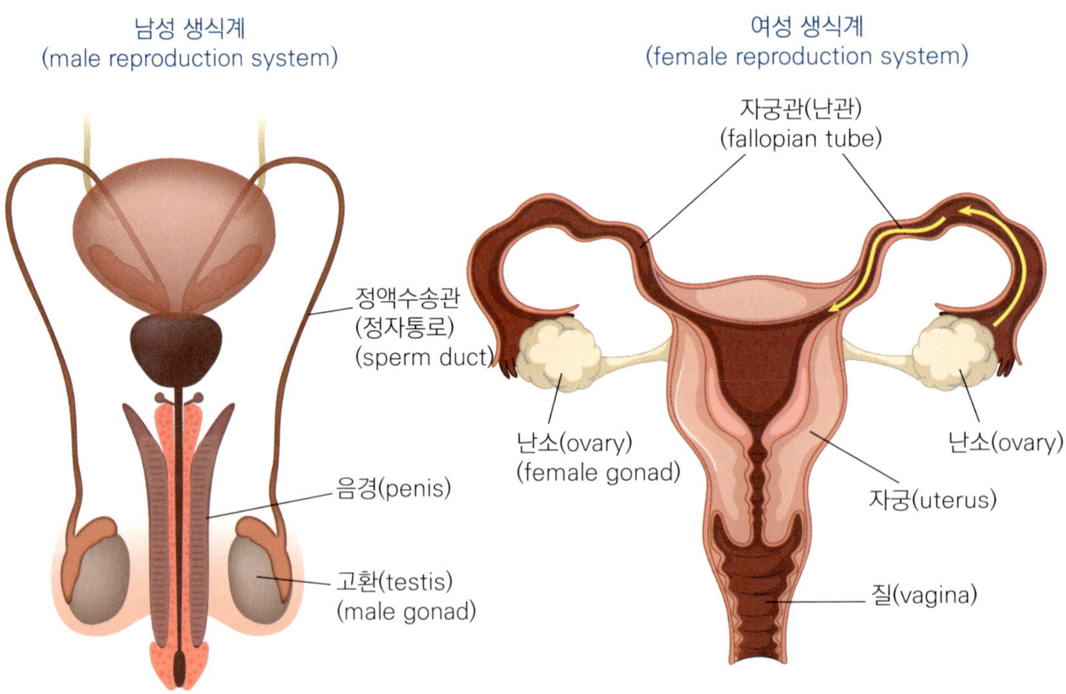

그림 10-9 Ovary and Testes

생식선(gonad)은 남성과 여성의 주요 생식기관(male-testis, female-ovary)이고 남성과 여성의 gamete(정자 및 난자)를 생산한다. 생식선은 또한 일차 및 이차 생식기관 및 구조의 성장 및 발달에 필요한 성호르몬을 생산한다.

남성 및 여성호르몬은 스테로이드 호르몬이며, 따라서 표적세포의 세포막을 통과하여 세포 내 유전자 발현에 영향을 줄 수 있다. 생식선 호르몬 생산은 뇌하수체전엽에 의해 분비되는 호르몬에 의해 조절된다. 성호르몬을 생산하기 위해 생식선을 자극하는 호르몬은 gonadotropin으로 알려져 있다. 뇌하수체는 황체 형성호르몬 (luteinizing hormone-LH)과 난포 자극호르몬(follicle-stimulating hormone-FSH) 같은 gonadotropins을 분비한다. LH는 고환을 자극하여 테스토스테론(testosterone)과 난소를 자극하여 프로게스테론(progesterone)과 에스트로겐(estrogen)을 분비한다. FSH는 여성의 난소 모낭(ovarian follicle, ova를 포함하는 낭)의 성숙과 남성의 정자 생산을 돕는다.

estetrol(E4)이라는 또 다른 유형의 에스트로겐은 임신 중에 만 생산된다. 양적으로, 에스트로겐은 남성과 여성 모두 안드로겐(androgen)보다 낮은 수준으로 순환한다. 에스트로겐 수치는 여성에 비해 남성에서 현저히 낮지만, 에스트로겐은 남성에서도 중요한 생리적 역할을 한다.

프로게스테론은 임신 중에 수유하기 위한 유방을 준비하고 생리주기를 조절하기 위해 에스트로겐과 함께 작용한다.

고환은 호르몬 테스토스테론을 생산하는데 테스토스테론은 정자형성과정(sper-matogenesis)동안에 정자형성, 수컷 외부생식기(external genitalia)의 발달 및 수염성장, 흉모 및 갑상선 연골의 확대와 같은 이차적인 성징 등에 필요하다.

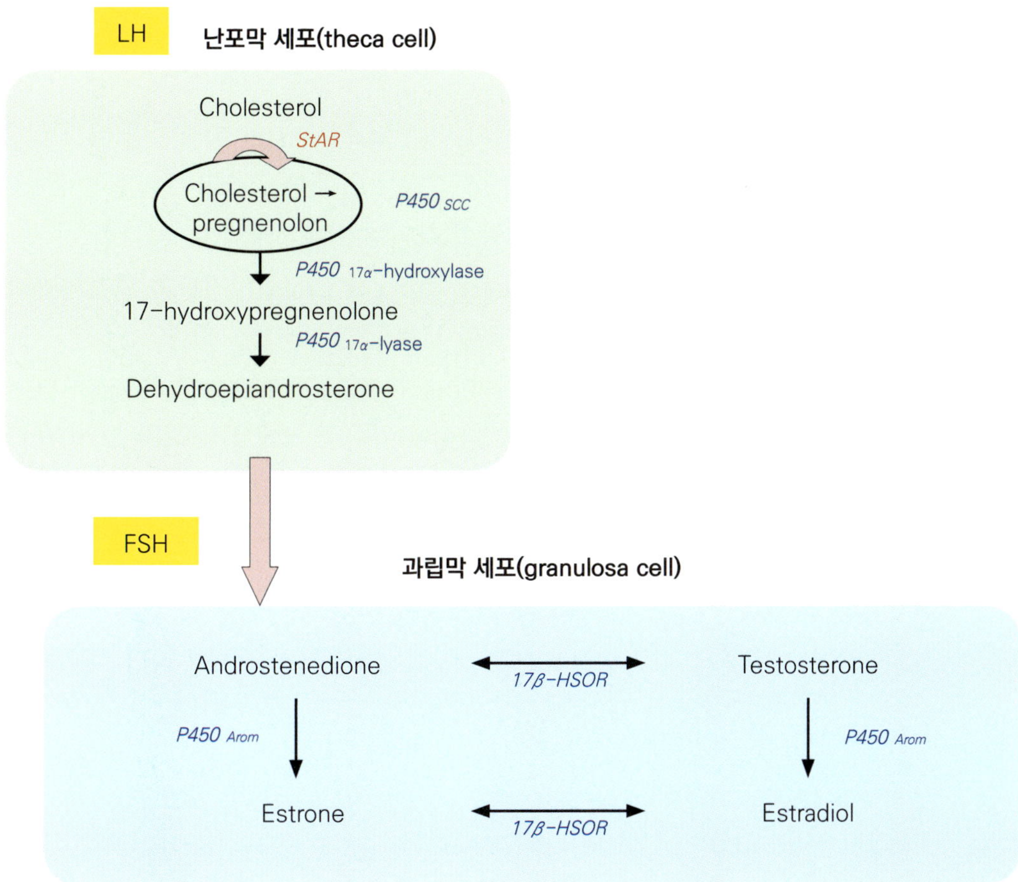

| 그림 10-10 | Estrogen의 biosynthesis pathway

여성에서, 에스트로겐의 합성은 콜레스테롤로부터의 안드로스테네디온(androstenedione)의 합성에 의해 난소의 난포막 내부세포(theca interna cells)에서 시작된다. Androstenedione은 약한 안드로겐 활성의 물질로, 에스트로겐뿐만 아니라 테스토스테론과 같은 보다 강력한 안드로겐의 전구체 역할을 한다. 이 화합물은 기저막을 가로 질러 주변 과립구 세포로 들어가고, 여기에서 즉시 에스트론(estrone) 또는 테스토스테론(testosterone)으로 전환 된 다음 추가 단계에서 에스트라디올(estradiol)로 전환된다.

5. 태반(Placenta)

태반에서는 estrogens, progesterone, human chorionic gonadotropin(hCG) 그리고 human placental lactogen 등을 합성하고 분비한다.

Human chorionic gonadotropin(hCG)은 황체의 생존력을 연장시켜 태반이 기능을 취할 수 있을 때까지 임신 초기에 프로게스테론과 에스트로겐을 합성한다. hCG 수치는 첫 삼분기(trimester)에서 가장 높다. hCG는 낙태의 위협이 있거나 자궁외 임신(ectopic pregnancy)이 있을 경우 감소한다.

Human placental lactogen(HPL)은 hCG와 함께 작용하여 임신 중에 에스트로겐과 프로게스테론을 생산한다. 임신 기간 동안 HPL 수치는 높아지고 출산이 가까워지는 시기에 최고 수치에 도달한다.

6. 위장관 호르몬(Gastrointestinal Hormones)

1) 가스트린(gastrin)은 미주신경(vagus-10번째 뇌신경)와 위장에 들어가는 음식에 반응하여 위장에서 분비되고 pH 5~7에서 위장에서 최대 분비가 발생한다

a. 기능 : Gastrin은 위의 HCl과 췌장 효소의 분비를 자극한다.

b. 위 antrum(*위의 한 부분:fundus-body-antrum(십이지장과 연결되기 전의 위의 바닥부분)의 산성화는 가스트린 분비의 감소를 일으킨다

c. 졸린저-엘리슨 증후군(Zollinger-Ellison syndrome) : Zollinger-Ellison syndrome은 췌장이나 소장의 상부(십이지장) 부위에 하나 혹은 그 이상의 종양이 형성되는 희귀한 질환이다. 이러한 종양들은 gastrinoma라고 하는데 많은 양의 gastrin을 분비하여 위장에 너무 많은 산을 생산하게 한다.

(**Zollinger-Ellison syndrome is characterized by an elevated blood level of gastrin)

궤양유발증후군(ulcerogenic syndrome)이라고도 하며 난치성위궤양, 대량의 위산분비, 췌장 비베타세포종양이 주된 특징이다.

2) 세로토닌(serotonin)은 트립토판(tryptophan)으로부터 합성되고 위장관의 enterochromaffin cells에 의해 분비된다.

a. 기능 : 세로토닌은 평활근 자극제이고 혈소판으로 운반되는 혈관 수축제(vasoconstrictor)이다.

b. 간은 세로토닌을 5-하이드록시인돌아세트산(5-HIAA, 5-hydroxyindole acetic acid)으로 대사한다(그림 10-11).

전이성 카르시노이드 종양(metastatic carcinoid tumors)은 맹장, 회장 또는 직장에서 발생하며 과도한 양의 세로토닌과 그 대사 산물 5-HIAA를 생성하고 소변으로 측정된다.

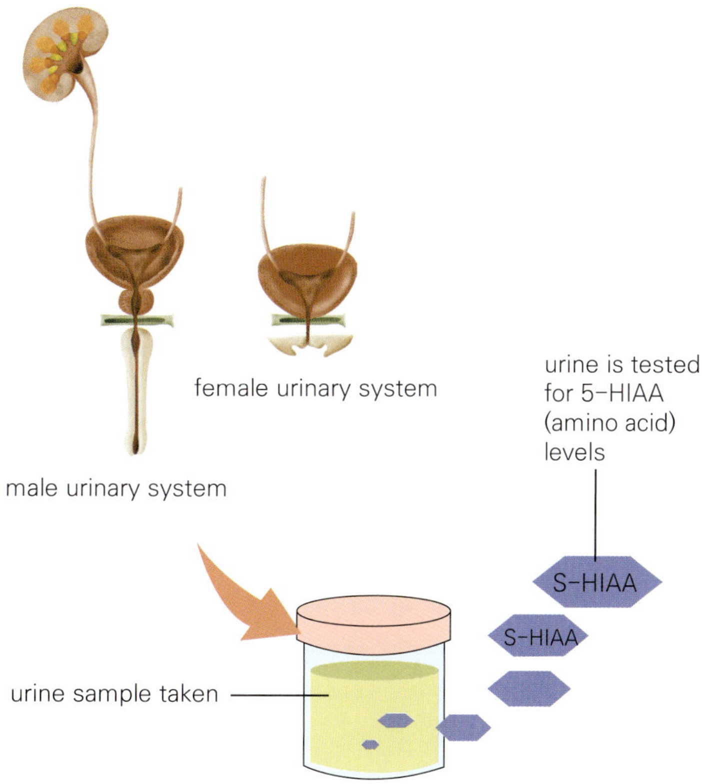

| 그림 10-11 | 5-HIAA는 5-하이드록시인돌아세트산(5-HIAA, 5-hydroxyindoleacetic acid)의 양을 측정하는 소변 검사

5-HIAA는 세로토닌이라는 호르몬의 분해 산물이다. 이 검사는 인체가 생산하는 5-HIAA의 양을 알려주고 또한 몸에 세로토닌의 양을 측정하는 방법이다.
이 검사는 소변의 5-HIAA 수치를 측정한다. 소화관의 특정 종양, 즉 카르시노이드 종양(carcinoid tumor)과 같은 신경 내분비 시스템의 세포, 대개 소화관(위, 맹장, 소장, 결장, 직장) 또는 폐에서 기원하는 느리게 성장하는 유형의 신경 내분비종양(neuroendocrine tumors)을 감지하고 사람의 상태를 추적하기 위해 종종 수행된다. 소변검사는 전신 비만세포증(systemic mastocytosis)과 호르몬의 일부 종양이라는 장애를 진단하는 데 사용될 수도 있다.

7. 췌장(Pancreas) 호르몬

췌장은 내분비 기능과 외분비 기능을 모두 가지고 있다.

1) 내분비 기능

랑게르한스섬(Islets of Langerhans)은 인슐린(insulin), 글루카곤(glucagon), 가스트린(gastrin)과 소마토스타틴(somatostatin)을 분비하며 혈액 속으로 들어간다.

2) 외분비 기능

중탄산염(bicarbonate) 및 소화효소를 포함하는 소화액은 acinar cells에서 만들어지고 십이지장으로 분비된다. 소화효소에는 리파아제(lipase), 아밀라제(amylase), 트립신(trypsin), 키모 트립신(chymotrypsin), 엘라스타제(elastase), collagenase, 류신 아미노 펩티다제(leucine aminopeptidase, LAP) 및 뉴클레아제 (nucleases)가 포함된다.

소화액의 분비는 미주신경과 내분비 호르몬인 콜레시스토키닌(cholescystokinin)에 의해 조절되고 분비된다.

F. 호르몬 측정 방법(Hormones assay method)

1. 17-ketogenicssteroid(17-KS) = 17-oxosteroid(17-OS)

17-Ketosteroids 24-hour-urine test

17-케토스테로이드(17-KS)는 부신피질과 고환에서 생산되어 소변으로 배설된다. 이것들은 부신 및 생식선 안드로겐 스테로이드의 대사산물이다. 남성의 60~70%와 여성의 경우 거의 100%가 부신피질에서 생산된다. 그들은 생식선과 부신 장애를 평가하는 데 유용하다.

2. 17-hydroxycorticoid(17-OHCS)

코르티코스테로이드 측정용 소변은 방부제 없이 채변해야 하고 검사할 때까지 4℃에 보관해야 한다. 많은 분석들이 요로 코티코스테로이드 배설을 분석하는데 사용되어 왔다.

각각의 측정은 서로 다른 대사산물을 측정한다.

포터-실버(Porter-Silber) 방법은 코티솔 대사물(주로 tetrahydrocortisol and tetrahydrocortisone)의 약 절반을 측정하고 그 결과를 17-하이드록시코르티소스테로이드(17-OHCS, 17-hydroxycortisosteroids) 또는 포터-실버 chromogen라고 한다.

17-산화 스테로이드(17-OGS, 17-oxogenic steroid) 분석은 코티솔의 전체 대사산물의 80-90%를 측정하며, pregnanetriol과 같은 대사 산물을 측정한다.

17-옥소스테로이드(17-OS, 17-oxosteroid) 분석은 코티코스테로이드 외에 부신 및 고환 안드로겐의 대사산물을 측정한다. 하지만 이런 방법들은 특이성과 진단 정밀도가 부족하다.

Q & A

1 부신 겉질(피질) 호르몬에는 어떤 호르몬이 있는가?

2 무기질 코르티코이드(mineral corticoid) 호르몬은?

3 혈액의 양이 저하하거나 혈압이 떨어지면 토리 곁 세포가 자극을 받아 무엇이 생성되는가?

4 간에서 생성된 안지오텐신(angiotesinogen)을 angiotensin I으로 전환시키는 것은?

5 안지오텐신 I을 안지오텐신 II로 전환시키는 효소는?

6 안지오텐신 II가 부신 겉질에 작용하여 어떤 호르몬의 분비를 촉진하는가?

7 알도스테론은 원위 세뇨관에 작용하여 어떤 작용을 하는가?

8 호르몬을 조절하는 음성 피드백(negative feedback)이란 무엇인가?

9 호르몬을 조절하는 양성 피드백(positive feedback)이란 무엇이고 예를 들어보세요.

10 코르티솔이 과다하게 분비되는 질환은?

11 위의 10번을 진단하기 위한 선별검사를 할때에 검체의 채취 시기는?

Q & A

12 가장 활성이 좋은 강력한 안드로젠은 무엇인가?

13 난소의 성숙 여포가 분비하는 세 가지의 에스트로젠의 형태는?

14 위의 13번 중에서 가장 강력한 에스트로젠은?

15 Down's syndrome을 진단하는데 사용되는 3가지 검사는?

16 부신 속질(수질)에서 생성하는 호르몬은?

17 에피네프린, 노르에피네프린, 도파민을 합쳐서 무엇이라고 하는가?

18 부신 속질뿐만 아니라 뇌 세포에서도 생성되어 신경전달물질(neurotransmitter)로 작용하는 호르몬은?

19 부신 속질 호르몬의 약 80~90%를 차지고 하고 있는 즉, 가장 많이 분비되는 호르몬은?

20 에피네프린과 노르에피네프린의 최종 분해 산물은 무엇인가?

21 VMA는 cancer marker로도 사용되는데 어떤 cancer marker에 유용하는가?

Q & A

22 에피네프린의 합성 경로를 보면 ( ) → Dopa → 도파민 → 노르에피네프린 → 에피네프린인데 처음 시작되는 ( )에 알맞는 물질은?

23 혈장 삼투압(오스몰랄 농도)이 증가하면 이것이 시상하부를 자극하여 뇌하수체 후엽을 통하여 분비되는 호르몬은?

24 시상하부에서 항이뇨호르몬(ADH)의 생성이 감소하거나 뇌하수체 후엽에서 분비하지 못하면 혈중에 ADH가 결핍되어 콩팥의 세뇨관에서 수분을 재흡수 하지 못해서 소변의 양의 늘어나는 질환은?

25 주로 장 크롬친화성 세포(enterochromaffin cell)를 비롯한 여러 조직에서 아미노산중에 하나인 트립토판(tryptophan)으로부터 합성되는 것은?

26 5-하이드록시인돌아세트산(5-HIAA)는 무엇의 대사산물인가?

27 갑상샘 호르몬의 구성은?

28 아이오딘(요오드)를 함유하고 있는 호르몬은?

29 17-케토스테로이드(17-KS)는 무엇인가?

30 17-OHCS(17-hydroxycorticosterois)는 무엇인가?

Q & A

31 방향족 아미노산인타이로신(tyrosine)으로부터 형성되며, 아이오딘 4분자를 함유하고 있고 T4라고 불리우는 호르몬은?

32 아미노산인 타이로신(tyrosine)으로부터 합성되는 즉, 타이로신 유도체의 두 가지호르몬은?

33 스테로이드 호르몬에는 무엇이 있는가?

34 펩타이드 호르몬은 어떤것들이 있는가?

35 뇌하수체후엽에서 분비되는 호르몬은?

CHAPTER

11

Therapeutic Drug Monitoring(TDM) 및 독성학(Toxicology)

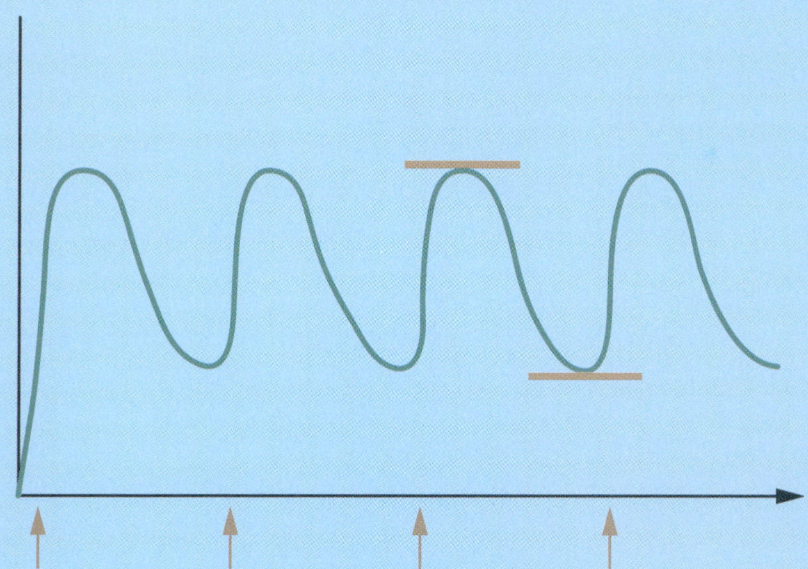

Chapter 7

TDM 및 독성학 (Therapeutic Drug Monitoring & Toxicology)

학습목표

1. 임상에서 사용되는 주요 약물 및 그 특성
2. 임상에서 측정되는 주요 독성물질

Therapeutic Drug Monitoring(TDM)은 혈청, 혈장 혹은 전혈 샘플에서 약물농도에 대한 분석, 해석, 그리고 평가 등을 하는 것이다. 그 목적은 약물에 대한 최소한의 독성작용으로 최대효과를 확립하는 것이다. 약물투여의 일반적인 route에는 Oral(경구-oral), IV(정맥내-intravenous), IM(근육내-intramuscular), 그리고 SC(피하-subcutaneous) 등을 통해서 투여된다.

A. 약물의 흡수 및 분포

1. 대부분의 약물은 건강한 사람의 경우 위장관(gastrointestinal tract)에서 흡수된다.
2. 액체(liquid) 혹은 용액제재는 알약이나 캡슐형보다 더 빨리 흡수된다.
3. 위장관에서 흡수된 모든 약물들은 순환되기 전에 간을 통과하여야 한다(First-pass metabolism)
4. 대부분 모든 약물들은 plasma protein에 결합되어 혈액 내에서 순환한다. 신장질환, 간진환, 영양실조 그리고 염증과정 등의 일부 장애(disorders)에서 drug-protein 결합에 영향을 끼친다. 게다가 약물들은 다른 약들과의 경쟁이 있고 단백질결합 부위 경쟁에 대하여 steroid, bilirubin 같은 내재성 분자등과도 경쟁을 하게된다.

   1) acidic drugs들은 주로 알부민과 결합한다.
   2) basic drugs들은 주로 α_1-acid glycoprotein(AAG)에 결합한다.
   3) 일부 약물들은 알부민과 AAG 둘다에 결합을 한다.

5. 자유로운 약물, 다른 화합물 등에 구속되지 않는 약물(free drugs-An active drug or other compound that is not bound to a carrier protein-eg, albumin or alpha-1-acid glycoprotein)만이 표적부위와 상호작용하여 반응을 일으킬 수 있기 때문에 free 약물의 양은 치료효과와 독성효과를 모니터링하는 것과 가장 관련이 있다.
   그래서 대부분의 TDM 분석은 free drugs 보다 총약물 농도(total drug concentration)를 정량화한다.
   혈장 단백질결합은 약물이 혈액 내 단백질에 부착되는 정도를 나타낸다. 약물의 효능은 단백질에 결합하는 정도에 영향을 받을 수 있는데 약물의 결합력이 적을수록 세포막을 투과하여 확산될 수 있다.
6. 일반적으로 약물은 간대사 과정과 신장여과를 통해 혈액 순환에서 제거된다. 간에서 약물은 화학적으로 대사산물로 바꾸며, 수용성(water soluble)이 되도록 결합된다. 결합된 약물은 소변이나 담즙을 통해 제거 할 수 있다.
7. 약물은 대개 일정 기간 동안 여러 번 투여되는 예정된 방식으로 투여된다.
   이러한 약물투여 방식은 약물농도에서 높은(peak drug level) 그리고 낮은(trough drug level) 변화를 나타낸다(그림 11-1).

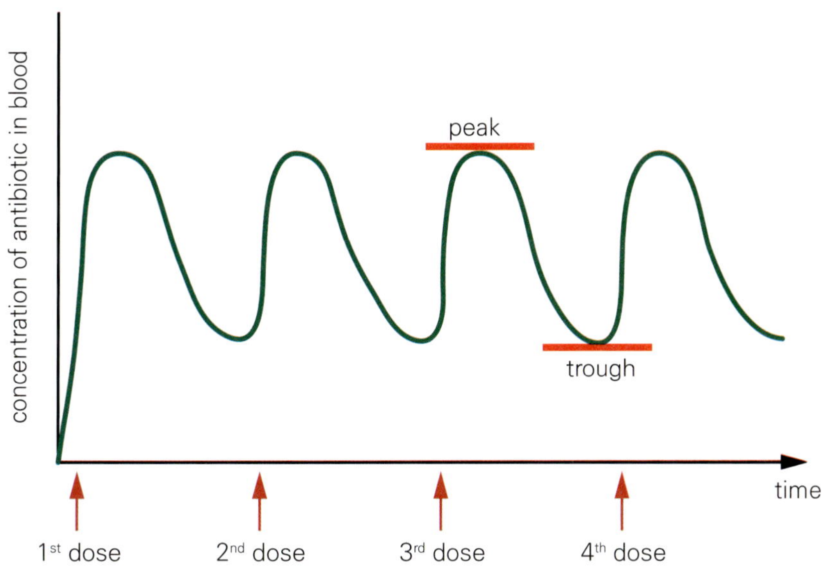

그림 11-1 정상적인 TDM

목표는 치료효과(therapeutic benefit)가 있는 농도보다 낮아지지 않도록 trough drug level을 유지하고 peak drug level이 독성 수준까지 올라가지 않도록하는 것이다. Peak 및 trough level을 평가할 수 있는 정상상태(steady state)를 유지하려면 약 7회 복용량이 필요하다. Trough level 혹은 concentration(Ctrough)는 다음 복용량을 투여하기 전에 약물로 도달한 가장 낮은 농도이고 환자의 혈류량에서 가장 낮은 농도이고 peak level은 환자의 혈류에서 약물의 최고 농도를 가르킨다.

8. Sample collection

TDM에서 blood sample collection의 시간은 매우 중요하다.

만약 trough level에 요구될 때면 시료(blood sample)는 다음 약물 투여 하기 바로 직전에 얻어야 한다.

Peak level을 위한 sample collection에서는

- 경구 투여 후 1시간 후에 채혈하는 것은 경험 근거한 규칙이다. 그러나 수집 시간(collection time)은 다양하며 약물에 따라 다르며 개별 약물의 흡수(absorption), 대사(metabolic) 및 배설(excretion) 비율이 다르기 때문에 peak level의 차이가 발생한다.
- IV(intravenous) 투여 완료 후 0.5시간에 혈액 샘플 채취

9. 측정(Measurement)

거의 모든 약물은 Immunoassay techniques 혹은 chromatography(GC와 HPLC) 등을 사용하여 양을 측정한다.

B. 임상에서 사용되는 주요 약물

1. Cardioactive Drugs

1) Digoxin

- 기능: 울혈성 심부전증(congestive heart failure)을 치료하는 Cardiac glycoside(강심제)
- 대사과정: Digoxin은 심장수축의 강도와 효율성을 증가시키고 심부전증(heart failure)의 치료에 유용하며 심장의 속도와 리듬을 조절한다.
  Digoxin은 칼슘(calcium), 나트륨(sodium) 및 칼륨(potassium)의 심장 근육 내로의 이동을 조절하는 ATPase의 활성을 억제함으로써 심장 근육의 수축력을 증가시킨다.
  칼슘은 수축의 힘을 제어하기 때문에 ATPase를 억제하면 심장근육의 칼슘이 증가하므로 심장 수축의 힘이 증가하게 된다.

2) Lidocaine

- 기능: 심실성 부정맥(ventricular arrhythmia) 치료 및 심실세동(ventricular fibrillation) 방지에 사용되는 항심부정맥제(antiarrhythmic drug)
- 대사과정: Lidocaine은 대개 정맥주사 후 연속적인 IV 투여에 의해 주어지며 간에 의해 대사가 되고 부산물로 monoethylgylcinexylidide(MEGX)가 얻어진다. MEGX는 치료의 효과는 없고, 독성을 향상시킨다.

3) Quinidine

- 기능: 심부전증을 치료하는 항심부정맥제
- 대사과정: sulfate 혹은 gluconate 형태로 경구 투여하고 주로 간에 의해서 대사된다.
  Quinidine sulfate가 gluconate 형태보다 더 빨리 흡수된다.
  Sulfate 형태의 경구 투여 후 2시간 후에 peak level을 보이는 반면에 Gluconate는 4~5 시간 이후에 peak level을 보인다.

4) Procainamide

- 기능: 심부전증을 치료하는 항심부정맥제
- 대사과정: Na^+ channel blocker
  주요 대사물질은 N-acetylprocainamide(NAPA)
  Procainamide는 경구투여되고 간에 의해 대사되고 신장에 의해 여과하여 제거된다.

2. Antibiotic Drugs

1) Aminoglycosides

- 기능: Gram (-) 세균에 의한 감염 치료제(항생제) (gentamicin, tobramycin, kanamycin 그리고 amikacin 등)
- 대사과정: Aminoglycoside는 IV나 IM으로 투여를 하는데 장관에서의 흡수가 좋지 않기 때문이다. 신장 여과로 제거가 된다.

2) Vancomycin

- 기능: Gram (+) 세균에 의한 감염 치료제(항생제)
- 대사과정: 장관(gastrointestinal)에서의 흡수가 좋지 않기 때문에 IV로 투여

3. Antiepileptic Drugs(항간질약물)

1) Phenobarbital

- 기능: 서서히 작용하는 barbiturate은 발작(seizure)을 조절할 때 사용
- 대사과정: Phenobarbital 구강 투여 후 10시간에 최고 혈장 농도를 보인다.
  이 약물의 특징은 천천히 흡수되고 반감기가 길다는 것이다. 제거는 간과 신장의 여과에 의한다. Primidone은 phenobarbital의 불활성화 형태인데 phenobarbital로 빠르게 전환된다.

2) Phenytoin(diphenylhydantoin)

- 기능: 발작(seizure)을 조절할 때 사용하고 뇌의 정신적인 외상(trauma) 동안 뇌의 부종(swelling)과 상해(injuries)에 대한 보호 유지
- 대사과정: Phenytoin은 GI 흡수가 늦어 경구 투여한다. 수용액에서 낮은 용해성을 보이고 순환에서 90~95% 단백질이 결합한다. 간대사에 의해 제거됨

3) Valproic acid

- 기능: 발작(seizure)을 조절할 때 사용
- 대사과정: 경구투여, 순환에서 93% 단백질이 결합. 간대사에 의해 제거됨

4) Carbamazepine

- 기능: 발작(seizure)을 조절할 때 사용
- 대사과정: 경구투여, 순환에서 70-80% 단백질이 결합. 간대사에 의해 제거됨

4. Antipsychotic Drugs(항정신병성 약물)

1) Lithium

- 기능: 조울병(manic depression or bipolar disorder) 치료 약물
- 대사과정: Lithium carbonate의 형태로 경구투여, 순환에서 단백질과 결합하지 않음. 경구 투여후 2~4 시간에 plasma에서의 수치가 최고로 나타남. 신장의 여과로 의해 제거됨

2) Tricyclic antidepressants(TCAs)-삼환계 항우울제

- 기능: 우울증(depression), 불면증(insomnia), 극도의 무관심(extreme apathy), 그리고 성욕감퇴 등에 사용되는 약물
  TCA에는 amitriptyline, imipramine 그리고 doxepin을 포함한다.
- 대사과정: TCA는 구강 투여되지만 GI의 흡수는 낮다. 이 결과는 섭취 후 2~12시간에서 peak 농도를 보여주고 간대사에 의해 제거된다.

5. Bronchodilator Drugs(기관지 확장제 약물)

1) Theophylline

- 기능: 천식(asthma)와 다른 만성 폐쇄성폐질환(chronic obstructive pulmonary disorders, COPD)을 치료하는 약물
- 대사과정: 구강투여 후 간에서 대사되며, 신장에 의해 여과된다.

6. Immunosuppressive Drugs(면역억제제)

1) Cyclosporine

- 기능: 이식거부 억제와 이식편대숙주병(graft-versus-host disease, GVHD: 세포가 피이식자의 세포에 공격적으로 작용)에 사용
- 대사과정: 구강투여 후 간에서 대사되어 신장에서 여과된다.

2) Tacrolimus(Prograf)

- 기능: 이식 거부 억제와 이식편대숙주병(graft-versus-host disease, GVHD)에 사용
- 대사과정: 구강투여 후 간에서 대사되어 신장에서 여과된다.

3) Sirolimus(Rapamune)

- 기능: 이식 거부 억제와 이식편대숙주병(graft-versus-host disease, GVHD)에 사용
- 대사과정: 구강투여 후 간에서 대사되어 신장에서 여과된다.

7. Antineopplastic Drugs(항종양제)

1) Methotrexate

- 기능: 신생세포(neoplastic cells, 종양세포)의 증식을 억제하고 전이를 저지하는 약물
- 대사과정: IV로 투여하고 신장의 여과에 의해 제거됨

C. 독성학(Toxicology)

1. 특정 물질에 대한 분석

1) Alcohols

휘발성인 유기물질

① 종류

Ethanol: 만성 노출 시 간염과 간경화증 유발
Methanol: methanol이 formaldehyde로 전환되어 다시 formic acid로 대사되기 때문에 섭취했을 경우 매우 심각한 acidosis, 실명 그리고 사망까지 이르게 함
Isopropanol: 섭취 시 에탄올과 비슷한 중독증세가 나타나고 오랜기간동안 지속된다. 이것은 isopropanol이 acetone으로 대사가 되고 긴 반감기를 가지고 있기 때문이다.
Ethylene glycol(자동차 부동액에 들어 있음): 섭취 시 심각한 대사성 산증(metabolic acidosis)과 신장의 세뇨관 손상을 일으킴

② Ethanol의 분석

$$\text{Ethanol} + \text{NAD}^{+} \xrightarrow{\text{ADH}} \text{acetaldehyde} + \text{NADH}$$

Gas-Liquid chromatography(GLC)는 reference method로서 여러 종류의 알코올을 분별할 수 있고 그 양의 측정도 가능하다.

2) Carbon monoxide

일산화탄소는 hemoglobin에 매우 단단하게 결합(carboxyhemoglobin의 형태)하고 있기 때문에 산소가 hemoglobin에 결합하지 못하게 하여 매우 유독(toxic)하다.
뇌와 심장에서 저산소증 (hypoxia)을 유발

3) Cyanide

구강섭취, 흡입 그리고 피부를 통한 흡수 등의 다양한 경로를 통하여 노출될 때 극도로 유독하다. Cyanide는 hem iron과 mitochondrial cytochrome oxidase에 결합한다.

4) Metals

① Arsenic(비소)

단백질의 thiol group에 결합. 이온화 된 비소는 소변으로 배출

짧은 노출에 대한 분석은 혈액과 소변이 사용되고 반대로 장기간 노출에 대해서는 머리카락과 손톱을 시료로 사용한다.

② Lead(납)

납은 단백질에 결합하여 많은 효소의 작용과 heme synthesis를 방해한다. 섭취하거나 흡입 혹은 피부에 접촉하였을 때 독성이 생성된다.

아이들이 납에 중독 되었을 경우에 적혈구의 호염기 반점(basophilic stippling)이 나타나고 aminolevulinic acid와 coproporphyrin이 소변으로 배출되는 것이 증가한다.

납분석을 위해서는 전혈(whole blood)이 필수이다.

③ Mercury(수은)

수은은 단백질에 결합하여 많은 효소의 작용을 방해한다.

Atomic absorption spectrophotometry로 분석한다.

5) Pesticides(농약)

농약은 크게 살충제(insecticide)와 제초제(herbicide)가 있는데 음식을 오염시키고 피부를 통한 흡수, 흡입, 그리고 hand-to-mouth 접촉으로 흡입된다.

유기인산화합물(organophosphate)과 carbamate 살충제는 acetylcholinesterase를 저해한다.

6) 일반적으로 남용되는 치료제(Therapeutic drugs commonly abused)

① Salicylate(aspirin)

Analgesic(진통제), antipyretic(해열제) 그리고 anti-inflammatory(항염증제)로 사용

과다복용 하였을 경우 metabolic acidosis, respiratory alkalosis, 케톤체 형성 그리고 lactate의 과형성 등이 나타난다.

② Acetaminophen(Tylenol)

진통제(analgesic)로 사용

과다복용 하였을 경우 간독성(liver toxicity)이 나타남

7) 남용되는 약물(Drugs of abuse)

① Amphetamine and methamphetamine

암페타민은 주의력 결핍 과다활동 장애(attention deficit hyperactivity disorder), 기면증 및 비만 치료에 사용되는 강력한 중추 신경계 자극제이다.

② Anabolic steroids

근육 질량과 운동 능력을 높이기 위해 사용된다.

③ Cannabinoids

환각작용(hallucinogenic), 정신 안정 및 행복감(euphoria)을 느끼게 함, 정신 기능 및 단기 기억장애를 일으킴

Marijuana: Tetrahydrocannabinol(THC)-cannabinoid의 주요 구성성분

혈액에서 THC의 반감기는 1회 사용했을 경우에는 하루 그리고 만성적으로 사용한 다음에는 3~5일 정도의 반감기를 갖는다.

THC는 뇌와 지방조직 같은 친유성 조직(lipophilic tissue)에 분포되어 있고 제거는 간에 의해 대사되는 THC가 신장에 의해 여과되는 이 THC-COOH의 대사산물에 의존한다. THC-COOH(major urinary metabolite)는 1회 사용후 3~5일간 소변에서 측정이 가능하고 만성적인 사용 이후에는 4주간 측정이 가능하다.

④ 코카인(Cocaine)

국소 마취제로 사용되고 더 높은 양으로는 중추신경계의 자극제(CNSs timulant)로 사용된다.

반감기는 0.5~1시간이고 제거는 간대사에 의존한다.

Benzolecgonine(반감기 4~7시간)는 주요 대사산물이고 신장에 의해 여과된다.

Benzolecgonine는 1회 사용 후 3일간 소변에서 측정이 가능하고 만성적인 사용 이후에는 20일간 측정이 가능하다.

⑤ 아편(Opiates)

- 아편의 종류

자연적인 것(Naturally occurring): Opium, morphine, codein

화학적으로 변형한 것(Chemically modified): Heroin, dilaudid, oxycodone

합성된 것(Synthetic): Demerol, methadone, darvon, talwin, fentanyl

마약(narcotics)으로 진통제(analgesic), 진정제(sedative) 및 마취제(anesthetic)로 사용된다. 호흡성 중심 진정제(respiratory center depressant)는 repiratory acidosis를 일으킨다.

⑥ Phencyclidine(PCP)

자극제, 진정제, 마취제로 사용하고 환각효과를 일으킴

뇌와 지방조직 같은 친유성 조직(lipophilic tissue)에 분포되어 있고 제거는 간 대사에 의존된다.

⑦ 진정제(Tranquilizers)

- 진정제의 종류
  Barbiturates: Phenobarbital(오랫동안 작용), amobarbital(중간정도 작용) 그리고 secobarbital 과 pentobarbital(짧게 작용)
  Benzodiasepines: Diazepam(valium), chlordiazepoxide(librium), lorazepam(ativan)
- 중추신경계의 우울증(depression)을 일으키는 진정 수면제(sedative hypnotics)

Q & A

1 항간질약(항경련제)에 사용하는 대표적인 약물은?

2 심장활성약(강심제)에 사용하는 약물은?

3 사용되는 항생제는?

4 항우울증 치료제로 대표적인 것은?

5 면역억제제인 것은?

6 기관지 확장제로 대표적인 것은?

7 혈중 약물은 유리 상태로 있거나 단백질과 결합해 있다. 일반적으로 산성 약물과 결합하는 단백질은?

8 치료약물 측정법에는 무엇이 있는가?

9 장기 이식(특히 간 이식의 경우)에 사용되는 면역억제제는 무엇인가?

10 대표적인 면역억제제로서 측정 시 전혈(whole blood)을 사용하는 것은?

11 헤모글로빈에 매우 단단하게 결합하고 있기 때문에 산소가 헤모글로빈에 결합하지 못하여 매우 유독한 것은?

Q & A

12 진통제, 해열제 그리고 항염증제로 사용하고 과다복용 하였을 경우 대사성 산증, 호흡기성 알카리증, 케톤체 형성 그리고 lactate의 과형성을 유발하는 것은?

13 주의력 결핍 과다활동 장애, 기면증 및 비만치료에 사용되는 강력한 중추 신경계의 자극제인 것은?

14 근육 질량과 운동 능력을 높이기 위해 사용되는 것은?

15 Tetrahydrocannabinol(THC)-cannabinoid이 주요 구성 성분인 것은?

16 아편 종류에서 자연적인 것은?

17 아편 종류에서 화학적으로 변형된 것은?

memo

CHAPTER

12

비타민 및 표지자

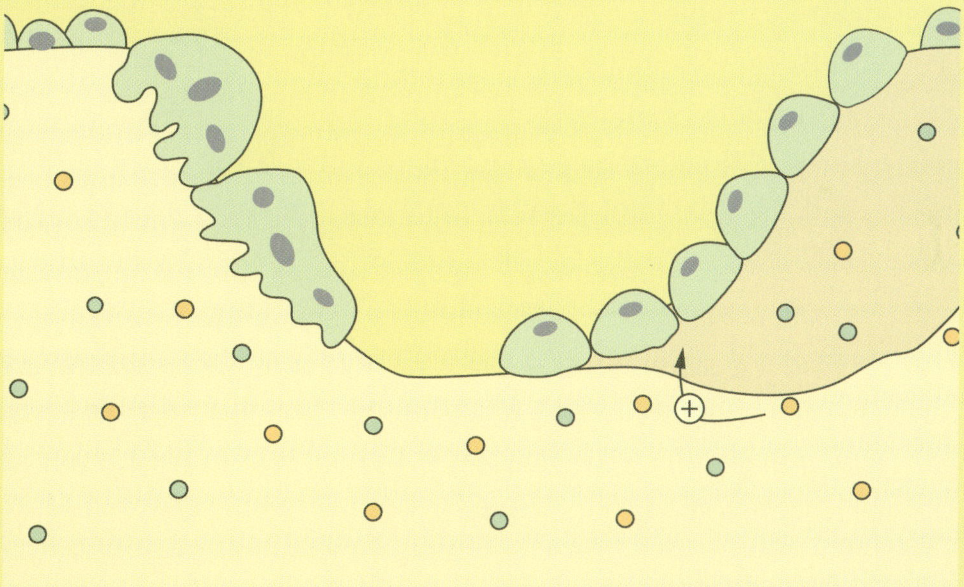

Chapter 12

비타민 및 표지자(Vitamins & Markers)

학습목표
1. 비타민의 종류와 결핍시의 특징
2. 임상에서 사용되는 주요 표지자
3. 뼈 표지자

Clinical Chemistry

A. Vitamins

비타민은 신체가 건강을 유지하고 유지하는데 필요한 필수 미량영양소인데 수용성(water-soluble, B 복합체 및 C 비타민)과 지용성(fat-soluble, 비타민 A, D, E 및 K)으로 나눌 수 있다. 각각의 비타민이 결핍이 되면 특이적인 질병이 발생한다(표 12-1, 12-2, 12-3).

지방 친화성(lipophilic or "fat-liking") 성질 때문에 림프계 (소장과는 반대로)를 통해 지용성 비타민이 흡수되고 이러한 지용성 비타민을 소화하기 위해 담즙이 필요하다.

지방 흡수를 저해하는 질병은 비타민의 결핍을 초래할 수 있다.

정기적인 보충이 필요한 수용성 비타민과는 달리, 지용성 비타민은 오랜 시간 동안 신체(예, 간, 지방조직 및 골격근 등)에 저장 될 수 있다. 결과적으로, 수용성 비타민은 균형 잡힌 식단으로 결핍의 가능성은 낮지만 지용성 비타민은 과다 복용으로 인해 독성을 일으킬 가능성이 더 크다.

1. 수용성 비타민

수용성 비타민은 물에 녹아 즉시 사용하기 위해 조직에 흡수되는데 신체에 저장되지 않기 때문에, 식단에서 정기적으로 보충해야 한다. 과량의 수용성 비타민은 빠르게 소변으로 배설되며 독성 수준으로 거의 축적되지 않지만 비타민 C와 같은 특정 유형의 수용성 비타민은 과도하게 섭취하면 설사를 일으킬 수 있다.

수용성 비타민에는 B complex group과 비타민 C가 있으며, 이들 각각은 다음과 같은 건강상의 이점을 제공한다.

1) 비타민 B_1(티아민, thiamine or thiamin)

음식에서 에너지를 방출하는데 도움이 되며 신경계 기능을 유지하는 데 중요하다.

티아민(비타민 B_1)은 신체가 영양소에서 에너지를 생성하도록 도와주고 세포의 성장, 발달 및 기능에 필요하다.

비만수술(bariatric surgery)을 받았거나 HIV/AIDS와 같은 증상이 있거나 만성 알코올 중독자이거나 이뇨제 푸로세미드(Lasix)와 같은 약물을 사용하는 사람들은 티아민 결핍의 위험이 있다. 티아민 결핍은 말초 신경손상과 관련된 상태인 베르니케-코르사코프 증후군(Wernicke-Korsakoff's syndrome, WKS) 또는 각기병(beriberi)을 유발할 수 있다.

드물지만 극단적인 티아민 결핍의 경우 각기병은 베르니케-코르사코프 증후군이라고하는 상태로 이어질 수 있는데 이 증후군은 심한 티아민 결핍으로 인한 뇌 손상의 한 형태이다. 각기병에는 두 가지 종류가 있는데 습한 각기병(wet beriberi)은 심혈관계에 영향을 미쳐 빠른 심장 박동수, 호흡 곤란 및 다리 부종을 유발하고 마른 각기병 (dry beriberi)은 신경계에 영향을 주어 손발의 마비, 혼동, 다리 이동 장애 및 통증을 유발한다.

베르니케-코르사코프 증후군(WKS)

비타민 B_1 또는 티아민의 결핍으로 인한 뇌 장애의 일종이다. 이 증후군은 사실 베르니케병(WD, Wernicke Disease)과 코르사코프 증후군(Korskoff Syndrome)이 동시에 발생할 수 있는 두 가지 질환이다. 보통, 사람들은 먼저 WD의 증상을 겪는다. WD는 또한 Wernicke의 뇌병증으로 알려져 있다. WKS의 증상으로는 혼동, 눈과 시력의 변화, 또는 과장된 스토리텔링이 있을 수 있다.

2) 비타민 B_2(리보플라빈, riboflavin)

좋은 시력과 건강한 피부를 촉진하는데 도움이 되며 아미노산 트립토판(tryptophan)을 니아신 (niacin)으로 전환시키는 데에도 중요하다.

이 비타민은 플라빈 모노뉴클레오타이드(FMN, Flavin Mononucleotide와 플라빈 아데닌디뉴클레오타이드(FAD, Flavin Adenine Nucleotide)의 두 가지 주요 조효소(coenzymes)의 필수성분이다. 이러한 코엔자임은 에너지 생산에 중요한 역할(

세포기능, 성장 및 발달, 지방, 약물 및 스테로이드의 대사)을 한다.

아미노산 트립토판을 니아신(비타민 B_3)으로 변환하려면 FAD가 필요하다. 마찬가지로, 비타민 B_6를 코엔자임 피리독살 5'-포스페이트(pyridoxal 5'-phosphate)로 변환하려면 FMN이 필요하다. 또한, 리보플라빈은 혈액에 있는 아미노산인 호모시스테인(homocystein)의 정상적인 수치를 유지하도록 도와준다.

3) 비타민 B_3(니아신, niacin, nitotinic acid)

소화(digestion), 신진대사(metabolism) 및 정상적인 효소의 작용의 기능을 돕고 건강한 피부와 신경을 촉진하는데 도움을 준다. 니아신은 혈중 LDL(bad) 콜레스테롤과 중성지방(triglyceride)를 낮추는 것으로 알려져 있다.

식이에서 니아신의 심각한 결핍은 설사(diarrhea), 피부염(dermatitis) 및 치매(dementia)뿐만 아니라 목 아래의 Casal 목걸이 병변(Casal's necklace lesions-펠라그라 환자에게 볼 수 있는 erythematous pigmented skin), 과다 색소침착(hyperpigmentation), 피부의 두꺼워 짐, 입과 혀의 염증, 소화 장애, 기억상실(amnesia) 등을 특징으로하는 질병 펠라그라(Pellagra)를 유발한다. 치료받지 않으면 결국 사망하게 된다.

4) 비타민 B_5(판토텐산-Pantothenic acid)

판토텐산은 일부 음식에 자연적으로 존재하고 다른 음식에 첨가되며 식이 보조제로 제공되는 필수 영양소이다. 이 수용성 B 비타민의 주요 기능은 코엔자임 A(CoA-coenzyme A)와 아실 운반체 단백질(acyl-carrier protein)을 합성하는 것이다.

CoA는 지방산 합성 및 분해, 아세틸(acetyl) 및 아실기(acyl)의 이동 및 다수의 다른 단백 동화(anabolic) 및 이화과정(catabolic)에 필수적이다. 아실 운반체 단백질의 주요 역할은 지방산 합성에 있다.

적혈구는 몸 전체에 판토텐산을 운반하고 조직에서 대부분의 판토텐산은 CoA의 형태이지만 아실 운반체 단백질 또는 유리(free) 판토텐산으로 더 적은 양이 존재한다.

5) 비타민 B_6(피리독신, pyridoxine)

단백질 대사와 적혈구, 인슐린, 헤모글로빈 생성에 도움을 준다.

피리독신은 인체에서 피리독살 5-포스페이트(pyridoxal 5-phosphate)로 전환되는데, 이는 아미노산, 신경전달물질(세로토닌, 노르에피네프린), 스핑고지질(sphingolipid) 및 아미노 레불린산(aminolevulinic acid)의 합성에 중요한 조효소로 사용된다.

비타민 B_6는 3개의 관련 화합물인 피리독신(pyridoxine), 피리독살(pyridoxal) 및 피리독사민(pyridoxamine)과 이들의 인산화 된 유도체, 피리독신 5'- 포스페이트(pyridoxine 5'-phosphate), 피리독살 5'-포스페이트(pyridoxal 5'-phosphate) 및 피리독사민 5'-포스페이트(pyridoxamine 5'-phosphate)의 총칭이라는 점에 유의해야 한다. 비록 이 여섯 가지 화합물을 기술적으로 비타민 B_6라고 해야 하지만, 비타민 B_6라는 용어는 일반적으로 그들 중 하나인 피리독신(pyridoxine)과 서로 바꾸어 사용된다.

6) 비타민 B_9(엽산, Folate or Folic acid)

엽산은 신체가 세포 분열에 필요한 DNA와 RNA 및 대사 아미노산을 만드는 데 필수적이다.

Folic acid 형태의 folate는 엽산 결핍으로 인한 빈혈을 치료하는 데 사용된다. 엽산은 또한 임신 중 여성의 보충제로 사용되어 아기의 신경관 결함(NTD, neural tube defects) 위험을 줄인다.

7) 비타민 B_{12}(코발라민, cobalamin)

코발라민으로도 알려진 비타민 B_{12}는 인체의 모든 세포의 신진 대사에 관여하는 수용성 비타민이다. DNA 합성과 지방산 및 아미노산 대사의 보조인자이다.

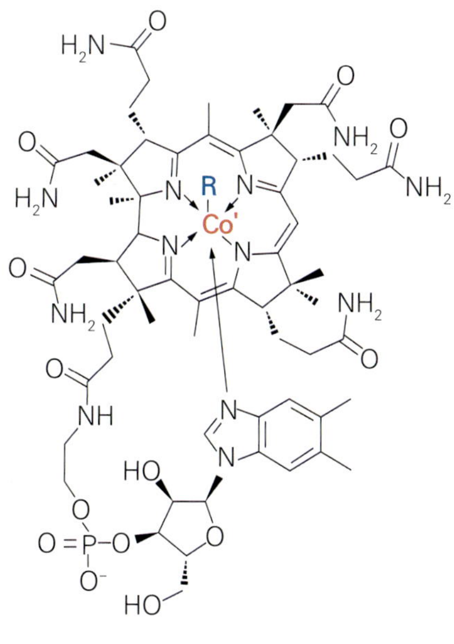

그림 12-1 비타민 B12의 구조

코발라민(cobalamin)으로도 알려진 비타민 B_{12}는 인체의 모든 세포의 신진대사에 관여하는 수용성 비타민이고 DNA 합성과 지방산 및 아미노산 대사의 보조인자이다. B_{12}의 구조는 헴에서 발견되는 포르피린 고리(porphyrin ring)와 유사한 코린 고리(corrin ring)를 기초로 하는데 중심의 금속이온은 코발트(cobalt)이다.

미엘린(myelin)의 합성과 골수에서 적혈구의 발달에 있어서의 역할을 통한 신경계의 정상적인 기능에서 특히 중요하다. 즉, 정상적인 적혈구 생산과 신경계 유지에 도움을 준다.

비타민 B_{12}는 8개의 B 비타민 중 하나이고 가장 크고 가장 구조적으로 복잡한 비타민이다. 코린(corrin, heterocyclic compound) 고리의 중심에 생화학적으로 희귀한 원소 코발트(화학 기호 Co)가 위치하고 있다(그림 12-1). 비타민 B_{12}를 생산하는 유일한 유기체는 특정 박테리아와 고세균(archaea)이다.

8) Vitamin H(Biotin)

비타민 H라고도 불리는 비오틴(H는 Haar und Haut, "머리와 피부"에 대한 독일어 단어), 비타민 B_7 또는 비타민 B_8(프랑스와 같은 많은 국가에서 비타민 B_7은 이노시톨(inositol)에 사용됨)은 수용성 B 비타민이다. 그것은 주로 지방, 탄수화물 및 아미노산의 이용과 관련하여 인간과 다른 유기체에서 광범위한 대사과정에 관여한다.

비오틴 결핍은 비오틴 대사에 영향을 미치는 하나 이상의 선천적 유전질환이나 불충분한 섭취로 인해 발생할 수 있다. 일반적으로 머리카락이 가늘어지거나 부서지기 쉬운 손톱 또는 피부 발진과 같은 경미한 증상을 유발할 수도 있다.

9) 비타민 C(ascorbic acid, ascorbate)

비타민 C는 괴혈병(scurvy)을 예방하고 치료하는 데 사용되고 조직의 복구와 특정 신경 전달 물질의 효소생산에 관여하는 필수 영양소이다. 여러 효소의 기능에 필요하며 면역계 기능에 중요하고 또한 항산화제(antioxidant)로의 기능을 한다. 항산화제인 비타민 C는 인체가 음식을 분해하거나 담배연기와 방사선에 노출 될 때 생성되는 분자인 자유 라디칼(free radicals)의 영향으로부터 세포를 보호하는 데 도움이 될 수 있는데 이러한 자유 라디칼은 심장병, 암 및 기타 질병을 일으킨다.

위장병 환자와 일부 유형의 암은 비타민C 결핍에 취약 할 수 있다. 비타민 C는 또한 위장관에서 철분흡수(iron absorption)를 증가시키는 데 사용된다. 심각한 비타민 C 결핍은 빈혈, 잇몸출혈(bleeding gums), 타박상 및 열악한 상처 치유(poor wound healing) 괴혈병(scurvy)으로 특징 지어지는 질병을 유발할 수 있다.

2. 지용성 비타민

지용성 비타민에는 네 가지 유형이 있는데, 각각 다른 이점을 제공한다.

1) 비타민 A

비타민 A는 망막수용체(retinal receptors) 에서 빛을 흡수하는 단백질인 로돕신(rhodopsin)의 필수 성분(그림 12-2)으로서 결막(conjunctiva)과 각막(cornea)의 정상적인 분화와 기능을 지원하기 때문에 시력에 매우 중요하다. 또한 비타민 A는 세포의 성장과 분화를 지원하여 심장, 폐, 신장, 기타 장기의 정상적인 형성과 유지에 중요한 역할을 한다.

두 가지 형태의 비타민 A가 있는데 하나는 미리 형성된 비타민 A(preformed Vitamin A, 레티놀과 그 에스테르화 된 형태인 레티닐에스테르-retinyl ester)와 프로비타민 A 카로티노이드(provitamin A carotenoid) 등이 있다.

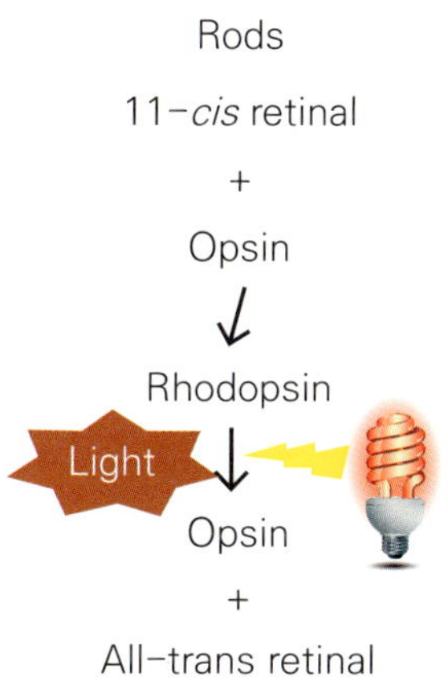

그림 12-2 Vitamin A의 대사과정

망막 (retina)은 시각적 이미지를 취해서 그것을 우리가"보는"이미지를 만들기 위해 뇌로 보내는 신경 신호로 바꾼다. 망막 내부에는 광수용체세포 (photoreceptor cells), rods 및 cones이 있는데 cones은 컬러비전을 담당하고, rods는 흑백을 보는 데 중요하다. Rods 내에서, 11-cis retinal은 opsin 단백질과 결합하여 로돕신 (rhodopsin)을 형성한다. 빛이 로돕신에 부딪치면 화합물은 opsin과 all-trans retinal로 분리된다. 이것은 우리가"볼"수 있도록 뇌에 신호를 보내는 것이다.
대부분의 all-trans retinal은 일련의 단계를 통해 11-cis retinal로 다시 변환되어 로돕신을 형성하는데 계속 사용될 수 있지만 이 재활용은 100% 효율적이지 않다. 로돕신을 계속 형성하는데 필요한 11-cis retinal을 제공하기 위해서는 비타민 A 저장 또는 지속적인 섭취가 필요하다. 일반적으로, 우리의 눈은 감소된 빛 조건에서 볼 수 있도록 이용 가능한 로돕신의 양을 증가시킴으로써 어둠에 적응한다. 로돕신이 충분하지 않은 사람은 야맹 (night blind)이 되어 눈이 조절되지 않거나 매우 느리게 조정되어 제한된 조명 조건에서 보지 못하게 된다.

2) 비타민 D

인(phosphorous)과 칼슘(calcium)의 흡수와 신진대사를 촉진하여 치아와 뼈의 발생을 돕는다. 비타민 D 결핍은 골밀도의 손실로 이어질 수 있으며, 이는 골다공증과 골절에 원인이 될 수 있다. 심각한 비타민 D 결핍은 다른 질병으로 이어질 수 있고 어린이의 경우 구루병이 발생할 수 있다. 구루병은 뼈가 부드러워지고 구부러지는 드문 질환이다(그림 12-3).

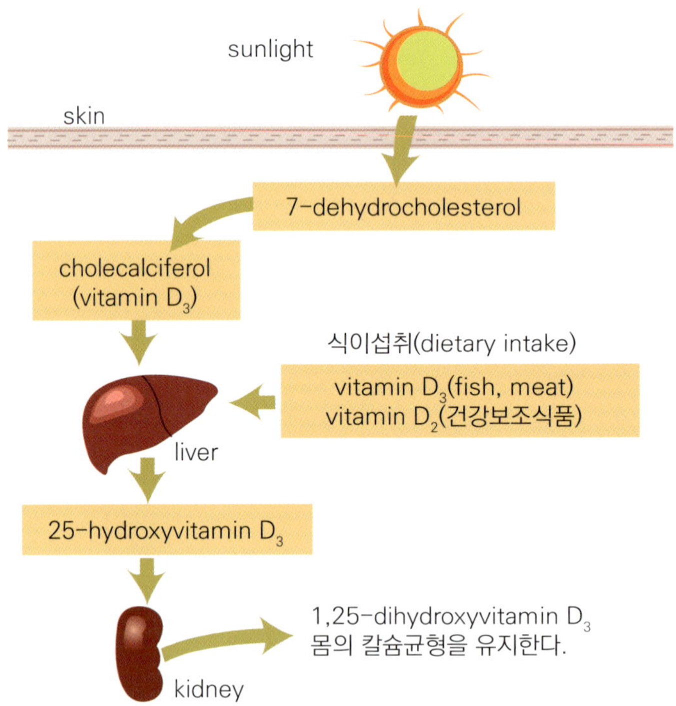

그림 12-3 | Vitamin D의 대사

식품에서 비타민 D를 D_2(식물에서 추출한 에르고칼시페롤-ergocalciferol) 또는 D_3(동물에서 나오는 콜레스칼시페롤-cholescalciferol)로 공급할 수 있지만 7-데히드록시 콜레스테롤(7-dehydroxycholesterol)에 작용하는 햇빛에서 UV-B 광선의 작용에 의해 피부에서 가장 효과적으로 합성된다. 그러나 D_2나 D_3(보충제 또는 식품에 존재하는 분자)은 생물학적으로 활성적인 비타민 형태가 아니다.
위의 그림을 보면 비타민 D가 첫 번째로 간에서 하이드록실화(hydroxylation)에 의해 어떻게 칼시디올 (calcidiol) (보통 25(OH)D 또는 "25-D"로 지정)로 변환 한 다음 신장에서 칼시트리올(calcitriol) ((1,25 $(OH)_2$ D or just "1,25-D")로 hydroxylated 하는지를 보여주고 있다. 그것은 생물학적으로 활성화되어 비타민 D 수용체 (VDR-vitamin D receptor)에 결합하고 내장에서 칼슘흡수와 같은 중요한 생물학적 기능을 연속적으로 활성화시키는 1,25-D 형태이다. 따라서 비타민 D가 효과적으로 작동하기 위해서는 간과 신장이 필요하다.

3) 비타민 E

비타민 E는 4개의 토코페롤(tocopherols)과 4개의 토코트리에놀(tocotrienols)을 포함하는 8가지 지용성 화합물의 그룹인데 그 중에서 알파 토코페롤은 인체에서 가장 활동적인 것, 다시 말하면 8가지 중에서 인체에서 사용되는 유일한 형태이다.

비타민 E 결핍은 드물고 일반적으로 비타민 E가 부족한 식이보다는 식이지방소화에 근본적인 문제가 있기 때문에 신경 문제를 일으킬 수 있다. 비타민 E는 지용성 항산화제(antioxidant)로서 활성산소(소위 free radicals)로부터 세포막을 보호한다.

4) 비타민 K(K는 독일어의 Koagulation에서 유래됨)

혈액 응고에 매우 중요하고 또한 뼈를 건강하게 유지한다.

비타민 K는 혈전(blood clot)형성을 도와 과도한 출혈을 예방하는 데 중요한 역할을 한다. 다른 많은 비타민과 달리 비타민 K는 일반적으로 식이보충제로 사용되지 않는다.

비타민 K는 실제로 화합물 그룹인데 이 화합물들 중 가장 중요한 것은 비타민 K_1과 비타민 K_2이다. 비타민 K_2 또는 메나퀴논(menquinone)은 세 가지 유형의 비타민 K 중 하나이며, 다른 두 가지는 비타민 K_1(필로퀴논, phylloquinone) 및 K_3(메나디온, menadione)이다.

K_2는 세균에 의해 합성되며 일반적으로 발효식품 또는 동물성 제품에서 발견된다(그림 12-4).

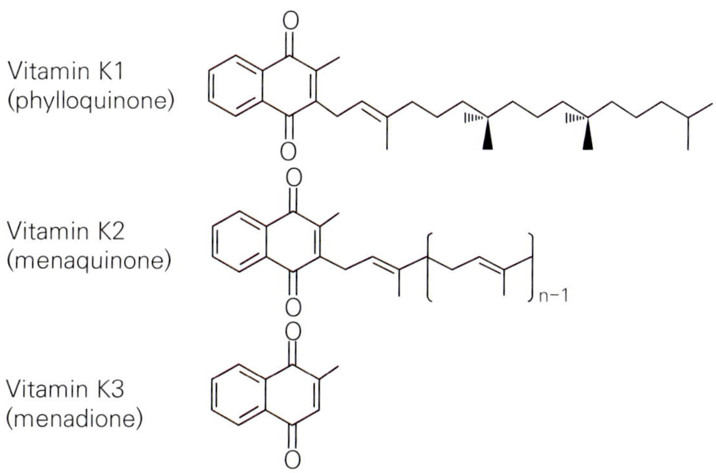

그림 12-4 Vitamin K의 화학적 구조

자연적으로 발생하는 비타민 K 형태에는 비타민 K_1과 비타민 K_2로 알려진 수많은 비타민이 포함된다. 비타민 K_1 또는 필로퀴논은 식물에 의해 합성되며 식이에서 주된 형태이고 비타민 K_2에는 종합적으로 메나퀴논이라고하는 다양한 비타민 K 형태가 포함된다. 대부분의 메나퀴논은 인간 장내 미생물에 의해 합성되며 발효식품 및 동물성 제품에서 발견된다.

표 12-1 지용성 비타민과 수용성 비타민의 특징 및 비교

지용성 비타민(fat-soluble vitamins)	수용성 비타민(water-soluble vitamins)
지방에 용해	물에 용해
흡수가 되기 위해 담즙(bile)과 지질(lipid)이 필요	장에 의해 쉽게 흡수
쉽게 배설되지 않으며 나중에 사용하기 위해 저장되므로 과다한 양으로 유독 할 수 있음	과다한 양은 소변으로 쉽게 배설되므로 과다 투여로 인한 독성이 거의 드뭄
간과 지방조직에 체내가 필요할 때까지 저장되므로 음식물(혹은 식이요법)로 자주 공급할 필요가 없음	상당한 양(비타민 B_{12}를 제외하고)으로 저장되지 않기 때문에 음식물(혹은 식이요법)로 자주 공급해야함
결핍증상이 느리게 발병(예. 몇 달~1 년이상)	결핍 증상이 빠르게 발병(예, 몇 주에서 몇 달)

표 12-2 각 비타민 결핍 시 나타나는 질병

Vitamin	Fat or Water soluble	Diseases in deficiency
Vitamin A(Retinol)	Fat-soluble	야맹증(night blindness)
Vitamin B_1(Thiamin)	Water-soluble	각기병(Beriberi)
Vitamin B_2(Riboflavin)	Water-soluble	구순증(Cheilosis), 설염(glossitis)
Vitamin B_3(Niacin)	Water-soluble	펠라그라(Pellagra)
Vitamin B_5(Pantothenic acid)	Water-soluble	구역질(nausea), 구토(vomiting), 근무력증
Vitamin B_6(Pyridoxine)	Water-soluble	습진(Eczema)
Vitamin B_9(Folic acid=folate)	Water-soluble	거대적아구빈혈(megaloblastic anemia) 거식증(anorexia)
Vitamin B_{12}(Cobalamin)	Water-soluble	대적혈구성빈혈증(macrocytic anemia)
Vitamin C(Ascorbic acid)	Water-soluble	괴혈병(Scurvy)
Vitamin D(Calciferol)	Fat-soluble	구루병(Rickets)
Vitamin E(Alpha-Tocopherol)	Fat-soluble	조산아의 용혈성질환
Vitamin H(Biotin)	Water-soluble	피부 및 안과질환
Vitamin K (K_1: Phytomenadione K_2: Menaquinones)	Fat-soluble	용혈(Hemorrhage)

표 12-3 특정 비타민 결핍으로 생기는 질병과 그 특징

질병	사진	결핍시의 특징
야맹증 (Night blindness, Nyctalopia)	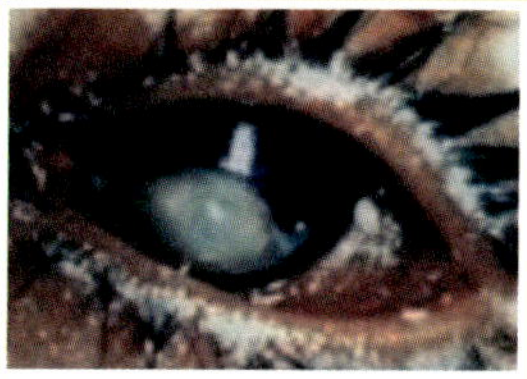	야맹증(night blindness, nyctalopia)은 시력장애의 일종이다. 야맹증이 있는 사람들은 밤에 시력이 좋지 않거나 불빛이 희미하게 비치는 환경을 경험한다. 야맹증의 원인으로는 비타민 A(레티놀)의 결핍도 있지만 녹내장(glaucoma)에 약물사용 및 백내장 (cataracts)으로 인한 원인도 있다.
각기병(BeriBeri)	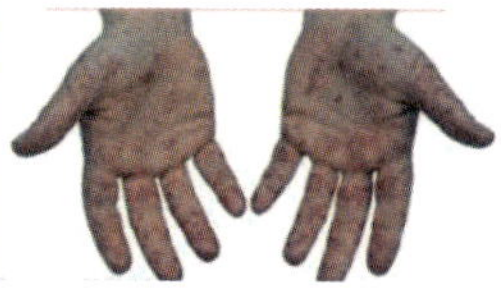	베리베리는 비타민 B_1(티아민) 결핍으로 인한 질병이다. 습식과 건식 각기병의 두 가지 유형이 있는데 습식은 심장 및 순환계에 영향을 미치고(심부전 유발) 건식 신경을 손상시키고 근육 강도를 감소시키고 결국 근육마비로 이어질 수 있다. 각기병은 치료받지 않으면 생명을 위협할 수도 있다.
구순증(Cheilosis)	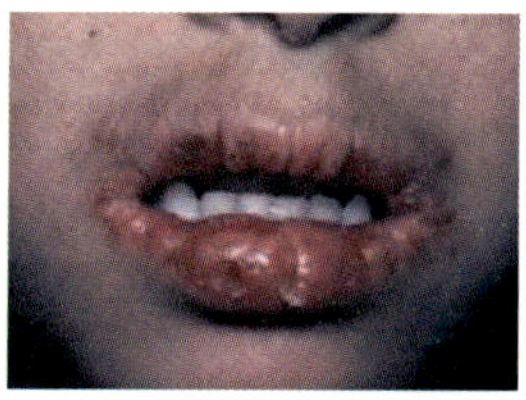	비타민 B_2(리보플라빈) 결핍증은 인후통과 통증이 있는 붉은 혀, 트고 갈라진 입술(cheilosis) 및 구각염(angular stomatitis)을 포함하여 구내염을 유발한다.
펠라그라(Pellagra)	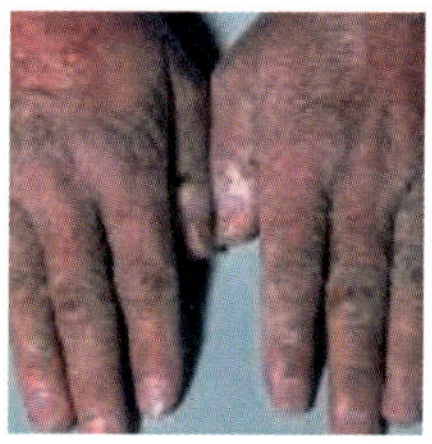	펠라그라는 비타민 B_3(니아신)이 부족하여 발생하는 질병으로 증상에는 염증이 있는 피부, 설사, 치매 및 구강 내 염증이 포함된다. 햇빛이나 마찰에 노출 된 피부 부위가 일반적으로 먼저 영향을 받는다(거친피부).
괴혈병(Scurvy)	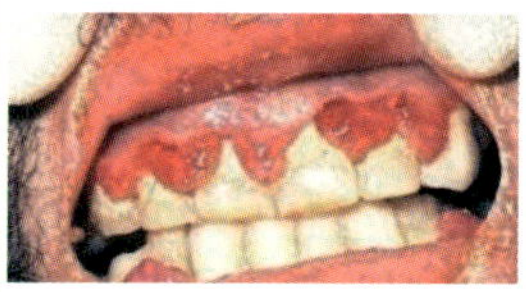	괴혈병은 비타민 C(ascorbic acid)가 부족하여 발생하는 질병 결핍의 초기증상에는 무기력, 피곤함 및 팔다리 통증이 포함된다. 치료하지 않으면 적혈구 감소, 잇몸질환, 모발 변화 및 피부출혈이 발생할 수 있다.
구루병(Rickets)	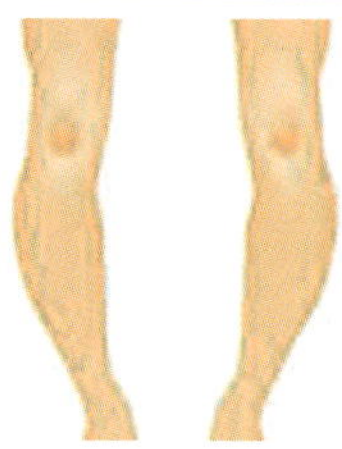	구루병은 비타민 D, 칼슘 또는 인산염이 부족하여 발생하는 골격 장애이다. 이 영양소는 강력하고 건강한 뼈의 발달에 중요하다. 구루병 환자는 연약하고 연한 뼈, 성장이 둔화되고 심한 경우 골격기형이 있을 수 있다.

(*Obtained from wikipedia, WebMD, Quora.com, masdmanuals.com, healthycivil.com)

B. 종양 표지자(Tumor Markers)

오늘날 일반적으로 tumor markers는 진단에 있어서 그리 유용하지는 못하지만 종양의 진행단계, 치료에 대한 반응을 모니터링, 환자의 결과를 예측 그리고 암재발을 검출하는데는 유용하게 사용된다(표 12-4).

이상적인 tumor marker의 특징 혹은 갖추어야 할 조건으로는

1. 쉽게 측정이 되어야 하고(measured easily)
2. 측정방법이 매우 높은 분석적인 민감도가 있어야 하고(High analytical sensitivity of assay method)
3. 측정방법이 매우 높은 분석적인 특이도가 있어야 하고(High analytical specificity of assay method)
4. 비용면에서 효율적이어야 하며(cost-effective)
5. 결과가 환자관리와 결과에 기여해야 한다(Test results contribute to patient and outcome) 등이 있다.

하지만 이러한 종양마커들은 다음과 같은 한계(limitation)를 가지고 있다.

종양마커 검사는 매우 유용한 정보를 제공할 수 있지만 다음과 같은 제한이 있다.

- 암 이외의 질병이나 질환이 있는 사람의 경우 많은 종양 표지자가 높아질 수도 있다.
- 일부 종양 마커는 특정 유형의 암에 특이적인 반면, 일부 종양 마커는 여러 유형의 암에서 볼 수 있다.
- 특정 유형의 암을 가진 모든 사람이 해당 종양 표지의 높은 수치를 가지는 것은 아니다.
- 모든 암에 관련된 것으로 확인된 종양 표지가 있는 것은 아니다.

결과적으로, 종양 마커만으로는 암 진단이 되지 않는다. 일부 유형의 암의 경우, 환자의 병력 및 신체 검사뿐만 아니라 다른 실험실 또는 영상검사(CT, MRI 등)와 관련하여 고려할 수 있는 추가 정보를 제공한다.

1. Prostate specific antigen(PSA, p30)

전립선 특이항원(PSA)은 주로 요도를 둘러싸고 정액의 일부를 구성하는 체액을 생성하는 남성의 작은샘인 전립선의 세포에 의해 생성되는 단백질이다. 전립선이 생성하는 대부분의 PSA는 이 액체로 방출되지만 소량의 PSA도 혈액으로 방출된다. PSA 시험은 전립선 암을 스크리닝하고 모니터링하기 위한 종양마커로서 사용될 수 있다. 선별의 목표는 전립선 암이 여전히 전립선에 국한된 상태에서 전립선 암을 감지하는 것이다.

PSA의 높은 혈중 농도는 전립선 암과 관련이 있지만 전립선 염증(prostatitis)과 양성 전립선 비대증(BPH, benign prostatic hyperplasia)에서도 볼 수 있다. PSA 수치는 나이가 들어감에 따라 모든 남성에서 증가하는 경향이 있다. PSA는 결정적인 암 진단법이 아니다. 전립선 암을 식별하기 위한 gold standard 방법은 전립선 생검(prostate biopsy)으로, 전립선 조직의 작은 샘플을 수집하고 현미경으로 비정상 세포를 식별하는 것이다. 또한, 이 PSA(p30이라고도 함)은 법의학계에서 정액의 존재에 대한 마커(성폭력에 대한)로서 잘 특성화되어 있다.

2. α_1-Fetoprotein(AFP)

태아 종양 당단백질 항원(oncofetal glycoprotein antigen)

α_1-Fetoprotein(AFP)은 태아의 난황낭(embryonic yolk sac)과 간(fetal liver)에서 생산되는 혈장단백질(plasma protein)이고 혈청, 양수(amniotic fluid) 및 소변 내의 AFP 수치는 선천성 장애(congenital disabilities), 염색체 이상(chromosomal abnormalities) 및 기타 성인 발생 종양 및 병리학에 대한 선별 검사로서 기능을 한다.

성인의 AFP 증가는 간세포 암(hepatocellular carcinom), 고환 및 난소 기형암종(testicular and ovarian teratocarcinomas), 췌장암(pancreatic carcinoma), 위 및 결장암(gastric and colonic carcinomas)과 관련이 있다. 또한, 바이러스성 간염(viral hepatitis) 및 만성 활동성 간염(chronic active hepatitis) 등의 증상이 있는 성인에서도 증가된다.

* Reference range in adults: 〈 20 ng/mL

3. Carcinoembryonic antigen(CEA)

Carcinoembryonic 항원은 세포부착(cell adhesion)과 관련된 당단백질(glycoprotein)이다. CEA는 태아 발달 중에 정상적으로 위장조직(gastrointestinal tissue)에서 생산되지만 출생 전에 생산이 중단되어 결과적으로, CEA는 대개 건강한 성인의 혈액에서 매우 낮은 수준으로 존재하게 되지만 어떤 특정 암에서 CEA는 증가한다.

CEA test는 가장 흔하게 결장(혹은 직장암-colorectal cancer)의 진단하는 검사로 사용되고 있지만 유방암, 폐암, 췌장암, 위암, 간암, 난소암 등에서도 CEA가 증가가 되고 암이 아닌 상태(non-cancerous conditions)에서도 증가한다. 여기에는 소화성 궤양(peptic ulcer), 궤양성 대장염(ulcerative colitis), 직장의 폴립(rectal polyps), 폐기종(emphysema), 췌장염(pancreatitis) 혹은 담낭염(cholecystitis) 등이 있고 특히 흡연자들에게서도 비흡연자들보다 2배 이상의 CEA 수치를 볼 수 있다.

* Reference range: $\leq$ 3 ng/mL(대부분 건강한 사람들은 이 수치 이하이고 암이 성공적으로 제거되었다면 1~4개월 사이에 정상적인 수치로 되돌아온다)

4. Human chorionic gonadotropin(hCG)

hCG는 당당백으로 α- 그리고 β-subnits으로 구성되어 있는데 β-subnit이 독특하여 다른 호르몬에 대하여 흔하지 않지만 α-subnit은 흔하다.

인간 chorionic 성선 자극호르몬(Human chorionic gonadotropin-hCG)은 착상 후 태반에 의해 생성되는 호르몬이다. 일부 임신검사(hCG 임신 스트립 검사)에서 hCG의 존재가 발견된다. 일부 암종양(cancerous tumor)은 이 hCG 호르몬을 생성하여 환자가 임신하지 않을 때 측정 한 수치가 높으면 암 진단을 받을 수 있다.

황체 형성호르몬(luteinizing hormone-LH)으로 알려진 hCG의 뇌하수체 유사체(analog)는 모든 연령의 남성과 여성의 뇌하수체에서 생산된다.

정상적으로 자궁의 영양배엽세포(trophoblast cells-난자를 자궁벽에 부착시키며 난자에 영양분을 공급한다)에 의해 분비되는데 분비증가는 영양배엽세포의 종양(trophoblastic tumor), 융모막 종양(choriocarcinoma), 난소종양(ovarian tumor)과 연관이 있다.

5. CA 15-3

Cancer antigen 15-3(CA 15-3)은 유방암(breast cancer) 치료 및 질병 재발에 대한 반응을 모니터링하는 데 사용되고 CA 15-3의 기준 범위는 30 U/mL 미만이지만 범위의 상한값은 시험에 사용 된 검사실과 키트에 따라 조금씩 다르게 나타난다.

만성간염(chronic hepatitis), 결핵(tuberculosis) 및 전신성 홍반성 루푸스(systemic lupus erythematosus, SLE)와 같은 비악성질환(nonmalignant disease)에서도 CA 15-3의 높은 수치가 관찰된다.

6. CA 125

CA 125는 난소암(ovarian cancer) 및 자궁내막암(endometrial cancer)의 진단 및 관리에 임상 용도로 권장되는 유일한 종양 표지자(tumor marker)이다.

* Reference range: 0~35 units/mL (0~35 kU/L)

7. CA 19-9

CA 19-9의 높은 수치는 흔히 췌장암(pancreatic cancer)의 징후이지만 때로는 간경화(cirrhosis)나 담석(gallstone) 등 다른 유형의 암 또는 암이 아닌 질환(noncancerous disorders)에서도 나타날 수 있다.

* Reference range: 〈 37 U/mL 이하

표 12-4 최근에 임상에서 사용되는 Tumor markers

Malignancy (악성종양)	Tumor markers	Tumor marker detection method	Suggested role
Adrenal carcinoma (부신암종)	Steroids Catecholamines	Serology	D
Breast(유방)	CA 15-3, CA 27,29 ER/PR/Her-2neu	Serology/Tissue IHC Tissue IHC	M,R RT
Carcinoid(암양종)	5-HIAA	Serology/Urine	D
Colorectal(결장), Stomach(위), Pancrease(췌장)	CEA, CA 19-9	Serology/Tissue IHC	P,M
Choriocarcinoma (융모암)	β-hCG	Serology/Tissue IHC	D,P,M
Germ cell tumors (생식세포암)	AFP, β-hCG, LDH, PLAP (Seminoma)	Serology/Tissue IHC Serology	D,P,M P,M
Hepatoma(간세포암)	AFP	Serology/Tissue IHC	S,D,P,M
Lung (non-small cell) cancer	CYFRA21-1, SCC	Serology	D,P
Lung (small cell) cancer	NSE, proGRP	Serology	D,P
Lymphomas(림프종)	LDH, Cytogenetic alterations	Serology Genetic analysis	D,P D
Melanoma(흑색종)	Tyrosinase, S100	Serology	D
Myeoloma(골수종)	Immunoglobulins	Serology	D,P
Ovarian(난소)	CA 125	Serology/Tissue IHC	M,D,R
Prostate(전립선)	PSA	Serology/Tissue IHC	S,M,D,P
Sarcoma(육종)	Cytogenetic alterations	Genetic analysis	D
Thyroid(갑상선)	Thyroglobulins Calcitonin (medullary carcinoma)	Serology/Tissue IHC Serology	S,M S,M,P

*M: Monitoring, R: Recurrence, S: Screening, P: Prognosis, D: Diagnosis
RT: Response to Therapy, AFP: Alfa-fetoprotein, β-hCG: Beta human Chorionic Gonadotropin, CA: Carbohydrate antigen, CEA: Carcinoembryonic antigen, ER: Estrogen receptor, HIAA: Hydroxy Indole Acetic Acid, LDH: Lactate Dehydrogenase, PLAP: Placental Alkaline Phosphatase, PR: Progesterone Receptor, PSA: Prostate-Specific Antigen
CYFRA: cytokeratin-19 fragment, SCC: Squamous-Cell Carcinoma, NSE: Neuron-Specific Enolase
proGRP: Progastrinreleasing peptide

C. 뼈 표지자(Bone markers)

뼈 재형성(Bone remodeling, 또는 뼈대사-bone metabolism)은 뼈에서 성숙한 뼈조직을 제거하고(파골세포에 의한 골 재흡수-bone resorption by osteoclasts라고하는 과정) 조골세포에 의한 새로운 뼈조직을 형성하는(골화-ossification 또는 새로운 뼈형성-bone resorption by osteoblasts) 과정이다(그림 12-5).

1. Bone turnover vs Bone remodelling(or bone metabolism)

기본적으로 뼈회전율은 일정 기간동안 재흡수 및 형성되는 뼈의 총부피를 의미하며 일반적으로 백분율(percent/year으로 표시된다. 뼈회전율은 관련된 뼈 바이오마커(bone biomarkers를 측정하여 추정 할 수 있다[1].

반면 뼈의 리모델링은 골격 전체에 걸쳐 활성과정(active process)으로 정의되며, 칼슘 항상성(calcium homeostasis)에 필수적이며 골격 파골세포와 조골세포의 결합 된 활동을 통해 골격의 완전성을 유지한다[2]. 성인의 경우 뼈 전환율은 주로 뼈 재형성을 통해 발생한다[3].

〈참고문헌〉
[1] Parfitt AM. Bone. 2004; 35(1):1-3.
[2] Fazzalari NL. Semin Cell Dev Biol. 2008; 19(5):467-72.
[3] Parfitt AM et al. J Bone Miner Res. 1996; 11(2):150-9.

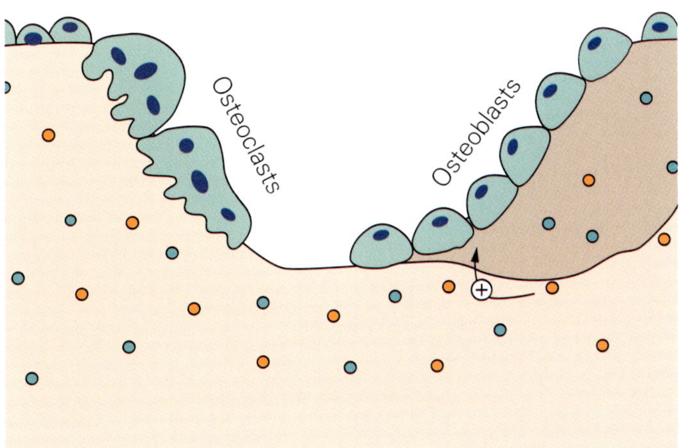

그림 12-5 뼈 조직은 파골세포에 의해 제거되고, 새로운 뼈 조직은 조골세포에 의해 형성된다. 두 과정 모두 사이토카인 (TGF-β, IGF) 신호를 이용한다. TGF (Transforming growth factor), IGF (Insulin-like growth factor)

중년이 되면 칼슘대사, 칼슘 및 비타민D 결핍, 에스트로겐 수치의 변화와 같은 호르몬 요인으로 인해 뼈를 대체 할 수 있는 것보다 뼈를 빨리 잃기 시작한다. 조골세포 및 파골세포에 의해 생성 된 단백질을 측정하면 특히 폐경기 이후 골다공증의 관리에서 골 전환율(bone turnover)의 실시간 평가를 제공 할 수 있다.

임상에서 사용 중인 bone biomarkers에서

골형성(Bone formation)의 markers는 bone-specific alkaline phosphatase (BAP), osteocalcin(OC) 그리고 procollagen peptides 등이 있다. 이들 모두는 면역 분석기술(immunoassay technique)에 의해 쉽게 측정 될 수 있다. 이 마커들 중에서 OC가 광범위하게 연구되었지만 OC는 시험 관내 분해(in vitro degradation)를 겪으므로, 분석결과는 가변적(variable)이다. 반면에 BAP는 훨씬 더 안정적이며 개인의 생물학적 변화가 적다.

뼈흡수(Bone resorption)에 대한 markers는 tartrate-resistant acid phosphatase(TRAP), collagen breakdown products [Pyridinoline(PYD)와 deoxypyridinoline(DPD)-specific cross-links formed within structural collagens] 그리고 cross-linked telopeptides(CTx and NTx) 등이 있는데 이들 중 deoxypyridium (DPD)이 광범위하게 연구되어왔다. DPD는 일주 변동을 보여 주며 개체 내 생물학적 변동이 크다. 최신 분석 중에서 NTx는 폐경기에서 큰 차이를 보여준다.

따라서, 혈청 BAP 및 DPD 또는 NTx가 현재 골 마커로서 선택되어 사용하고 있다.

[Reference: Swaminathan R. Clin Chim Acta. 2001 Nov;313(1-2):95-105]

Q & A

1 수용성 비타민은?

2 지용성 비타민은?

3 비타민 B_1을 다른 용어로 무엇이라고 하고 결핍시 나타는 질병은?

4 비타민 B_2의 다른 용어는?

5 비타민 B_3의 다른 용어는?

6 산화환원 효소에 관여하는 조효소인 NAD(P)의 성분인 것은?

7 아실기 전이효소에 관여하는 CoA의 성분은?

8 비타민 B_6의 화학명은?

9 AST, ALT 그리고 carboxylase의 조효소로 사용되는 것은?

10 비타민에서 유일하게 금속인 코발트(Co)를 함유한 것은?

11 비타민 B_{12}의 화학명은?

Q & A

12 결핍 시 신경관이 닫히지않아 무뇌증을 유발할 수 있는 비타민은?

13 결핍시 괴혈병(scurvy)을 일으키는 비타민과 그의 화학명은?

14 로돕신(rhodopsin)의 구성성분이고 시각과 관련 있는(시각회로에 사용되는) 비타민은?

15 비타민 A를 다른 명칭과 결핍시 나타나는 질환은?

16 비타민 E의 화학명은?

17 혈액응고시간의 지연과 영아에서의 출혈은 어떤 비타민의 결핍에 의한 것인가?

18 항산화 작용이 있는 두 가지 비타민은?

19 펠라그라(Pellagra-거친피부)는 어떤 비타민의 결핍에 의한 질환인가?

20 피부에서 햇빛의 존재 하에서 콜레스테롤로부터 만들어지는 비타민은?

21 CEA(carcinoembryonic antigen, CEA)는 어떤 질환의 표지자인가?

Q & A

22 CA19-9는 어떤 질환의 표지자인가?

23 CA 125는 어떤 질환의 표지자인가?

24 CA15-3는 어떤 질환의 표지자인가?

25 갈색세포종(크롬친화세포증), 신경아세포종등에 사용되는 markers는?

26 전립샘암에 사용하는 markers는?

27 간세포암에 사용하는 markers는?

28 β_2-microglobulin(β_2-MG)는 어떤 질환의 표지자인가?

29 뼈형성 표지자(bone formation markers)로 사용되는 것은?

30 뼈재흡수(bone resorption) 표지자는?

31 폐경기 여성에서 현저하게 증가하며, 에스트로젠 등 뼈 흡수 억제제에 민감하게 반응하며, 골다공증(osteoporasis) 치료제에 조기에 민감하게 반응하는 표지자는?

Q & A

32 심부전이나 심근경색시에 심근의 부하에 의해 분비가 촉진되며, 심부전의 지표로서 측정되고 있는 것은?

33 심근경색 발작 후 혈액에 가장 빨리 증가되는 표지자는 무엇인가?

34 여러 가지 종류의 암에서 증가하는 경향을 보이는 marker는?

Supplements

건강검진의 결과지

혈액 종합검사 결과 종합소견

[혈액질환 관련검사] 검사하신 범위 내에서 정상입니다.

[혈액형 검사] 혈액형은 0+형 입니다.

[빈혈관련검사] 검사하신 범위 내에서 정상입니다.

[간기능 관련검사] 검사하신 범위 내에서 정상입니다.

[간염바이러스검사] A형간염 바이러스에 대한 IgG 항체가 음성입니다. A형간염에 대한 예방접종을 권합니다. HBsAg 음성, HBsAb 양성입니다. B형간염바이러스에 면역상태입니다. C형간염항체 음성으로, 현재 C형간염에 걸리지 않은 것으로 판단됩니다.

[지질, 심혈관계 관련검사] 중성지방의 증가가 관찰됩니다. 동맥경화 및 심장질환의 위험도 증가와 관련이 있으므로 생활습관의 개선이나 약물치료를 권합니다. 중성지방은 검사전 음식섭취에 영향을 크게 받으므로 금식없이 채혈하셨다면 12시간 정도 금식 후 재검사를 권합니다. 비타민D 저장량(25OH-비타민D)이 부족합니다. 비타민D가 부족하면 골다공증, 골연화증, 심장질환, 뇌졸중, 근육강직 및 뼈의 통증이 발생할 수 있습니다(결핍 〈20.0, 부족 20.0-29.9, 충분 30.0-100.0, 과잉 〉 100.0).

[요. 분변검사] 검사하신 범위 내에서 정상입니다.

[혈당관련검사] 공복 혈당, 당화혈색소(HbA1c)가 높습니다. 당뇨병은 대부분 증상이 없으나, 갈증을 느끼고 소변양이 많고 밤에 소변을 자주 보게 됩니다. 당화혈색소는 최근 2-3개월 동안의 평균 혈당을 의미합니다.

[신장기능 관련검사] 검사하신 범위 내에서 정상입니다.

[전해질 및 신진대사검사] 칼륨이 높습니다. 가장 흔한 원인은 신장기능이상이며 검체분리 지연시에도 위증가를 보입니다.

[갑상선 검사] 갑상선자극호르몬(TSH), T3가 정상범위이고 FT4의 증가가 관찰됩니다. 갑상선호르몬저항증이나 T4단백결합이상 등과 관련이 있으나 일시적인 결과를 배제하기 위하여 재검을 권합니다.

[췌장관련검사] 검사하신 범위 내에서 정상입니다.

[통풍 및 류마티즘인자 검사] 요산이 증가되었습니다. 통풍의 원인이 되며 고단백식, 음주, 비만, 효소 결핍 등에 의해서 증가합니다.

[매독질환 관련검사] 매독 RPR정밀 음성입니다. 매독검사 정상입니다.

[감염증 관련검사] 검사하신 범위 내에서 정상입니다.

[바이러스 항체검사] AIDS 검사 음성입니다.

[종양(암)표지 혈액검사] 종양표지자검사는 검사하신 범위 내에서 정상입니다.

혈액 종합검사 결과

검사항목	결과	판정	참고치	단위	이전결과	이전판정	관련질환
[혈액질환 관련검사]							
WBC	7.4	◎	4.0-10.0	Thos/μL			급,만성염증질환
Diff. count2	**						백혈구감별
Band	0.0	◎	0.0-6.0	%			백혈구감별
Neutrophil(Seg)	54.0	◎	38.0-78.0	%			백혈구감별
Lymphocyte	39.2	◎	17.0-46.0	%			백혈구감별
Monocyte	5.5	◎	2.0-8.0	%			백혈구감별
Eosinophil	0.9	▼	1.0-6.0	%			백혈구감별
Basophil	0.4	◎	0.0-2.0	%			백혈구감별
Atypical lymphocyte	0.0	◎	0	%			백혈구감별
Metamyelocyte	0.0	◎	0	%			백혈구감별
Myelocyte	0.0	◎	0	%			백혈구감별
Promyelocyte	0.0	◎	0	%			백혈구감별
Blast	0.0	◎	0	%			백혈구감별
Immature cell	0.0	◎	0	%			백혈구감별
nRBC	0.0	◎	0	/100WBCs			백혈구감별
RBC	4.99	◎	남 4.2-6.3	Mil/μL			빈혈, 적혈구증다증
Hemoglobin	13.8	◎	남 13-17	g/dL			빈혈, 적혈구증다증
Hct	43.4	◎	남 39-52	%			빈혈, 적혈구증다증
MCV	87.0	◎	남 81-96	fL			혈액질환, 빈혈감별
MCH	27.7	◎	남 27-33	pg			혈액질환, 빈혈감별
MCHC	31.8	◎	30.0-35.0	%			혈액질환, 빈혈감별
RDW	12.0	◎	11.5-14.5	%			혈액질환, 빈혈감별
Platelet	357	◎	130-400	Thous/μL			혈소판, 출혈성질환
PCT	0.38	◎	남 0.19-0.39	%			출혈성질환
MPV	10.5	◎	남 9.3-13.0	fL			출혈성질환
PDW	12.5	◎	남 9.7-18.5	fL			출혈성질환
[혈액형 검사]							
ABO. Rh	O+						혈액형
[빈혈관련검사]							
Iron (Fe)	102	◎	33-193	μg/dL			철결핍질환
TIBC	287	◎	남 235-461	μg/dL			철결핍질환
UIBC	185	◎	남 125-345	μg/dL			철결핍질환
Ferritin	134.7	◎	남 22-322	μg/mL			철결핍질환

판정 : ◎ 정상, ▲ 증가, ▼ 감소

[혈액질환 관련검사] 검사하신 범위 내에서 정상입니다.
[혈액형 검사] 혈액형은 O+형입니다.
[빈혈관련검사] 검사하신 범위 내에서 정상입니다.

혈액 종합검사 결과

검사항목	결과	판정	참고치	단위	이전결과	이전판정	관련질환
[간기능 관련검사]							
Protein total	7.7	◎	6.4-8.3	g/dL			간기능, 영양상태
Albumin	4.7	◎	3.5-5.2	g/dL			간기능, 영양상태
Globulin	3.0	◎	2.3-3.3	g/dL			간기능, 영양상태
A/G ratio	1.5	◎	1.0-2.1				간기능, 영양상태
Bilirubin total	0.38	◎	〈1.2	mg/dL			황달, 간, 담도질환
Bilirubin direct	0.16	◎	〈0.3	mg/dL			황달, 간, 담도질환
AST	16	◎	남 〈40	U/L			간기능, 영양상태
ALT	21	◎	남 〈41	U/L			간기능, 영양상태
LDH	163	◎	≤250	U/L			근육질환
Alk. phophatase	70	◎	남 40-130	U/L			황달, 간, 담도질환
r-GTP	29	◎	남 10-71	U/L			알콜성 간질환
[간염바이러스 검사]							
HAV IgG	Negative 0.10		Negative 〈1.00	S/CO			A형간염
HBs Ag 일반	Negative		Negative				B형간염 감염
HBs Ag 일반	Positive		Negative				B형간염 항체
HCV Ab	Negative 0.06		Negative〈1.00	S/CO			C형간염

판정 : ◎ 정상, ▲ 증가, ▼ 감소

[간기능 관련검사] 검사하신 범위내에서 정상입니다.

[간염바이러스검사] A형간염 바이러스에 대한 IgG 항체가 음성입니다. A형간염에 대한 예방접종을 권합니다.
HBsAg 음성, HBsAb 양성입니다. B형간염바이러스에 면역상태입니다.
C형간염항체 음성으로, 현재 C형간염에 걸리지 않은 것으로 판단됩니다.

혈액 종합검사 결과

검사항목	결과	판정	참고치	단위	이전결과	이전판정	관련질환
[지질, 심혈관계 관련검사]							
CPK total	261	◎	남 39-308	U/L			심장질환, 다발성근염
Cholesterol total	165	◎	정상 <200	mg/dL			동맥경화, 고지혈증, 고혈압
Triglyceride	230	▲	정상 <150	mg/dL			동맥경화, 고지혈증, 고혈압
HDL cholesterol	47	◎	40-60	mg/dL			동맥경화, 고지혈증, 고혈압
Phospholipid	193	◎	145-257	mg/dL			고지혈증
Beta-Lipoprotein	435	◎	220-650	mg/dL			고지혈증
Free cholesterol	55	◎	<67	mg/dL			고지혈증
25-(OH) Vitamin D	20.1	▼	결핍 <20.0	ng/dL			심혈관질환, 비타민D결핍
(Cal.)LDL cholesterol	72	◎	정상 <130	mg/dL			고지혈증

판정 : ◎ 정상, ▲ 증가, ▼ 감소

[지질, 심혈관계 관련검사] 중성지방의 증가가 관찰됩니다. 동맥경화 및 심장질환의 위험도 증가와 관련이 있으므로 생활습관의 개선이나 약물치료를 권합니다. 중성지방은 검사전 음식섭취에 영향을 크게 받으므로 금식없이 채혈하셨다면 12시간 정도 금식후 재검사를 권합니다.

비타민D 저장량(25OH-비타민D)이 부족합니다. 비타민D가 부족하면 골다공증, 골연화증, 심장질환, 뇌졸중, 근육강직 및 뼈의 통증이 발생할 수 있습니다(결핍 <20.0, 부족 20.0-29.9, 충분 30.0-100.0, 과잉 >100.0).

혈액 종합검사 결과

검사항목	결과	판정	참고치	단위	이전결과	이전판정	관련질환
[요, 분변검사]							
Urinalysis 7종	**						소변검사
pH	6.0	◎	4.6-8.0				소변검사
Nitrite	Negative		Negative				소변검사
S.G	1.021	◎	1.005-1.030				소변검사
Protein	Negative		Negative				소변검사
Glucose	Negative		Negative				소변검사
Ketone	Negative		Negative				소변검사
Bilirubin	Negative		Negative				소변검사
Blood	Negative		Negative				소변검사
Urobilinogen	Trace		Trace				소변검사
Microscopic examination	**						소변검사
RBC	0-1		남 0-3	개/HPF			소변검사
WBC	0-1		남 0-3	개/HPF			소변검사
E.P cells	0-1		0-3	개/HPF			소변검사
Casts	Not found		Not found	개/HPF			소변검사
Bacteria	Not found		Not found				소변검사
Crystals	Not found		Not found	개/HPF			소변검사
Other	Not found		Not found				소변검사

판정 : ◎ 정상, ▲ 증가, ▼ 감소

[요.분변검사] 검사하신 범위 내에서 정상입니다.

혈액 종합검사 결과

검사항목	결과	판정	참고치	단위	이전결과	이전판정	관련질환
[혈당관련검사]							
Glucose (NaF)	163	▲	74-106	mg/dL			당뇨
HbA1c-NGSP	5.96	▲	정상치 ≤5.6	%			당뇨
[신장기능 관련검사]							
BUN	12.2	◎	18-60세 6-20	mg/dL			신장기능
Creatinine(S)	0.95	◎	남 0.70-1.20	mg/dL			신장기능
B/C ratio	12.8	◎	3.2-20.8	ratio			신장기능
[전해질 및 신진대사검사]							
Sodium(Na)	140	◎	136-145	mmol/L			전해질대사
Potassium(K)	5.5	▲	3.5-5.1	mmol/L			전해질대사
Chloride(Cl)	99	◎	98-107	mmol/L			전해질대사
Phosphorus(Pi)	3.1	◎	2.5-4.5	mg/dL			전해질대사, 부갑상선질환
Calcium(Ca)	9.7	◎	8.6-10.0	mg/dL			전해질대사, 부갑상선질환
Ca. ionized	1.35	◎	1.05-1.35	mmol/L			전해질대사, 부갑상선질환
Osmolality	298	◎	270-310	mOsm/kgH_2O			전해질대사
CO_2, total	26	◎	22-29	mmol/L			전해질대사
Anion gap	20	◎	10-20	mmol/L			전해질대사
[갑상선 검사]							
T3	97	◎	≥21세 80-200	ng/dL			갑상선
Free T4	1.85	▲	≥21세 0.93-1.70	ng/dL			갑상선
TSH	2.45	◎	≥21세 0.27-4.20	μIU/mL			갑상선

판정 : ◎ 정상, ▲ 증가, ▼ 감소

[요.분변검사] 공복 혈당, 당화혈색소(HbA1c)가 높습니다. 당뇨병은 대부분 증상이 없으나, 갈증을 느끼고 소변양이 많고 밤에 소변을 자주 보게 됩니다. 당화혈색소는 최근 2-3개월 동안의 평균 혈당을 의미합니다.

[신장기능 관련검사] 검사하신 범위 내에서 정상입니다.

[전해질 및 신진대사검사] 칼륨이 높습니다. 가장 흔한 원인은 신장기능이상이며 검체분리 지연시에도 위증가를 보입니다.

[갑상선 검사] 갑상선자극호르몬(TSH), T3가 정상범위이고 FT4의 증가가 관찰됩니다. 갑상선호르몬저항증이나 T4 단백결합이상 등과 관련이 있으나 일시적인 결과를 배제하기 위하여 재검을 권합니다.

혈액 종합검사 결과

검사항목	결과	판정	참고치	단위	이전결과	이전판정	관련질환
[췌장관련검사]							
Amylase	73	◎	28-100	U/L			췌장염
[통풍 및 류마티즘인자검사]							
Uric acid	7.3	▲	남 3.4-7.0	mg/dL			통풍
RF 정량	7.9	◎	〈14	IU/mL			류마티스관절염
[매독질환 관련검사]							
RPR 정밀	Negative 0.10		〈1.0	RPR Unit			매독검사
[감염증 관련검사]							
CRP 정성	Negative		Negative				감염증 검사
[바이러스 항체검사]							
HIV Ag/Ab	Negative		Negative				후천성면역결핍증
[종양(암)표지 혈액검사]							
AFP	4.2	◎	≤7.0				간암
CEA	2.3	◎	≤3.8(흡연 ≤5.5)				위장관암, 대장암, 폐암 등
CA19-9	23.6	◎	〈34				췌장, 담도암
PSA	0.660	◎	〈4.000				전립선암

판정 : ◎ 정상, ▲ 증가, ▼ 감소

[췌장관련검사] 검사하신 범위 내에서 정상입니다.
[통풍 및 류마티즘인자 검사] 요산이 증가되었습니다. 통풍의 원인이 되며 고단백식, 음주, 비만, 효소결핍 등에 의해서 증가합니다.
[매독질환 관련검사] 매독 RPR정밀 음성입니다. 매독검사 정상입니다.
[감염증 관련검사] 검사하신 범위 내에서 정상입니다.
[바이러스 항체검사] AIDS 검사 음성입니다.
[종양(암)표지 혈액검사] 종양표지자검사는 검사하신 범위 내에서 정상입니다.

Reference

1. 임상화학 II, 2판, 청구문화사
2. 임상화학문제집 2판, 한국임상화학연구회, 청구문화사
3. HK Textbook of Clinical Chemistry 4판, KSSCC, 청구문화사
4. 임상화학각론 기출 및 예상문제, 문인경, 해진미디어
5. Success in Clinical Laboratory Science, 4th edition
6. Clinical Laboratory Science Review, 3rd edition
7. 임상병리사 국가시험 예상문제집, 7판, 고려의학
8. Board of Certification Study Guide-Clinical Laboratory Certification Examinations, 6th Ed
9. 진단검사의학, 5판, 법문에듀케이션
10. Handbook of Laboratory & Diagnostic Tests, (재)씨젠의료재단
11. https://en.wikipedia.org/wiki
12. Tietz Fundamentals of Clinical Chemistry and Molecular Diagnotics, 6th Edition
13. Quick Review Cards for Medical Laboratory Science, 2nd Edition, FA Davis Company, Philadelphia
14. 위의 언급한 참고문헌 외에도 출저가 불문명한 것(정확한 사이트가 없거나 재차 인용된 경우 등)은 언급하지 않았음.

찾아보기

Index

U

V

W

X

임상화학 II

2020년 9월 01일 초판인쇄
2020년 9월 10일 초판발행

지은이 : 박철인
펴낸이 : 이상태
펴낸곳 : 청구문화사
(03706) 서울특별시 서대문구 성산로11길 15
전 화 : 02-332-0541(代) FAX : 02-337-9577
등 록 : 1990년 11월 2일 제9-247호

가격 40,000원

ISBN 978-89-5616-844-9 93510

1 H 수소 hydrogen 1.00794	
1	원자 번호
H	원소 기호
수소 hydrogen	원소 이름
1.00794	원자량

- 금속 원소
- 비금속 원소
- 준금속 원소

주기 \ 족	1	2	3	4	5	6	7	8	9
1	1 H 수소 hydrogen 1.00794								
2	3 Li 리튬 lithium 6.941	4 Be 베릴륨 beryllium 9.01218							
3	11 Na 나트륨 sodium 22.989770	12 Mg 마그네슘 magnesium 24.3050							
4	19 K 칼륨 potassium 39.0983	20 Ca 칼슘 calcium 40.078	21 Sc 스칸듐 scandium 44.9559	22 Ti 타이타늄 titanium 47.867	23 V 바나듐 vanadium 50.9415	24 Cr 크로뮴 chromium 51.9961	25 Mn 망가니즈 manganese 54.9380	26 Fe 철 iron 55.845	27 Co 코발트 cobalt 58.9332
5	37 Rb 루비듐 rubidium 85.4678	38 Sr 스트론튬 strontium 87.62	39 Y 이트륨 yttrium 88.9059	40 Zr 지르코늄 zirconium 91.224	41 Nb 나이오븀 niobium 92.9064	42 Mo 몰리브데넘 molybdenum 95.94	43 Tc 테크네튬 technetium (98)	44 Ru 루테늄 ruthenium 101.07	45 Rh 로듐 rhodium 102.906
6	55 Cs 세슘 caesium 132.905	56 Ba 바륨 barium 137.327	57 La* 란타넘 lanthanum 138.906	72 Hf 하프늄 hafnium 178.49	73 Ta 탄탈럼 tantalum 180.948	74 W 텅스텐 tungsten 183.84	75 Re 레늄 rhenium 186.207	76 Os 오스뮴 osmium 190.23	77 Ir 이리듐 iridium 192.22
7	87 Fr 프랑슘 francium (223)	88 Ra 라듐 radium (226)	89 Ac** 악티늄 actinium (227)	104 Rf 러더퍼듐 rutherfordium (261)	105 Db 더브늄 dubnium (262)	106 Sg 시보귬 seaborgium (266)	107 Bh 보륨 bohrium (264)	108 Hs 하슘 hassium (277)	109 Mt 마이트너륨 meitnerium (268)

란타넘족* lanthanoids	58 Ce 세륨 cerium 140.116	59 Pr 프라세오디뮴 praseodymium 140.908	60 Nd 네오디뮴 neodymium 144.24	61 Pm 프로메튬 promethium (145)	62 Sm 사마륨 samarium 150.36	63 Eu 유로퓸 europium 151.964
악티늄족** actinoids	90 Th 토륨 thorium 232.038	91 Pa 프로트악티늄 protactinium 231.036	92 U 우라늄 uranium 238.029	93 Np 넵투늄 neptunium (237)	94 Pu 플루토늄 plutonium (244)	95 Am 아메리슘 americium (243)

10	11	12	13	14	15	16	17	18	족 / 주기
								2 He 헬륨 helium 4.00260	1
			5 B 붕소 boron 10.811	6 C 탄소 carbon 12.011	7 N 질소 nitrogen 14.0067	8 O 산소 oxygen 15.9994	9 F 플루오린 fluorine 18.9984	10 Ne 네온 neon 20.1797	2
			13 Al 알루미늄 aluminium 26.9815	14 Si 규소 silicon 28.0855	15 P 인 phosphorus 30.9738	16 S 황 sulfur 32.066	17 Cl 염소 chlorine 35.453	18 Ar 아르곤 argon 39.948	3
28 Ni 니켈 nickel 58.6934	29 Cu 구리 copper 63.546	30 Zn 아연 zinc 65.409	31 Ga 갈륨 gallium 69.723	32 Ge 저마늄 germanium 72.64	33 As 비소 arsenic 74.9216	34 Se 셀레늄 selenium 78.96	35 Br 브로민 bromine 79.904	36 Kr 크립톤 krypton 83.798	4
46 Pd 팔라듐 palladium 106.42	47 Ag 은 silver 107.868	48 Cd 카드뮴 cadmium 112.411	49 In 인듐 indium 114.818	50 Sn 주석 tin 118.710	51 Sb 안티모니 antimony 121.760	52 Te 텔루륨 tellurium 127.60	53 I 아이오딘 iodine 126.904	54 Xe 제논 xenon 131.293	5
78 Pt 백금 platinum 195.078	79 Au 금 gold 196.967	80 Hg 수은 mercury 200.59	81 Tl 탈륨 thallium 204.383	82 Pb 납 lead 207.2	83 Bi 비스무트 bismuth 208.980	84 Po 폴로늄 polonium (209)	85 At 아스타틴 astatine (210)	86 Rn 라돈 radon (222)	6
110 Ds 다름슈타튬 darmstadtium (281)	111 Rg 뢴트게늄 roentgenium (272)								
64 Gd 가돌리늄 gadolinium 157.25	65 Tb 터븀 terbium 158.925	66 Dy 디스프로슘 dysprosium 162.50	67 Ho 홀뮴 holmium 164.930	68 Er 어븀 erbium 167.26	69 Tm 툴륨 thulium 168.934	70 Yb 이터븀 ytterbium 173.04	71 Lu 루테튬 lutetium 174.967		
96 Cm 퀴륨 curium (247)	97 Bk 버클륨 berkelium (247)	98 Cf 캘리포늄 californium (251)	99 Es 아인슈타이늄 einsteinium (252)	100 Fm 페르뮴 fermium (257)	101 Md 멘델레븀 mendelevium (258)	102 No 노벨륨 nobelium (259)	103 Lr 로렌슘 lawrencium (262)		